하루 한 장

임신 준비 데일리북

하루 한 장
임신 준비 데일리북

초판 1쇄 발행 2023년 12월 18일
초판 2쇄 발행 2024년 1월 22일

지은이 김진영 · 김문영 · 구화선
펴낸이 이범상

펴낸곳 (주)비전비엔피 · 이덴슬리벨
기획 편집 차재호 김혜경 한윤지 박성아 신은정
디자인 김혜림 최원영 이민선
마케팅 이성호 이병준 문세희
전자책 김성화 김희정 안상희 김낙기
관리 이다정

주소 우)04034 서울특별시 마포구 잔다리로7길 12 1F
전화 02)338-2411 | **팩스** 02)338-2413
홈페이지 www.visionbp.co.kr
이메일 visioncorea@naver.com
원고투고 editor@visionbp.co.kr
인스타그램 www.instagram.com/visionbnp
포스트 post.naver.com/visioncorea

등록번호 제2009-000096호

ISBN 979-11-91937-35-0 (13590)

- 값은 뒤표지에 있습니다.
- 파본이나 잘못된 책은 구입처에서 교환해 드립니다.

자연 임신 성공과 난임 정복까지,
한 권에 담은 임신 준비 대백과

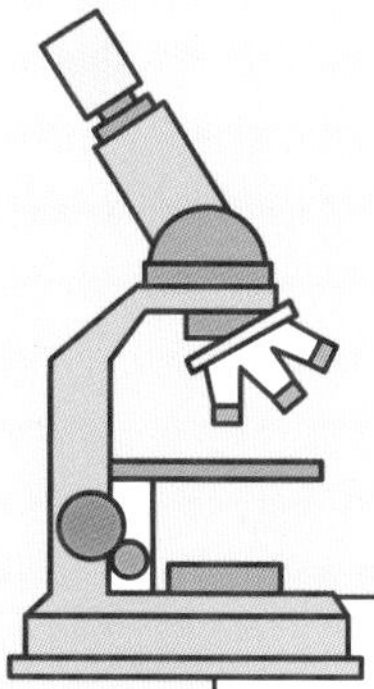

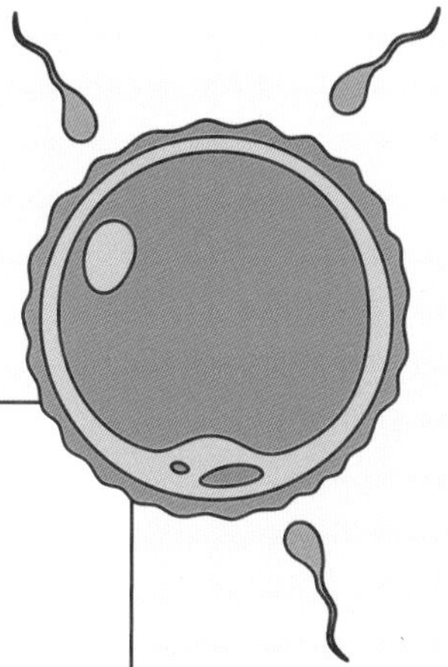

하루 한 장 임신 준비 데일리북

김진영 김문영 구화선 지음

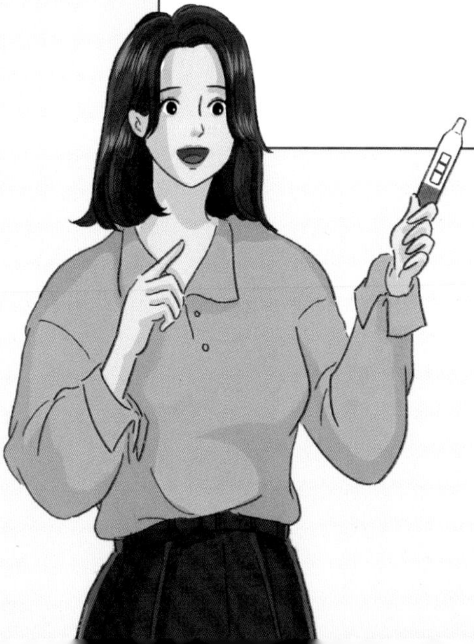

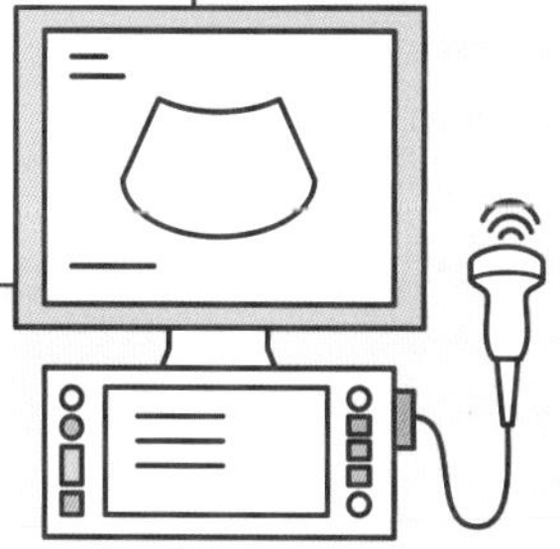

이덴슬리벨

프롤로그

임신 준비는
미래를 위해 가장 가치 있는 투자입니다

김문영
강남차병원 산부인과 교수

환자를 위해 무엇을 해야 할지, 의사는 진료 현장에서 그것을 배울 때가 많습니다. 3년 전 출간한 《하루 한 장 임신 출산 데일리북》도, 이번에 출간하는 《하루 한 장 임신 준비 데일리북》도 진료 현장에서 이런 책이 절실히 필요하다는 것을 환자가 알려 주었습니다.

지금처럼 저출산 시대가 아니었던 2000년 즈음 어느 날이었습니다. 임산부만 진료하던 저에게 임신을 준비하려고 긴 대기시간을 무릅쓰고 기다린 분이 있었습니다. 임산부를 진료하기에도 벅찼던 저는 임신을 준비하는 분을 위한 상담 프로그램까지 신경 쓰기 어려웠습니다. 하지만 그 환자분을 통해 임신 준비만큼 중요한 것이 없다는 것을 깨달았습니다.

이 책을 읽는 모든 분들에게 지나온 시간을 되돌아보면 인생의 중요한 순간마다 정성을 다해 준비했던 기억이 있을 것입니다. 그 중 임신이야말로 가장 정성 다해 준비해야 하는 중요한 순간이라고 생각합니다. 예전에는 준비 없이 임신한 것을 알게 되는 경우가 많았습니다. 시대가 바뀌어 임신은 준비해야 하는 중요한 이벤트가 되었습니다. 그러나 정작 임신을 어떻게 준비해야 할지, 준비한다고 임신이 잘 될지, 의학적인 지식이 부족하고 막막한 마음은 누구에게나 있습니다. 임신을 하고 싶은데 잘 몰라서, 막상 병원에 가는 것이 두려워서 차일피일 미루는 분들을 위해 이 책을 만들었습니다. 실제로 진료실에 찾아오는 분들 중에 너무 늦어 안타까운 마음이 들 때가 많았습니다.
의학이 발달하여 우리의 평균 수명이 늘어났습니다. 신체의 건강 상태가 좋아지면서 사람들은 나이가 들어도 젊음을 잃지 않고 활기차게 살아갑니다. 그러나 생식기관은 신체에 비해 젊음을 유지하지 못합니다. 현대 사회에서 35세는 한창 아름답고 왕성한 나이입니다. 그렇지만 35세 이후 여성의 생식기관은 급격히 노화가 진행됩니다. 그러나 우리는 그 사실을 인지하지 못합니다. 임신을 준비하는 분들 중에 난임 상담이 필요한 분임에도 산과 의사인 저를 찾아오는 것을 보면 아직도 난임클리닉에 가는 마음의 문턱이 높다는 것을 알 수 있습니다.
이 책을 통해서 빨리 나의 상태를 파악하고 한 장 한 장 넘길 때마다 내 몸에 대한 궁금증을 해소하고 자신의 상태에 대해 좀 더 정확한 판단을 내리셨으면 좋겠습니다. 임신을 위해 노력하는데 잘 안 되는 분들에게는 이 책이 그 다음 단계를 알려 줘서 임신이라는 목표에 한 걸음씩 더 다가가도록 좋은 가이드 역할을 했으면 좋겠습니다.
《하루 한 장 임신 준비 데일리북》은 임신을 하기에 어려운 조건을 가진 분만 보는 책이 아닙니다. 임신을 준비하는 모든 분에게 기초적인 내용부터 가르쳐 주고, 임신이 어려운 분에게는 난임 치료 과정까지 차근차근 알려 주도록 구성했습니다.
저는 '하늘은 스스로 돕는 자를 돕는다'는 말을 좋아합니다. 여러분이 《하루 한 장 임신 준비 데일리북》을 곁에 두고 매일 자신의 몸 상태와 상황을 이해하고, 임신을 위해 하나하나 실천하는 것이 스스로를 돕는 길이라고 생각합니다. 임신 준비는 미래를 위해 가장 가치 있는 투자입니다. 먼 훗날 자신이 걸어온 날들을 생각할 때 임신을 위해 집중했던 자신을 가장 칭찬하게 될 것이라 확신합니다.
이 책의 공동 집필을 제안했을 때 흔쾌히 수락해 준 우리나라 최고의 난임 전문의 김진영 원장님과 전문적인 내용을 아주 세심히 다듬어 준 구화선 원장님께 감사합니다. 우리 셋은 임신 준비의 드림팀임을 자부합니다. 데일리북의 시리즈를 열어 주신 《하루 한 장 임신 출산 데일리북》의 공동 집필자인 김수연 원장님께도 감사드립니다.
30년을 산과 의사로서 새 생명을 받아 왔습니다. 이제 대한민국의 미래를 위해, 건강한 아기 출생과 건강한 임산부를 위해 기도하는 마음을 담아 이 책을 출간합니다. 《하루 한 장 임신 준비 데일리북》은 자연스러운 임신을 준비하는 분들부터 임신이 까다로운 분들까지 모두가 알아야 하는 방대한 의학 지식을 모두 담았습니다. 결혼한 사람만의 혹은 임신이 잘 안되는 사람만의 책이 아니라 임신에 관심 있는 모든 여성의 친구 같은 책이었으면 합니다. 이 책을 읽고 임신을 준비하는 분들 모두 임신에 성공해 건강한 아기를 품에 안으시길 기원합니다.

난임 치료로 힘든 부부들에게 희망의 응원을 보냅니다

김진영
베스트오브미여성의원 대표원장

"왜 임신이 안 되는 건가요? 무슨 이상이 있는지 더 검사를 해야 하나요?"

난임 진료실에서 흔히 접하는 질문입니다. 요즘 우리 사회에 가장 큰 이슈가 저출산일 것입니다. 결혼이 늦고, 사회적으로 다양한 스트레스와 부담에 임신을 미루기도 하고, 임신이 잘되지 않는 경우도 많습니다. 또 자연임신이 안 되는 상황에서도 난임클리닉 방문을 꺼리다가 시간을 지체하는 경우도 많은 것 같습니다.

힘들게 난임클리닉에 방문했는데 검사 결과가 안 좋아서 실망감과 걱정이 가득한 환자들의 표정을 볼 때 너무 안타깝습니다.

누구든 병원에 가서 진료를 받고 검사 결과를 기다리는 건 걱정되고 스트레스를 많이 받는 일입니다. 난임은 거기에 더해 또 다른 스트레스가 있습니다. 임신을 시도했을 때 바로 성공하는 경우도 있지만, 많은 경우 명확한 원인을 알지 못하고 언제까지 시도해야 하는지 성공을 보장할 수 없기 때문입니다. 그렇다 보니 환자들은 스스로를 자책하거나 좌절하는 경우가 많습니다.

하지만 난임은 다른 질환과는 접근 과정이 다릅니다. 기본적인 검사를 한 후에 임신 성공률을 높이는 치료와 시술을 함께 병행합니다. 소중한 생명을 잉태하는 과정은 매우 숭고한 일이고 정말 기적 같은 일입니다. 이 과정에서 겸허하게 최선을 다하고 인내하며 기다려야 합니다. 시술을 하다 보면 기대하는 만큼 좋은 결과가 나오지 않을 수도 있는데 그때 인생의 다른 일들 즉 직장이나 학업, 또는 가족과의 갈등까지 확장시켜 스트레스를 키우지 않도록 노력해야 합니다.

난임은 내가 무언가 잘못해서 생긴 일이 아니기 때문에 이 과정에서 자존감이 떨어지면 안 됩니다. 난임 치료를 하고 있더라도 내가 여전히 소중한 사람이라는 것은 변함이 없습니다. 앞으로 어떻게 해 나갈지 난임 전문의와 상의하며 함께 해결책을 찾는 것이 중요합니다. 난임 치료를 하다 보면 그 과정을 잘 알지 못하기 때문에 막연히 불안하고, 인터넷에서 떠도는 정보만을 믿고 두려워할 때가 많습니다.

이 책을 통해 난임클리닉에 가면 어떤 검사와 치료 과정이 진행되는지를 이해하는 데 도움이 되면 좋겠습니다. 모든 병이 그렇듯 난임도 조속히 검사하고 대처하면 그만큼 치료 성공률이 높아집니다. 《하루 한 장 임신 준비 데일리북》은 건강한 임신을 위해 모성의 건강부터 잘 관리하도록 안내하고, 자연임신이 쉽게 되지 않을 때는 어떤 과정을 거쳐야 하는지, 난임 치료에 중요한 시술 과정은 어떻게 진행되는지 이해하기 쉽게 설명해 주고 있습니다. 그래서 내 상황과 다른 사람의 케이스를 인터넷에서 보고 미리 겁먹고 두려워하지 않았으면 하는 바람입니다. 스트레스를 잘 관리하면서 포기하지 않고 주어진 과정을 잘 따라가다 보면 반드시 좋은 결과를 이루어 낼 수 있을 것입니다. 난임 치료로 힘든 부부들에게 희망의 응원을 보냅니다.

끝으로 이 책을 쓰면서 감사한 분들이 참 많습니다. 우선 어려운 과정을 함께 이겨 내며 주치의를 믿고 함께해 주신 환자분들께 감사드립니다. 모든 분이 성공할 순 없었지만 저를 믿고 따라 주시고 정말 어려운 상황에서 기적처럼 성공해 준 환자분들, 출산 후에도 잊지 않고 연락해 주시고 인사 남겨 주는 환자분들 덕에 저도 힘을 얻습니다.

또한 제일병원에서 많은 임상경험과 연구를 할 수 있도록 가르쳐 주신 강인수 교수님, 궁미경 교수님, 강남차병원에서 여러모로 도와주시고 함께 연구했던 여성의학연구소 교수님들, 각 분야에서 머리를 맞대고 협진해 주신 여러 교수님들께도 감사를 드립니다.

또 함께 집필하면서 좋은 아이디어로 도와주고 힘이 되어 주신 김문영 교수님, 구화선 공동대표 원장님도 감사를 드립니다.

'나'에 대해 잘 알고 치료 여정을 올바로 이해해야 합니다

구화선
베스트오브미여성의원 대표원장

저는 조금 특이한 이력을 가진 의사입니다. 고등학교를 졸업하고 공학도의 길을 가다가 뒤늦게 제가 '사람을 좋아하는 사람'이라는 것을 깨닫고 남들보다 조금 늦게 다시 의대에 진학했습니다.

학생 때부터 난임에 대한 관심이 많았고 실제로 난임 치료에 매력을 느껴서 여기까지 왔습니다. 환자를 보면서 가장 중요한 것은 '공감'이라는 생각이 들었습니다. 특히 환자는 내가 받는 검사와 치료가 어떤 목적을 가지고 어떻게 시행되고 있는지, 치료 여정은 어떻게 되는지 등 치료에 대한 올바른 정보와 지식을 잘 알아야 지치지 않고 치료받을 수 있습니다. 그래서 저는 진료실에서 최대한 자세하게, 알기 쉽게 모든 검사 및 치료의 목적, 앞으로의 계획을 설명 드리고자 노력합니다. 이러한 과정을 거치다 보면 난임 여성의 고충과 현재 직면한 문제, 현실적인 어려움도 알 수 있게 되고, 가능하면 이러한 고충을 치료 과정에 반영하여 계획을 세우고 있습니다.

난임 여성들은 정보의 홍수 속에서 살고 있습니다. 정보 검색뿐만 아니라 온라인커뮤니티를 통해서 수많은 정보를 얻습니다. 많은 정보는 치료 과정을 이해하는 데 도움이 되는 측면도 있지만 불안함을 야기시킬 수도 있습니다. 이러한 문제점을 잘 알고 있기에, 조금 더 객관적인 시선에서의 정확한 정보가 담긴 책이 있었으면 좋겠다는 생각으로 김문영 김진영 선생님과 함께 《하루 한 장 임신 준비 데일리북》을 집필했습니다.

저희 책은 임신 준비 및 임신을 위한 기초 지식과 난임의 기본적인 검사 및 진료 현장에서 실제로 이루어지는 치료 과정, 최신 의료 기술뿐만 아니라 난임 여성들이 오해하고 있는 부분까지 알기 쉽게 구성하였습니다.

난임 치료는 생각보다 짧을 수도, 길 수도 있습니다. '나'에 대해 잘 알고, 치료 여정을 올바로 이해하고 있어야 주치의와 동반자가 되어 씩씩하게 치료받을 수 있습니다. 난임 치료의 여정에 이 책이 많은 도움이 되기를 진심으로 바랍니다. 마지막으로 현재 난임 치료로 힘든 여정을 지나고 있는 분들께 난임 치료 전문가로서 진심을 담아 응원의 마음을 보냅니다!

P.S. 이 책을 집필할 기회를 주신 김문영, 김진영 선생님께 감사드립니다. 사실 저에게 두 분은 스승이십니다. 전공의 때 두 분의 모습을 보면서, '나도 저런 의사가 되어야겠다'는 생각을 많이 했습니다. 특히 많은 환자를 보면서도 항상 환자의 마음을 먼저 생각하시는 점, 짧은 진료시간에도 불구하고 치료 과정을 잘 설명해 주시는 모습을 보고 배우며 저도 따라하고 있습니다. 열심히 배우다 보니 저도 전문의가 되었고, 이제는 두 분을 도와드릴 수 있는 경험과 지식을 쌓은 것 같아서 뿌듯합니다. 다시 한 번 깊이 감사드리며, 앞으로도 스승이자 의사 선배이신 두 선생님처럼 임신을 준비하는 여성, 난임 여성에게 도움이 될 수 있도록 열심히 공부하고 진료하겠습니다.

추천사

이지혜_가수, 방송인

둘째를 낳고 며칠간 위험한 순간이 있었습니다. 숨 쉬는 게 힘들고, 호르몬 수치조차 이상이 있어서 불안감과 두려움 때문에 잠도 이루지 못했던 기억이 아직도 생생합니다. 응급 산모(?)로 본의 아니게 김문영 교수님과 함께 크리스마스를 보냈습니다. 그때 정말 죄송해서 어쩔 줄 모르는 저를 위해 가족도 제쳐 두고 일하시는 김문영 교수님의 모습을 보면서 환자에 대한 애정이 정말 남다르신 분이라 느꼈습니다. 그리고 또 한 분이 계십니다. 우리 둘째를 아주 성공적(?)으로 세상에 나올 수 있도록 도와주신 김진영 교수님. 착상전유전자 선별검사부터 임신까지 수많은 노력이 필요했지만 힘들 때마다 제가 중간에 포기하지 않도록 든든하게 잡아 주셔서 둘째를 가질 수 있었습니다. 뒤돌아보니 두 분은 정말 저의 은인입니다. 내 인생에서 아이를 낳은 것 그것도 둘이나 있다는 것만큼 큰 행복이 있을까 싶습니다. 그 과정을 함께해 주신 김문영, 김진영 교수님께 진심으로 감사를 드립니다. 그리고 예비 임산부 혹은 임신 중인 분께 바로 그 두 분이 힘을 모아 만든 《하루 한 장 임신 준비 데일리북》은 든든한 지침서가 될 거라 믿어 의심치 않습니다. 저출산 시대에 두 분의 기여가 꼭 여러분의 행복하고 건강한 임신과 출산으로 이어지길 기대해 봅니다.

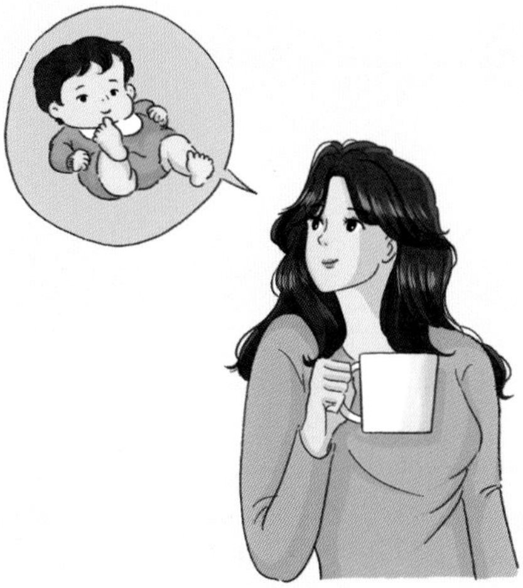

최지우_배우

임신을 준비하던 지난 3년여의 시간은 임신을 위한 용기와 설렘을 가지고 선택한 소중한 시간이었습니다. 지금도 그때를 생각해 보면 제 인생에 있어 가장 잘한 선택이 아니었나 싶습니다. 늦은 나이에 임신 준비를 시작하면서 시간이 지날수록 조급해지고, 기다림과 실망이 반복되어 불안했습니다. 그때마다 김문영 선생님의 진심 어린 응원과 많은 분들의 기도 덕분에 작고 소중한 딸아이를 품에 안을 수 있었습니다.

《하루 한 장 임신 준비 데일리북》을 보니 그때 이런 책이 있었다면 제가 불안하고 막막해서 힘들 때 큰 도움이 됐을 것 같습니다. 저와 같이 임신을 준비하는 세상 모든 예비 엄마의 길잡이가 되길 바라며, 진심으로 축복합니다. 그리고 그분들께도 예쁜 천사가 꼭 찾아오길 기도합니다.

공현주_배우

엄마가 된다는 것은 무척 설레면서도 한편으로는 겁나고 걱정되는 일입니다. 처음 산부인과를 방문한 날, 임신 호르몬 수치를 체크하고 감격스러운 소식을 접했던 때 그리고 매일 불러 가는 배를 지켜보다가 사랑스러운 아들딸을 만난 순간까지 그 모든 여정은 신비롭고 놀라웠습니다. 때때로 처음 겪는 신체 변화가 낯설고, 뱃속의 아이가 걱정될 때도 있었지만 김문영, 김진영 선생님이 그 모든 순간을 함께 해 주셨기에 지금의 저와 아이들이 있을 수 있었습니다. 이 책을 읽는 독자들도 저와 비슷한 마음일 것이라 생각합니다. 특히 처음 임신을 준비하는 분은 더욱 그렇겠지요. 여러분도 저처럼 이 책을 통해 김문영, 김진영 선생님의 친절한 안내를 받으며 소중한 결실을 맺기를 진심으로 바랍니다.

궁미경_차의과학대 대구차병원장

새 생명을 잉태하고 출산한다는 것은 여성으로서 매우 중요한 일입니다. 이에 대한 기대와 희망도 있지만 대부분 처음 겪는 일이라 불안과 두려움이 크기 마련입니다. 특히 난임으로 고생하는 분은 더욱 그렇습니다. 언제 임신이 될지 또 어떻게 준비해야 하는지, 언제 병원을 가야 하는지, 어떤 치료를 받아야 하는지 등 궁금한 것들이 너무 많을 것입니다. 임신을 준비하면서 이런 궁금증이 많을 텐데 이 책이 그런 부분을 많이 해소해 주리라 생각합니다.

김문영, 김진영, 구화선 선생님은 모두 대학 교수로 재직하며 쌓은 오랜 경험을 토대로 임신을 계획하는 단계부터 난임 치료에 필요한 기본 지식과 임신 성공에 도움이 되는 방법까지 이해하기 쉽도록 소개하고 있습니다. 이 책이 난임으로 고생하는 분들에게 큰 도움이 되고, 그들의 마음에 따뜻한 위로와 격려가 되기를 소망합니다.

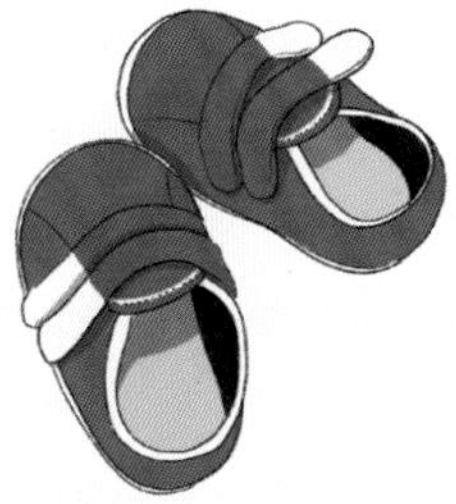

김영탁_차의과학대 분당차여성병원 병원장, 차국제병원장

평생을 산부인과의사로서 진료하면서 여성 생애 주기 건강에 관심을 가질 수밖에 없었습니다. 여성에게는 특별히 임신과 출산이라는 일생의 큰 이벤트가 있고 이 과정은 여성의 건강뿐 아니라 심리, 정서, 가족과 부부 관계까지 큰 영향을 미칩니다.

예전에는 20대에 결혼, 늦어도 35세 전에 임신하고 출산하는 게 당연한 공식이었습니다. 하지만 이제는 여성들에게 임신은 당연한 과정이 아니라 중요한 선택입니다. 그래서 최근 여성들에게 고령 임신은 흔한 일이며 임신을 준비하는 일에도 관심이 매우 높습니다. 《하루 한 장 임신 준비 데일리북》은 이런 시대적 요구에 부응하는 생명 탄생의 길잡이가 될 것입니다. 이 책을 가이드 삼아 여성들이 자신의 신체 변화를 이해하고, 차근차근 준비하는 과정을 거친다면 막연한 불안감에서 벗어나 가족과 임신을 기쁨으로 맞이할 수 있게 될 것입니다.

이제 균형 있는 식단을 선택하는 것처럼 《하루 한 장 임신 준비 데일리북》을 펼치고 하루에 한 장씩 읽으며 임신 준비를 시작한다면 건강한 임신, 건강한 출산에 꼭 성공하리라 믿습니다. 이 책은 2세를 꿈꾸는 모든 여성에게 가장 소중한 선물이 될 것입니다.

한근태_한스컨설팅 대표, 《고수의 처신법》 저자

내가 생각하는 가장 신성한 일은 새로운 생명을 탄생시키는 일이고 그 출발은 임신이라고 생각합니다. 그래서 명문가는 임신 전에 건강한 몸 만드는 데 신경을 많이 씁니다. 임신을 준비한다면 가장 먼저 담배와 술을 자제하는 게 좋습니다. 그리고 아무 음식이나 먹지 않고 절제된 생활을 해야 합니다. 이렇게 준비해서 임신한다면 갑자기 가진 아이와는 출발부터 다른 것입니다. 육아는 임신 전부터 시작해야 한다고 생각합니다. 저는 손주가 셋인데 셋 모두를 이 책의 저자 김문영 선생님이 받아 주셨습니다. 내가 생각하는 손주는 하늘이 내게 준 천사입니다. 이보다 더 큰 선물은 없다고 생각합니다. 이 책을 통해 여러분도 모두 천사와 만나시길 기대합니다.

원혜성_서울아산병원 산부인과 주임교수, 산부인과초음파학회 회장

출산률이 역대 최저치로 감소해 사회 문제로 대두되고 있는 요즘, 누군가는 한 생명을 간절히 기다리며 하루하루를 보내고 있습니다. 그 간절한 마음을 위로하고 난임을 극복하여 임신과 출산에 이르게 하려는 산부인과 의사들이 모여 훌륭한 책을 출간한 소식은 같은 업에 종사하는 사람으로서 정말 기쁘고 감동스러운 일입니다.

이 책은 하루 한 장씩 열심히 읽다 보면 몸과 마음이 위로를 받고, 결국은 임신에 성공하게 될 거라는 희망으로 이어지는 힘 있는 책입니다. 김진영, 구화선 난임 전공 원장들이 오랜 경험과 지식을 바탕으로 집필하여 섬세하고 꼭 필요한 정보가 빠짐없이 들어 있어 의사가 읽기에도 수준 높은 내용이었습니다. 임신을 준비하는 예비 엄마들에게는 필독서로 남을 것이라 확신합니다.

이미 《하루 한 장 임신 출산 데일리북》을 출간하여 산모들에게 필독서를 선물한 김문영 교수님의 두 번째 집필이어서 임신 전 준비를 위한 방대한 내용도 더욱 믿음이 갑니다. 다시 한 번 좋은 책을 집필하여 어려운 시기에 임신을 준비하는 많은 부부들에게 용기와 희망을 선사한 세 분의 의사께 아낌없는 박수를 보냅니다.

서주태_서주태비뇨의학과 대표원장

초저출산으로 인구 감소가 심각한 국가 위기로 문제화되고 있는 시기에 임신 성공과 난임 극복에 관한 책이 나오게 되어서 기쁘게 생각합니다. 건강한 임신을 위해 부부가 함께 노력하는 것도 필요하지만 우선 임신에 대한 바른 정보가 무엇보다 중요합니다.

저자인 김진영, 김문영, 구화선 선생님은 제일병원과 차병원에서 환자에 대한 따뜻한 마음과 풍부한 임상 경험을 통해 수많은 환자의 고통을 해결해 주었습니다. 특히, 남성 원인의 난임일 때 세 분 선생님과 한 팀을 이루어 많은 문제를 해결하여 난임 환자들과 기쁨을 나눌 수 있었던 기억이 생생합니다. 그동안의 경험을 바탕으로 출간한《하루 한 장 임신 준비 데일리북》을 보니 독자들에게 친근하고 진정성 있게 다가가려는 마음을 느낄 수 있었습니다.

이 책은 임신을 준비하는 여성만 볼 것이 아니라 부부가 같이 필독할 것을 권하며, 임신과 출산에 대해 그동안 궁금했지만 말 못 하고 어려움을 겪고 있던 이들에게 좋은 길잡이가 될 것으로 확신합니다.

목차

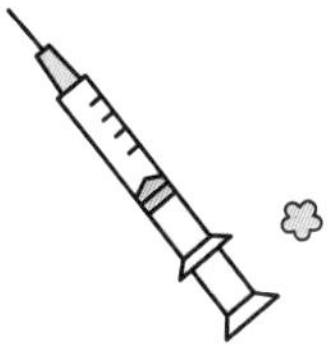

Part 2 임신을 위해 필요한 몸 관리와 영양 관리

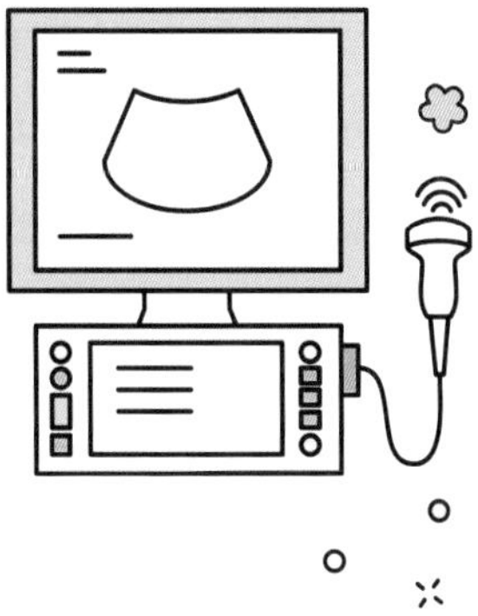

Part 3 건강한 임신을 위한 일상생활과 질병 관리

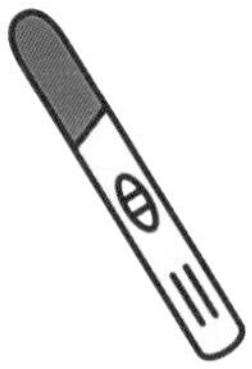

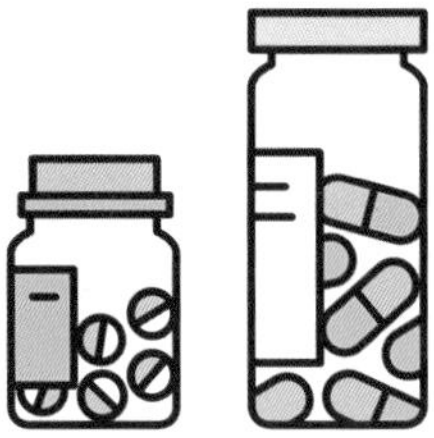

Part 4 남성의 아빠 준비

Part 5 임신 초기 증상과 비정상 임신의 징후는 어떻게 다를까?

Part 6 임신 준비에 영향을 미칠 수 있는 자궁질환

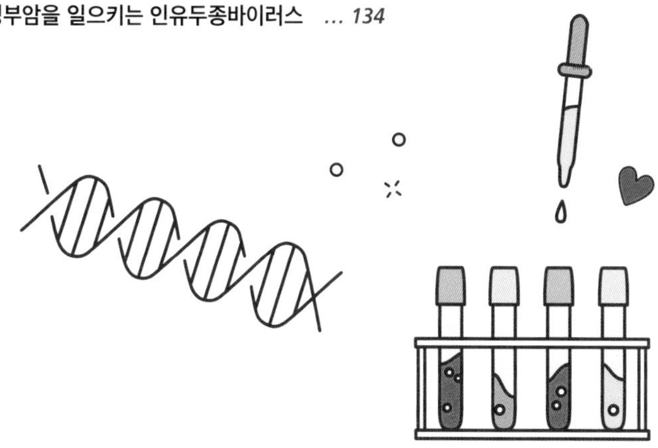

Part 7 난임은 언제, 어떻게 판단할까?

Part 8 난임 치료의 시작, 배란 유도

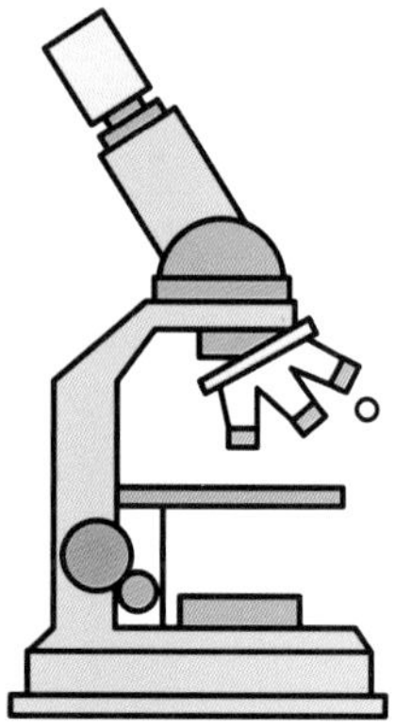

Part 9 적극적인 치료, 인공수정과 시험관아기시술

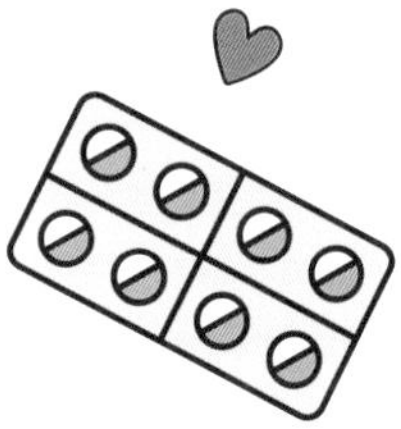

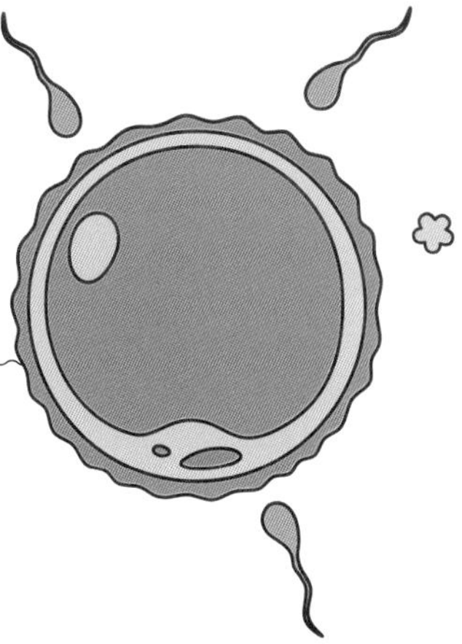

Part 12 착상, 임신 성공의 최종 관문

부록

① 반복 유산의 원인은 무엇일까?

② 난자냉동은 왜 필요할까?

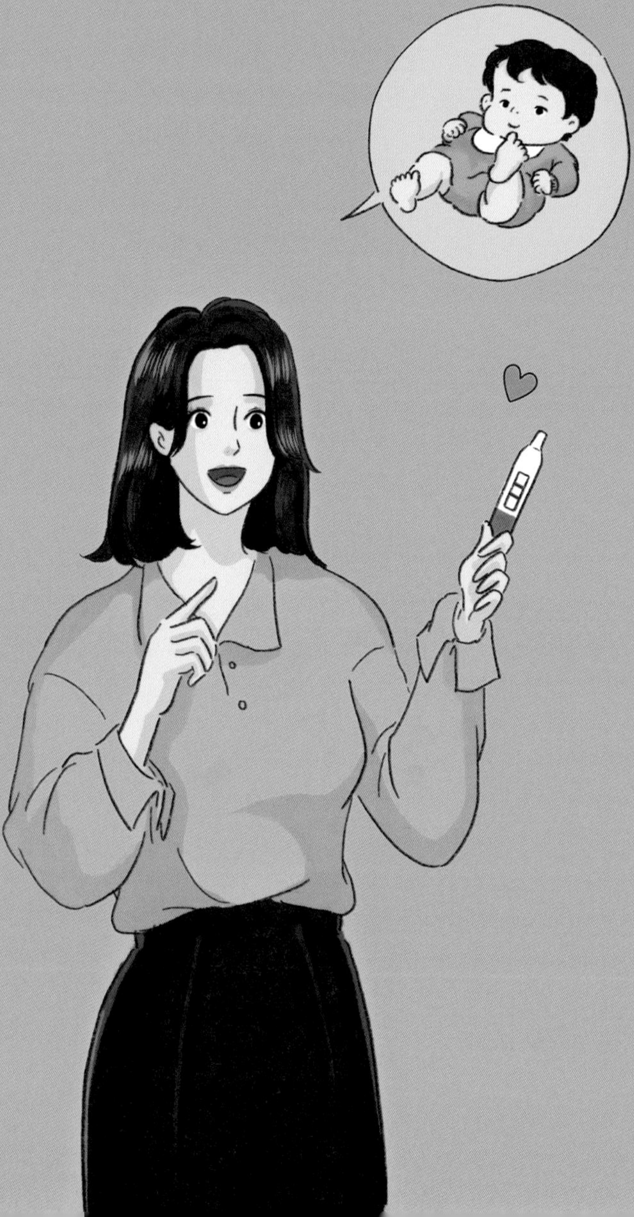

Part 1

임신을 준비한다면
먼저 내 몸을
잘 알아야 한다

년 월 일

여성의 생식기관

여성의 생식기관은 아이를 품는 데 중요한 역할을 한다. 매달 임신을 준비하면서 매우 복합적이고도 정밀한 호르몬 작용을 만들어 낸다.

난소는 난자를 만들어 내는 중요한 기능을 하는 기관이다. 난소 안에 자리한 난포 중 매달 한 개의 난포가 성장해 배란된다. 배란을 위해서는 뇌하수체에서 분비된 난포자극호르몬(FSH)의 신호를 받아 난포가 자라고, 난포와 함께 난자도 성장하면서 난포에서 에스트로겐 호르몬을, 배란 후에는 황체호르몬을 만든다.
나팔관이라고도 하는 난관은 정자와 난자가 만나 수정이 일어나는 곳이다. 난관은 수정란을 자궁으로 이동시키는 10cm 길이의 통로라고 할 수 있다.

Daily Tip

임신 시스템을 이해하기 위해서 여성의 생식기관이 각각 어디에서 어떤 기능을 하는지부터 알아본다.

임신 및 분만과 관련 있는 여성의 신체 기관들

자궁은 아기가 자라는 기관이다. 임신 전 주먹 크기였던 자궁은 임신 막달 태아가 자랄 수 있을 만큼 늘어난다. 자궁은 바깥쪽의 외막과 중간의 근육층, 안쪽의 자궁내막으로 이뤄져 있다. 수정란이 자궁내막에 착상되면 임신이 된 것이다.
자궁경부는 자궁의 입구로 자궁의 관문 역할을 한다고 할 수 있다. 배란기에는 호르몬의 변화에 따라 점액을 만드는데 이 점액이 정자가 자궁에 들어오는 것을 돕는다. 출산 때 자궁경부는 아기가 나오는 통로가 된다.
질은 자궁경부로 이어지는 근육으로 된 통로다. 정자가 자궁 안으로 들어오는 길이기도 하고 출산 때 아기는 자궁경부를 지나 질을 통해 세상으로 나온다. 질 내에는 유산균이 있어 약산성을 띠며 질 내에 세균이 침입하지 못하도록 막는다.
그 밖에 외부 생식기관인 외음부는 음핵, 소음순, 대음순, 요도 등으로 이루어져 있고 여러 가지 분비샘이 존재한다.

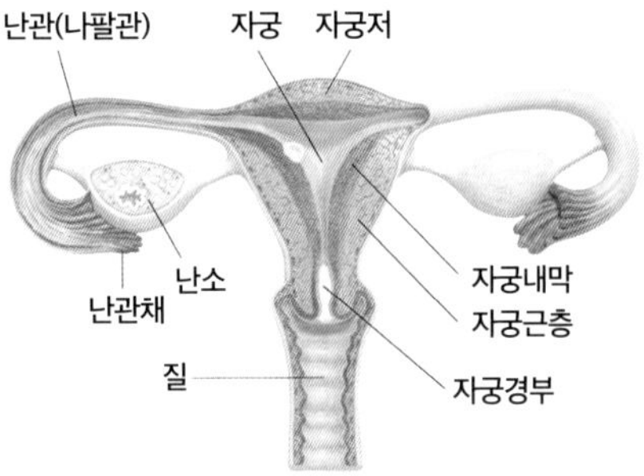

..................년 ....월 ....일

생리는 어떻게 일어날까

자궁의 가장 안쪽 면인 자궁내막은 생식 주기에 따른 호르몬 분비 변화에 맞춰 두꺼워졌다 얇아졌다 하는 과정을 되풀이한다. 수정란을 기다리며 두꺼워졌던 자궁내막이 임신이 안 되면 배란 후 2주 정도 지나 다시 떨어져 나가면서 한 달에 한 번꼴로 생리가 찾아오는 것이다.

여성은 평생에 걸쳐 무려 400번, 500번씩 생리를 한다. 때로는 불편하지만 생리를 한다는 것은 아이를 낳을 수 있다는 신호다. 한편으로 생리는 외부의 균이 침입할 수 있는 자궁의 특성상 자궁 안 감염 물질을 혈액과 함께 배출해 내서 깨끗한 환경을 유지하는 역할도 한다. 임신을 준비하려는 지금, 오늘부터는 생리에 더 관심을 가져 보자.

Daily Tip

생식 주기는 뇌와 생식기관 사이의 정교한 호르몬 작용으로 조절된다. 호르몬이 일정한 주기로 분비돼 생리 역시 28일 정도, 대략 21일에서 35일 사이의 일정한 주기를 갖는다.

매달하는 생리, 얼마나 알고 있나요?

여성은 태어날 때부터 평생 쓸 난자를 갖고 태어난다. 사춘기를 지나면서 뇌하수체와 난소에서 나오는 호르몬의 영향으로 매달 한 개의 성숙한 난자를 난소 밖으로 내보내는 '배란'이 일어난다. 자궁내막은 배란된 난자와 정자가 만나 수정란이 됐을 때 착상하기 좋도록 이불을 깔듯 두꺼워지고 푹신해지면서 임신에 대비한다.

만약 수정란이 자궁내막에 착상하면 두꺼워진 내막에서 영양분을 공급받으며 태아가 자라나고 태반이 만들어진다. 그러나 난자가 수정되지 않은 상태로 남거나 수정되더라도 착상이 일어나지 않으면 자궁 안 벽에 두껍게 층을 이루던 자궁내막은 떨어져 나간다. 이렇게 필요 없어진 자궁내막 조직과 혈액을 몸 밖으로 배출하는 것이 생리이다.

생리 주기는 결국 배란을 중심으로 우리 몸이 임신을 준비하는 과정이다. 정상적인 생리를 하면서 생리 주기가 규칙적이라면 일반적으로 임신이 가능하다는 뜻이기도 하다.

뇌하수체와 난소 호르몬

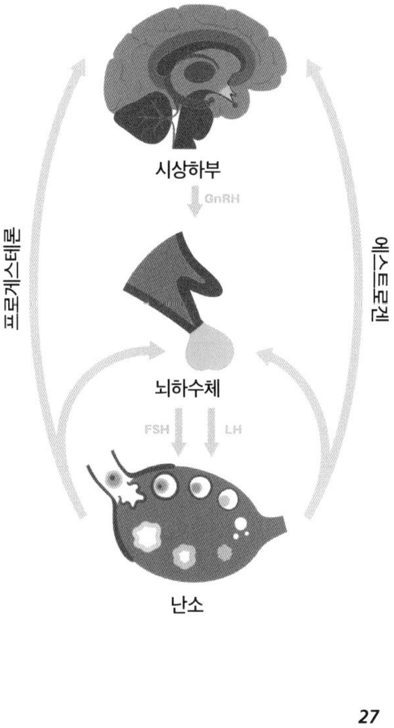

임신을 준비하는

첫째 달

3일

...... 년 ...... 월 ...... 일

규칙적인 생리, 불규칙한 생리

생리는 여성 건강의 중요한 지표다. 생리 주기가 일정하지 않고 생리통이 심한 편이라면 병원에서 검진을 받도록 한다. 자궁이나 난소에 문제가 있다면 원인을 조기에 파악해 적절하게 치료하는 것이 중요하다.

불규칙한 생리는 거의 배란이 제대로 안 되는 것이 원인이다. 따라서 생리가 불규칙한 경우 배란기를 예측하기 어려워 계획대로 임신하기가 힘들 수 있다. 또 자궁이나 자궁내막의 상태가 안 좋을 수 있다. 일반적으로 우리가 생리불순이라고 말하는 생리 주기가 규칙적이지 않은 경우, 생리량이 과도하게 많아지거나 적어지는 경우, 생리통이 심한 경우가 지속되면 꼭 임신만을 위해서가 아니라 건강을 위해서 적절한 치료를 받아야 한다.

Daily Tip

생리가 불규칙하다고 임신이 불가능한 것은 아니다. 전문가의 도움을 받아 호르몬 분비를 정상적으로 되돌리면서 임신을 시도해 볼 수 있다.

내 생리 주기는 규칙적? 불규칙적?

정신적인 스트레스나 몸의 균형을 망가뜨리는 무리한 다이어트 때문에 생리불순이 나타날 수도, 다낭성난소증후군, 자궁내막증 같은 질병이 생리불순의 원인일 수도 있다. 생명을 위협하진 않는다고 생각하며 방치하기에는 난임, 자궁내막증식증, 자궁내막암 발생률이 높아질 수 있는 문제다. 그러니 3개월 이상 생리불순을 겪는다면 원인을 찾아내고 생길 수 있는 다른 질환을 예방하는 차원에서 산부인과 진료를 받도록 한다.

그 밖에 생리 주기를 정상화하기 위해서는 올바른 식생활과 적당한 운동으로 몸을 건강하게 만드는 것이 우선이다. 과로와 스트레스, 술이나 담배 같은 유해 요소는 피하는 게 좋다. 비만도 무리한 다이어트도 생리불순의 원인이 되니 적절한 체중을 유지하는 것 또한 중요하다.

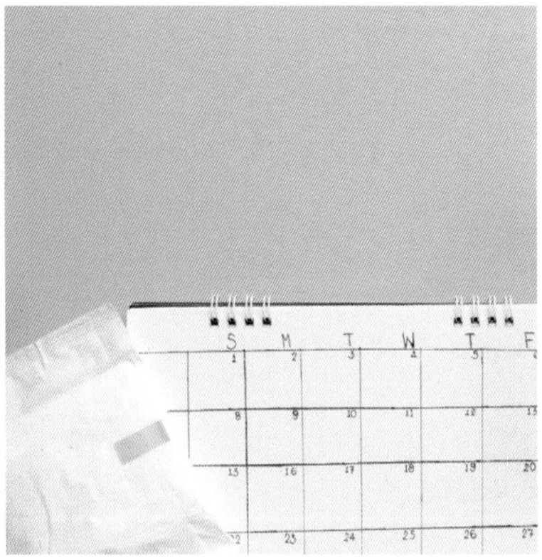

임신을 준비하는

첫째 달 4일

년 월 일

여성 건강 척도 중 하나, 생리량

사람마다 생리량에는 차이가 있다. 호르몬 상태의 변화에 따라 달마다 생리량이 다를 수 있으나 생리량이 과다하게 많거나 적은 것은 경고 신호일 수 있다. 자궁에 혹이 있거나 배란에 문제가 있을 때도 생리량에 변화를 보인다.

많은 성인 여성이 건강검진에서 헤모글로빈 수치가 낮다는, 다시 말해 빈혈이 있다는 결과를 받는다. 적혈구 안에 있는 헤모글로빈은 산소 운반에 중요한 역할을 하는데 철분이 모자라면 헤모글로빈이 만들어질 수 없다. 성인 여성의 빈혈은 대부분이 철결핍빈혈로 가장 흔한 원인이 생리량이 많은 것이다.
정상적인 생리량은 개인차가 있지만 한 주기에 20~80ml 정도. 자판기 종이컵 용량으로 따져보면 절반에 못 미치는 양이다. 한 시간 만에 중형 생리대를 바꿔 줘야 할 상태라거나 대형 이상 생리대만 써야 할 정도라거나 빈혈이 올 만큼 생리량이 많으면 검사가 필요하다. 자궁근종이나 자궁선근증, 자궁내막증식증 같은 자궁이 커지는 질환이 생리량을 늘게 했을 수도 있기 때문이다.

Daily Tip

생리량이 갑자기 크게 변했거나 변한 상태가 오래간다면 자궁질환 여부를 확인하기 위해 산부인과 진찰을 받는다.

생리량에 변화가 생겼다면

원래는 생리량이 많지 않았는데 점점 많아지는 것은 생리량을 늘어나게 하는 질환으로 인한 경우가 많다. 결국 출혈의 양이 늘어나면 피로가 심해지고 지속되면 철결핍성 빈혈은 물론 원인에 따라 난임이 될 수도 있으니 전문의의 진단부터 받아야 한다.
생리량이 적어도 문제일 수 있다. 음식이나 수면 주기, 스트레스, 신체적 피로의 영향을 받아 양이 줄어드는 경우가 흔하기도 하지만 자궁의 기능 저하로 생리량이 줄기도 한다. 생리량이 줄었다고 반드시 문제가 있는 것은 아니지만, 자궁 유착처럼 자궁에 손상이 있을 때나 뇌하수체호르몬 자극 감소로 배란에 문제가 있는 경우 생리량은 줄어든다. 그러니 자궁과 난소가 제대로 기능을 하고 있는지 검사가 필요하다. 규칙적인 생활과 균형 잡힌 식사, 질 좋은 수면을 위해 노력하는 것은 물론, 호르몬 불균형을 정상화하고 자궁 기능을 개선하도록 치료받는 것이 좋다.

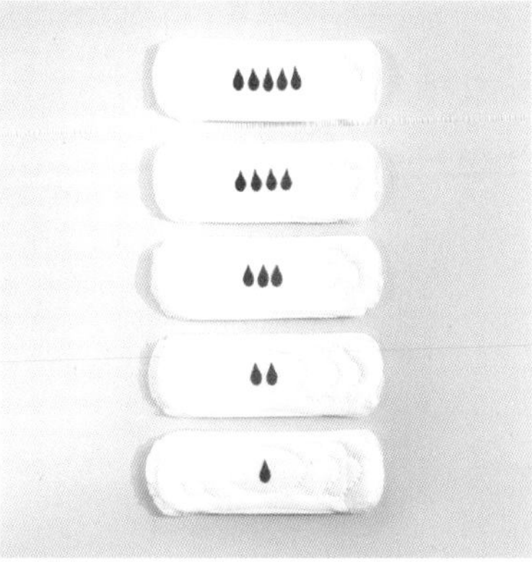

임신을 준비하는

첫째 달

5일

........................년 ....월 ....일

몸이 보내는 적신호, 생리통

생리통으로 병원을 찾는 여성은 많지 않지만 생리통의 양상은 다양하고 생리통을 만드는 질환은 여러 가지다. 성인 여성의 생리통 원인으로 흔히 꼽히는 자궁내막증은 직접적인 난임의 요인이기도 해서 조기에 진단하는 것이 중요하다.

생리통은 여성 대부분이 경험하는 흔한 증상이지만 불편함을 넘어서 심한 통증을 겪고 있다면 이유를 알아봐야 한다. 그러나 실제로 생리통으로 고통받는다고 병원을 찾는 여성은 많지 않은 편이다. 건강보험심사평가원의 통계에 따르면 산부인과 검진에 대한 인식이 일반화된 최근에 들어서야 1년에 10만~13만 명 정도의 여성이 생리통으로 진료를 받는다.

Daily Tip

심한 생리통은 산부인과 진료가 필요하다. 임신 준비에 앞서 생리통의 이유를 구체적으로 알아보고 치료하도록 한다.

생리통, 참는 게 다가 아니다

원발성(primary) 생리통이라고도 하는 1차성 생리통은 별다른 원인 질환 없이 나타난다. 배란 직후 프로스타글란딘이라는 유사 호르몬이 체내에서 분비돼 자궁 근육을 수축하게 하는데 이 수축은 자궁으로의 혈류를 방해한다. 결국 산소가 부족해지면 자궁 근육을 쥐어짜기 때문에 통증이 생긴다. 대개 생리 시작과 함께 통증이 생겨 몇 시간 또는 며칠간 지속되는데 생리 첫날에 가장 증상이 심한 편이다. 아랫배를 따뜻하게 하고 부드럽게 마사지해 주면 통증을 줄이는 데 도움이 된다. 통증이 지속적이라면 비스테로이드성 소염·진통제를 복용하는 것도 효과가 있다. 10대에 많이 생기는 1차성 생리통은 20대 중반을 넘어서면서 차츰 줄거나 없어지는 경우가 많고 출산 후 열 명 중 일곱 명은 좋아지거나 사라진다.

반면 속발성(secondary) 생리통이라고도 하는 2차성 생리통은 확실한 진단과 적절한 치료가 필요하다. 자궁선근증, 골반염, 자궁근종, 자궁내막증, 난소혹, 자궁경관폐쇄증 등 자궁이나 골반의 질환이 원인이기 때문이다. 갑자기 생리통이 심해졌다거나 오래 가는 경우, 심한 경련성 통증이 나타나는 경우에는 2차성 생리통일 수 있어 초음파 검사나 진단복강경 검사를 받는다. 특히 임신을 계획했다면 하루라도 빨리 원인을 알아내 치료하는 게 중요하다.

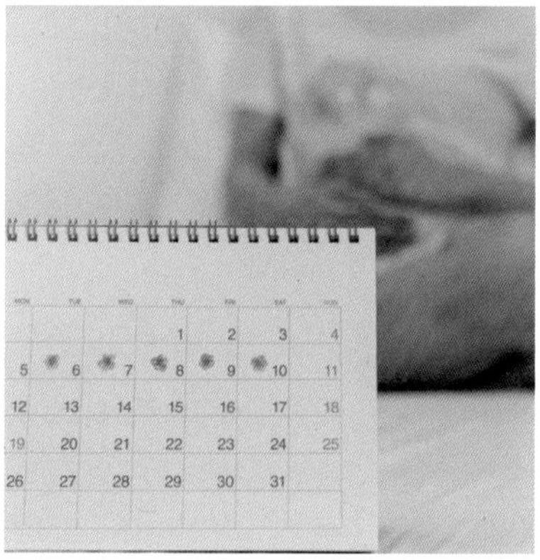

임신 준비 첫걸음, 생리 주기 바로 알기

생리를 기록하는 것은 임신 준비의 첫걸음이다. 생리 주기를 체크 못 하면 생리 예정일도 잘 모르고 배란일 역시 모르고 지낸다. 불규칙한 생리 주기를 인식하면 생식과 관련된 문제를 조기에 발견해서 더 빠르고 효과적으로 치료할 수 있다.

의외로 많은 여성이 자신의 생리 주기를 제대로 알지 못한다. 물론 생리 주기에는 여러 가지 변수가 있어서 예상 날짜를 벗어나기도 하지만 계획 임신을 위해서는 기본적으로 알아야 할 것이 생리 주기다.

보통 생리 주기는 단순하게 생리를 하는 기간과 하지 않는 기간으로 나눠 생각하는데 의학적으로는 크게 두 부분으로 나눌 수 있다. 첫 번째는 생리가 시작되는 날로부터 배란 전까지의 기간으로 난포기 또는 여포기라고 한다. 두 번째는 배란 이후부터 다음 생리를 하기 전까지로 황체기라고 한다. 일반적으로 황체기는 약 14일 정도로 고정돼 있어서 생리 주기가 길거나 짧은 것은 주로 난포기의 길이에 따라 정해진다.

Daily Tip

생리 주기와 그에 따른 증상을 기록해 두는 것은 평소 건강 관리 차원에서도 중요한 일이다. 다이어리나 앱에 생리일을 꼬박꼬박 체크한다.

생리일 체크는 필수

배란기를 계산할 때는 해당 월의 생리 시작일로부터 14일이 지난 때라고 흔히 알고 있지만, 사실은 다음 달 생리 예정일로부터 14일 전을 배란일이라고 보는 것이 더 정확하다. 다시 말해 생리 주기의 길이와 관계없이 배란은 대개 다음 생리 예정일로부터 14일 전에 일어난다. 일반적으로 난자는 배란일로부터 하루 정도 살아 있고 정자는 여성 몸속에서 2일에서 3일 정도 살아 있으니 배란일 전후로 약 4일간을 임신이 가능한 때라고 할 수 있다. 다만 생리 주기와 배란일이 다양한 요소에 의해 언제든 변할 수 있다는 점은 고려해야 한다. 우선은 임신을 준비할 때 생리 주기를 정확하게 이해하고 알아 두는 것이 매우 중요하다는 사실을 기억해야 한다. 산부인과에 갈 일이 있을 때는 달력이나 다이어리에 간단히 체크해 둔 생리 기록이 큰 도움이 되기도 한다. 모바일 앱을 이용하면 더 간편하게 다음 생리 예정일이나 임신 가능일까지 한눈에 알아볼 수 있다.

임신을 준비하는

첫째 달 7일

..........년 ......월 ......일

배란일 예측하기

임신을 위해서는 배란기를 알아 두는 것이 좋다. 초음파로 난포 크기를 관찰한다거나 기초체온 그래프의 추이를 본다거나 배란테스트기로 검사해 본다거나 등등, 배란일을 추정하는 방법에는 여러 가지가 있다.

생리가 규칙적이라면 언제쯤이 임신이 가능한 때인지 비교적 쉽게 예측 가능하다. 달력에 생리일을 기록하는 것만으로도 한눈에 배란일을 예측할 수 있다. 보통 생리일 기준으로 14일 전 배란이 일어난다고 생각하면 된다. 배란이 된 후를 황체기라고 하는데 이 황체기는 항상 14일로 일정하다. 다시 말해 생리 주기가 28일이든 35일이든 생리 예정일 14일 전을 배란일로 잡는다.

배란은 언제 일어날까?

예를 들어 이번 달 15일이 생리 예정일이면, 배란은 이번 달 1일 전후 일어난다. 이번 달 30일이 생리 예정일이면, 배란은 이번 달 16일 전후 일어난다. 생리 주기가 28일로 또박또박 규칙적이라면 이번 생리 첫날의 14일 후가 배란일이다. 그리고 배란 후 임신이 되지 않으면 다시 14일 후 생리가 시작될 것이다. 생리 주기가 35일이라면 생리 시작일로부터 21일째에 배란이 되고, 배란일로부터 14일 후에 생리가 시작될 것으로 예측할 수 있다.
만약 생리가 불규칙하다면 초음파 검사나 혈액으로 하는 호르몬 검사로 배란이 언제 일어날지를 추정할 수 있다. 특히 임신을 본격적으로 준비한다면 여러모로 전문의의 검진을 받아 보는 게 좋다.

월경 시작 → 난포기 → 배란 → 황체기 → 월경 시작

- 난포가 자란다
- 차이가 있지만 보통 14일

- 황체로 변해 황체호르몬 분비
- 대부분 14일로 일정

Daily Tip

임신을 시도할 때는 배란일로 예측되는 날 전후로 각각 3일간, 즉 배란일을 중심으로 1주일을 가임기라고 생각하고 2~3일 간격으로 부부관계를 하면 임신 확률을 높일 수 있다.

A월

S	M	T	W	T	F	S
	1	2	3	4	5	6
7	8	9	10	11	12	13
14	15	16	17	18	19	20
21	22	23	24	25	26	27
28	29	30				

● 배란일 ● 가임기

14일 전

B월

S	M	T	W	T	F	S
			1	2	3	4
5	6	7	8	9	10	11
12	13	14	15	16	17	18
19	20	21	22	23	24	25
26	27	28	29	30	31	

● 생리 시작일 ● 생리 주간

......년 ......월 ......일

배란이 안될 때도 생리는 가능하다

매달 난소에서 난포 하나가 자라 난자가 배란된다. 이렇게 임신을 준비하다 임신이 안 되면 생리를 시작한다. 그러나 난포가 정상적인 성장을 멈추거나 배란 직전까지 자라다 터지지 않고 그대로 남아서 배란이 안 되는 경우도 있다. 이런 경우를 무배란 월경이라 한다. 실제로 배란이 안되는 경우에도 생리는 할 수 있다.

정상적으로 생리를 하고 있다면 배란에 큰 문제가 없는 경우가 대부분이다. 그러나 드물게는 난자가 배출되지 않은 채 호르몬 변화로 생리 때와 비슷한 양상을 보일 수 있다. 이렇게 배란이 되지 않으면서도 생리하듯 출혈이 나타나는 증세가 무배란성 월경이다. 보통 무배란성 월경은 사춘기에는 호르몬의 불균형으로 나타나기 쉽고, 갱년기에는 난소기능 부전으로 배란이 잘 안 되면서 나타난다. 초경 이후나 갱년기일 때, 분만 후 다시 생리가 시작할 즈음일 때 무배란성 월경이 나타날 수 있다.

Daily Tip

무배란성 월경이라면 일단 자연임신이 힘든 상태. 왜 배란에 문제가 생겼는지 진단받고 알맞은 치료를 하는 게 좋다.

생리는 하는데, 배란이 안 된다고요?

대개 기초체온은 배란 후에 올라갔다가 생리 후에는 떨어진다. 그런데 무배란성 월경일 때는 기초체온이 상승 없이 저온 상태로 일정하다. 기초체온을 기록하는 습관은 임신 가능 기간을 아는 것뿐만 아니라 내 생리가 혹시 무배란성인지 아닌지 알아차릴 수 있는 이점이 있다. 물론 산부인과에서 초음파 검사나 호르몬 검사 등으로 배란 이상 여부를 간단하게 알아볼 수 있기도 하다.

무배란성 월경의 원인으로는 호르몬 불균형, 난소기능저하, 다낭성난소증후군 등을 꼽을 수 있다. 과도한 스트레스나 무리한 다이어트, 부족한 수면 시간이나 수면제, 진통제, 위장약, 피임약 같은 약물의 오남용 등도 호르몬 조절 기능에 이상을 일으켜 무배란성 월경의 원인이 되니 주의하도록 한다.

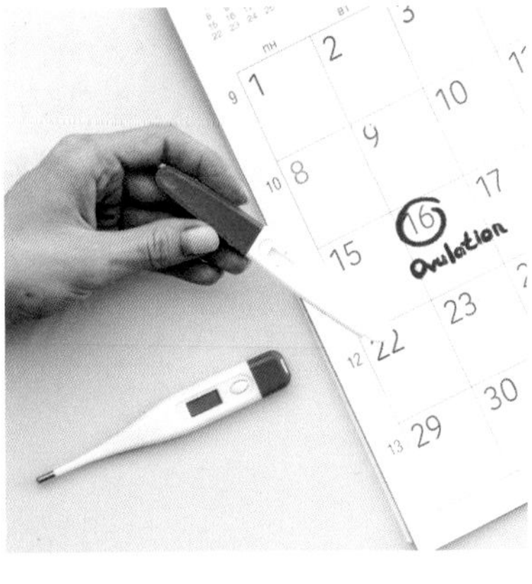

년 월 일

배란테스트의 모든 것

배란테스트기로 배란기를 알아보는 것도 좋은 방법이다. 배란기 즈음해서 매일 소변으로 테스트해 보다가 양성이 나온다면 소변에서 난자를 성숙시킬 호르몬이 검출됐다는 뜻이다. 그렇게 양성이 처음 나오고 3일 안에 실제로 배란이 일어날 것이다.

생리 주기에 따른 호르몬 변화를 살펴보면 배란기 직전에 황체형성호르몬(LH)의 수치가 급격하게 높아지는 것을 알 수 있다. 배란테스트기는 소변에 포함된 황체형성호르몬의 농도로 배란 시기를 확인할 수 있도록 만든 체외 진단기기이다. 생리 주기가 불규칙해서 언제쯤 배란이 되는지 가늠할 수 없었다면 배란테스트기를 사용해 간단하게 배란기를 예측할 수 있다.

배란테스트기 활용하기

황체형성호르몬이 가장 많이 분비되는 때는 주로 아침 시간인데 소변으로 배출되기까지는 기상 후 몇 시간이 더 걸린다. 그래서 아침 첫 소변으로 테스트할 것을 권하는 임신테스트기와 달리 오전 10시 이후에서 오후 8시 사이의 소변으로 테스트하기를 권한다. 제품마다 검사 방법에 조금씩 차이가 있기도 하니 우선은 설명서를 잘 읽어 본다.
검사 전 너무 많은 양의 수분을 섭취하면 소변 내 호르몬 농도를 낮춰서 검사의 정확도가 떨어지니 주의한다. 매일 같은 시간대에 테스트하면 좀 더 정확한 결과를 얻는 데 도움이 될 것이다.
배란테스트기에 두 줄이 나오면 곧 배란이 일어난다는 것을 나타낸다. 줄이 연하더라도 결과선(T)이 대조선(C)보다 진하면 양성으로 곧 난자가 배란된다는 뜻이다.

Daily Tip

최근에는 배란테스트 결과를 스마트폰 애플리케이션과 연동해 관리하면서 배란기 및 임신 가능 일자를 쉽게 알아볼 수 있으니 활용하는 것도 좋겠다.

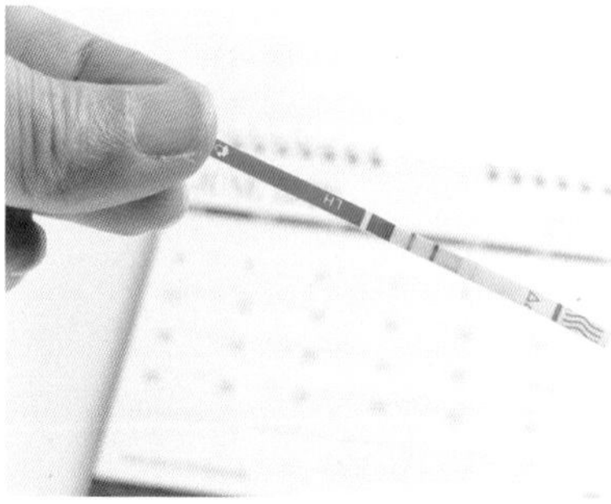

임신을 준비하는

첫째 달

10일

.... 년 ...... 월 ...... 일

기초체온 측정하기

기초체온은 충분히 자고 일어나 아무 활동도 하지 않은 상태에서 바로 잰 체온을 말한다. 매일 기초체온을 꾸준히 재서 기록해 두면 체온 변화를 확실히 알 수 있다. 이렇게 잰 기초체온으로 배란일을 추정하고 무배란 여부를 확인할 수 있다.

사람마다 모두 다른 양상으로 나타나긴 하지만 보통 배란 전에는 기초체온이 저온기이다가 갑자기 0.3도 이상 떨어지면 곧 배란이 된다. 배란 후에는 0.5도 정도가 올라서 고온기가 된다. 체온이 올라간다는 것은 황체호르몬이 순조롭게 분비되고 있다는 증거다. 이때 자궁내막은 황체호르몬에 의해 더 풍부하게 점액을 분비하면서 수정란이 착상하기 좋은 환경을 만든다. 임신이 되지 않으면 생리를 시작하면서 다시 체온이 떨어지고, 임신이 되면 출산 때까지 계속 고온기를 유지한다.

Daily Tip

매일 아침 가능한 일정한 시간에 체온을 재고 생리 날짜와 부부관계 날짜, 건강 상태 등도 함께 빠짐없이 기록해 두면 좋다.

배란기를 예측하는 기초체온표

기초체온표는 가정에서 간단히 작성해 볼 수 있다는 장점이 있다. 그러나 배란이 된 후에 고온기가 나타나므로 바로 예측은 안 되고 두세 달 정도 정확한 기초체온표를 작성해야 그다음 달에 언제 배란을 할 것인지 예측할 수 있다. 기본적으로는 난임 검사의 시기를 결정하거나 생리 주기가 배란 주기인지 아닌지를 확인하는 데 유용한 방법이라고 이해하면 되겠다.

기초체온은 좀 더 정밀한 결과를 위해 귀나 겨드랑이가 아닌 입 안을, 보통의 체온계나 전자 체온계가 아닌 기초체온 전용 체온계를 사용해 측정한다. 스마트폰에 기초체온 애플리케이션을 설치해서 기록하면 한눈에 그래프를 확인할 수 있어 편하다.

배란 여부와 기초체온 변화

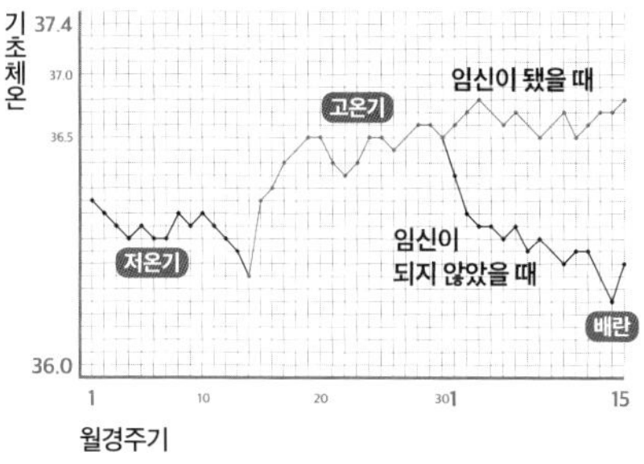

임신을 준비하는

첫째 달

11일

.......................년 ....월 ....일

생리불순부터 난임까지, 다낭성난소증후군

난소 내에 성장 난포가 정상 범위보다 많이 존재하는 다낭성난소증후군은 여성에게 비교적 흔한 내분비 질환이다. 여러 개의 난포가 동시다발적으로 자라다 충분히 성숙하지 못하고 멈춰서 배란에 이상이 생긴다. 다낭성난소증후군은 불규칙한 생리와 난임의 대표적인 원인 중 하나다.

난소 나이 검사를 했을 때 항뮬러관호르몬 수치가 본인의 신체 나이 평균보다 낮게 나오면 난소기능저하를 의심할 수 있다. 그런데 반대로 본인의 신체 나이 평균보다 높게 나왔다고 해서 난소와 자궁이 건강할 것이라고 확신할 수는 없다. 항뮬러관호르몬 수치가 너무 높으면서 생리 횟수가 1년에 6번 미만이라면 다낭성난소증후군을 의심해 볼 수 있다.

다낭성난소증후군의 증상과 진단

다낭성난소증후군의 정확한 원인은 아직 명확하게 밝혀지지 않았다. 유전이나 환경의 복합 작용으로 혈당을 조절하는 인슐린을 비롯해서 호르몬 분비시스템에 이상이 생겨 나타난다고 추정한다.

다낭성난소증후군의 전형적인 증상은 불규칙 월경 또는 무월경, 비만, 남성호르몬 증가, 당 대사 이상 등을 꼽을 수 있다. 다만 우리나라에서는 비만이나 남성호르몬 증가 소견이 심한 다낭성난소증후군 환자가 드문 편이다. 따라서 배란 장애에 따른 불규칙 월경 또는 무월경이 가장 많이 호소하는 증상이라고 할 수 있겠다.

생리 주기가 불규칙하면서 여드름이나 다모증 등의 남성호르몬 증가 소견이 있고, 초음파상 다낭성 난소의 소견이 있으면 다낭성난소증후군을 진단할 수 있다. 남성호르몬 증가 소견이 없더라도 생리가 불규칙하고 초음파 검사에서 20개 이상의 작은 난포가 진주목걸이 모양처럼 보이면 다낭성난소증후군을 진단할 수 있다.

Daily Tip

전세계적으로 가임기 여성의 약 9명~10명당 한 명이 다낭성난소증후군일 정도. 방치하면 난임의 원인이 될 수 있으니 생리 불순 외에 별 증상이 없거나 당장 임신 계획이 없더라도 진료를 미루면 안 된다.

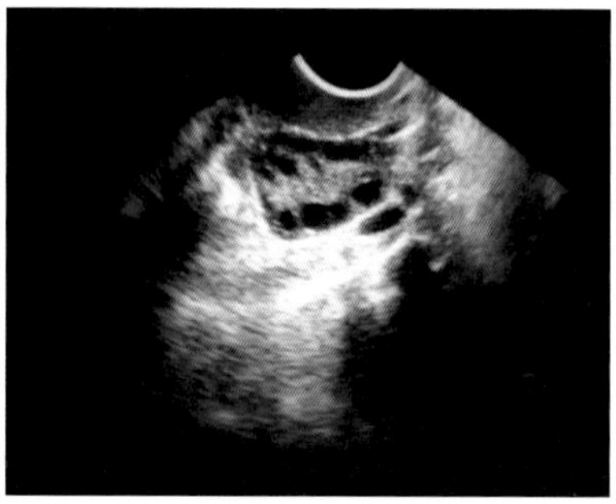

다낭성난소증후군의 치료

다낭성난소증후군은 일종의 체질 같은 것이다. 다시 말해 근본적인 치료는 어렵다고 할 수 있다. 그러나 증상에 대한 치료로 다낭성난소증후군이 만드는 문제를 해결할 수 있다. 임신이 목표라면 배란 장애를 극복하기 위한 적절한 배란 유도 및 보조생식술로 문제 해결이 가능하다.

임신 계획이 없는 다낭성난소증후군 환자는 우선 규칙적인 생리를 만들어준다. 생리를 만들려면 피임약 복용을 비롯한 여러 방법이 있다. 비만이라면 체중 조절만으로도 생리 주기를 규칙적으로 만들 수 있다. 다낭성난소증후군은 비만이 동반되거나 인슐린이 높은 경우가 많으므로 이를 개선하기 위해 식이요법과 운동을 포함한 생활 습관 개선이 필요하다. 다낭성난소증후군에서는 인슐린 저항성이 높아지는 경우가 있는데 이때는 메트포민이라는 혈당 조절제가 인슐린을 낮추어 배란에 도움을 줄 수 있다.

Daily Tip

장기적으로는 다낭성난소증후군이 대사증후군으로 이어지기도 한다. 특히 비만을 개선하도록 관리할 필요가 있다.

임신을 위한 다낭성난소증후군 관리

임신을 준비 중이라면 꼭 엽산을 복용한다. 또 여러 가지 항산화제가 임신에 도움될 수 있으니 임신 전부터 항산화제 복용을 추천한다. 물론 엽산 및 항산화제만으로 배란을 유도하거나 규칙적인 생리를 만들 수는 없으니 복용하면서 전문가에게 진료를 받는다.

임신을 원하면 자연적으로 배란이 잘 안 되므로 우선 배란 촉진제를 써서 배란을 유도한다. 클로미펜이나 페마라 등 먹는 배란 유도제만으로 효과가 없을 때는 주사제를 사용한다. 이런 경우 난소과자극증후군 등의 부작용 위험이 있으니 반드시 난임 전문가에게 진료받도록 한다.

배란 유도 후 자연임신을 시도했는데 일정 기간 이상 임신이 안 되면 보조생식술을 시도한다. 다낭성난소증후군 여성은 대체로 난소의 기능이 좋은 상태라 비교적 많은 수의 건강한 난자 및 배아를 확보할 수 있다. 따라서 시험관아기시술의 성공률도 높은 편이다. 시험관아기시술 시 배란 유도를 위한 약물적 치료로 난소과자극증후군 발생 위험이 크면 다음 주기로 이식을 미루는 동결배아 이식을 권한다.

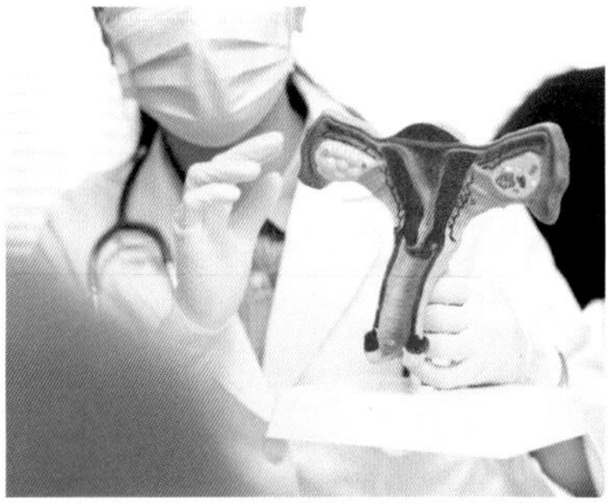

년 월 일

건강한 임신의 시작, 산부인과 상담

대한산부인과학회에서는 평소 국가 건강검진을 거르지 않았고 별 이상이 없었더라도 임신을 앞두고는 부부가 함께 산부인과에 방문하기를 권고하고 있다. 임신 전 계획 단계에서부터 미리미리 건강한 임신과 출산을 준비해야 한다.

임신을 계획했다면 먼저 산부인과 전문의와의 상담이 필요하다. 아기에게 건강을 물려주고 최선의 환경을 만들어 준다는 생각으로 임신 전부터 임신 상담을 시작한다. 그리고 적절한 때에 아기를 갖도록 건강 상태를 점검하고 관리에 들어가도록 한다. 임산부와 태아에게 있을 수 있는 위험을 진단하고 치료하며, 식단과 생활 습관, 약물 복용, 과거 병력, 가족력 등에 대해 조언을 받는 것이다.

Daily Tip

구체적인 임신 계획을 세우기 전 산부인과 상담을 하고 임신 6개월 전에서 최소 한두 달 전에는 임신 전 검사를 받는 것이 바람직하다.

임신 상담은 임신 계획 때부터

임신에 문제의 소지는 없는지 초음파 검사를 비롯한 산부인과 기본 검진으로 확인한다. 유산이나 사산, 조산 경험이 있다면 임신 전 진단 및 처치로 재발 염려를 줄인다. 당뇨병, 고혈압, 심장병, 혈액 이상 등의 내과 질환을 임신 전부터 잘 관리해서 태아와 산모에게 미칠 위험을 최소화한다. 복용하는 약이 있다면 위험성이 적은 약으로 처방을 바꾸고, 태아에게 직접적으로 안 좋은 영향을 주는 술과 담배를 끊도록 한다.

집안에 유전 질환이 있으면 신중한 진단과 상담이 필요하다. 건강한 아기를 출산하기 위해 가족력을 살피고 검사를 해서 위험을 예방한다. 필요하다면 수정란 착상 전 정상적인 수정란만 착상하도록 유도하는 방법도 있다. 그 밖에 빈혈, 간염, 갑상샘 기능 이상, 풍진 면역 여부, 수두 면역 여부를 확인하고 알맞은 대응책을 찾는다.

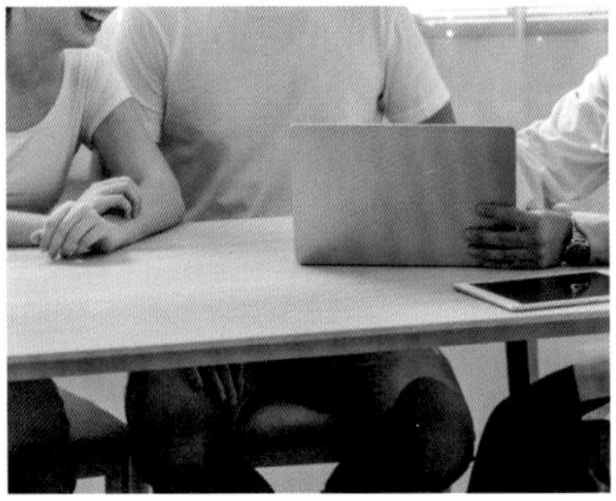

임신을 준비하는

첫째 달

14일

년 월 일

임신 준비 기본 검사

건강한 임신과 출산을 위해 기본적으로 필요한 검사들을 받아야 한다. 전국 보건소에서도 예비부부와 신혼부부를 대상으로 임신 전 몇몇 검사를 무료로 실시 중이다. 단 무료 검사 여부나 항목은 지역마다 차이가 있다.

임신을 계획한다면, 임신 전 필요한 기본 검사들

기본 피 검사	병원 추가 피 검사	그 외 검사
빈혈, 백혈구 수치 검사	갑상선자극호르몬 검사	골반초음파 검사
간 기능 검사	A형간염 항체 검사	자궁경부암 검사, 인유두종바이러스 검사
기본 소변 검사	거대세포바이러스 항체 검사	자궁경부세균배양 검사
B형간염 항원 검사	수두바이러스 항체 검사	자궁경부염증 검사
B형간염 항체 검사	홍역바이러스 항체 검사	폐 X-ray 검사
풍진 항체 검사	톡소플라스마바이러스 항체 검사	심전도 검사
ABO, RH 혈액형 검사	혈액형불규칙 항체 검사	
매독 검사	난소 기능 검사	
에이즈 검사	당화혈색소 검사	

Daily Tip

산부인과에서는 좀 더 다양한 검사를 받을 수 있다. 보건소 기본 검사 항목을 확인해 보고 산부인과에서 추가로 검사를 받는 방법도 있다.

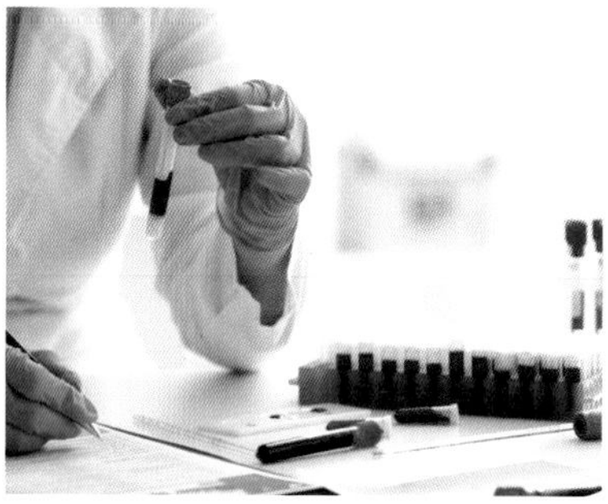

임신을 준비하는

첫째 달

15일

년 월 일

임신을 위한 필수 조건

임신이 되려면 여성의 난자와 남성의 정자가 서로 만나서 수정이 일어나야 한다. 수정된 수정란이 여성의 자궁내막에 뿌리를 내리면 비로소 임신이 성립된다. 몇 가지 단계를 거치는 과정에서 부부의 몸과 생식 관련 호르몬 등이 다 제 몫을 해야만 자연임신이 가능하다.

난자는 한 달에 한 번, 보통 하나씩 배란된다. 난자의 수명은 겨우 하루 정도다. 이때에 맞춰 부부관계를 하면 사정돼 남성의 몸 밖으로 나온 정자가 여성의 질과 자궁을 지나 난관을 향해 헤엄쳐 간다.

남성이 사정 한 번에 내보내는 정자 수는 수천만에서 2억 정도다. 그러나 이 정자들이 모두 난관까지 살아서 도달하는 것은 아니다. 가장 건강한 정자 하나만 난자와 만날 수 있다. 난자와 정자가 만나 하나가 되는 수정이 일어나면 3~4일 후에는 만들어진 수정란이 다시 난관을 지나 자궁 속으로 보내진다. 수정 후 5~7일이면 자궁내막에 뿌리를 내리듯 자리를 잡는 착상이 이뤄진다. 마침내 임신이 된 것이다.

Daily Tip

아기가 생기지 않는다면 임신에 필요한 필수 조건 가운데 어떤 단계에서 문제가 생겼는지부터 알아봐야 한다.

왜 아기가 생기지 않는 것일까?

이렇게 임신이 이루어지기 위해서는 몇 가지 필수 조건을 반드시 갖춰야 한다.

- 남성이 건강한 정자를 많이 포함한 정액을 만들어 내야 한다.
- 여성이 난소에서 성숙한 난포를 만들어 내보낸 건강한 난자가 난관으로 들어가야 한다.
- 정자가 여성의 자궁경관과 자궁 내부를 지나 난관까지 도달해야 한다.
- 난자와 정자가 난관의 가장 넓은 부분인 팽대부에서 만나 수정해야 한다.
- 수정 후에는 정상적인 세포 분열을 해야 한다.
- 수정란이 정자가 이동한 난관을 다시 거슬러 이동해 자궁으로 들어가야 한다.
- 자궁내막에 수정란이 정상적으로 착상해야 한다.

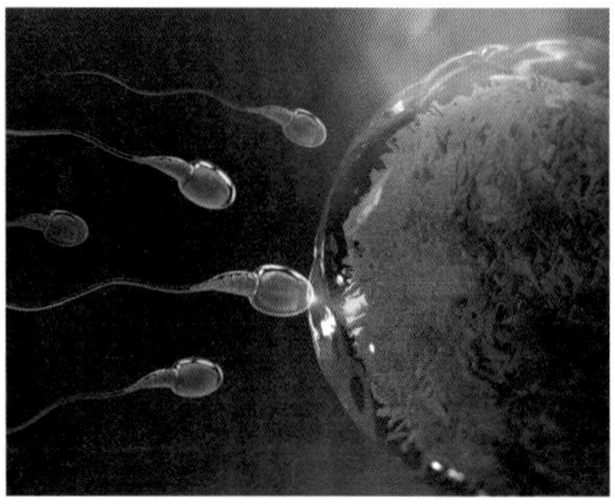

이런 필수 조건에 하나라도 이상이 있을 때는 임신이 되지 않는다.

임신을 준비하는

첫째 달

16일

.................년 ....월 ....일

계획 임신의 장점

아직도 많은 부부가 건강한 출산을 위한 아무 준비 없이 임신을 하고 있다. 임신 전 영양 상태나 유전 질환, 감염과 질병, 생활 습관 등을 점검하고 개선하려는 노력이 필요하다. 계획 임신은 엄마와 아기의 건강에 위협이 될 만한 요소를 미리 차단하는 안전장치다.

임신을 계획하면 임신 전부터 엽산제를 복용해서 태아 기형을 줄일 수 있다. 약물이나 알코올, 담배, 방사선 같은 유해물질 노출을 피하는 것도 유산이나 태아 기형을 막는다는 점에서 계획 임신의 큰 장점이 된다. 미리 준비하지 못한 임신에 유해물질로 인한 태아 기형을 걱정하며 애태우는 경우도 빈번하다.

임신을 미리 계획해야 하는 이유

계획하에 임신을 하면 임신 사실을 더 일찍 알게 되고 산전 진찰도 일찍 받는다. 또 임신 전 당뇨병, 고혈압 같은 기저질환을 잘 조절하면 합병증을 줄이고 기형 발생 위험률을 낮추며 의료 비용도 훨씬 줄일 수 있다.

피임 없이 1년 동안 임신을 시도했는데 아기가 생기지 않으면 난임 검사가 필요하다고 판단한다. 임신을 계획하면서 미리 병원을 찾는다면 더 빠른 판단이 가능하고, 너무 늦지 않은 나이여야 임신 확률을 높일 수 있다. 전체적으로 임신 및 출산을 미리미리 준비하면서 좀 더 여유가 생기고 심리적으로도 안정감을 느낄 수 있다.

한편으로는 임신 준비 과정에서 부부가 함께 노력을 기울여야 건강한 생명을 탄생시킬 수 있다는 인식을 갈이하게 된다. 아기에게 영향을 미칠 수 있는 흡연이나 음주를 줄이고 몸 관리를 하며 책임감을 키우면서 새로 탄생할 가족 공동체에 더 큰 애정을 갖게 될 것이다.

Daily Tip

임신을 계획한다면 6개월 전부터, 적어도 3개월 전부터는 임신에 대비한 관리를 시작하는 것이 좋다.

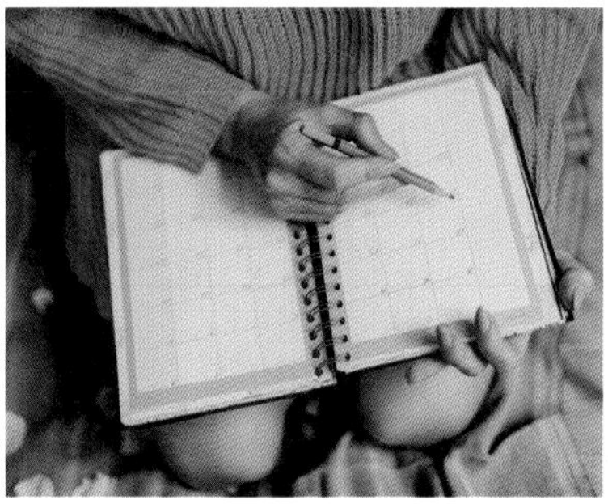

계획 임신 예방접종 스케줄

임신 전 감염성 질환에 대한 면역력을 만들기 위해 예방접종을 한다. 특히 풍진이나 수두 접종 같은 생백신은 임신하기 3개월 전에는 맞는 것이 좋다. B형 간염, A형 간염 등의 예방주사는 임신 중에도 접종할 수 있지만 임신 전에 항체가 있는지 알아보고 미리 준비해 두도록 한다.

임신 중에는 면역력이 떨어진다. 살아 있는 바이러스를 넣는 생백신은 위험할 수 있으니 맞지 않는 게 좋다. 대표적인 생백신으로는 홍역, 볼거리, 풍진 혼합백신인 MMR 백신이나 수두 백신을 꼽을 수 있다. 임신 초기 풍진에 걸리면 선천기형을 일으키거나 유산의 위험이 따른다. 그러니 임신 전 풍진 항체 검사를 해서 면역이 없다면 미리 맞아야 하고 접종 뒤 3개월, 적어도 한 달은 임신을 피한다. 수두 백신도 마찬가지로 임신 전 3개월, 최소 한 달의 여유 기간을 두고 맞는다.

임신 전 미리 접종해야 하는 백신

파상풍과 디프테리아를 예방하는 Td 백신은 10년마다 맞는 것이 원칙이다. 임신 중 파상풍에 걸리면 태아가 유산될 가능성이 있다. 임신 한두 달 전 Td 백신을 맞도록 하고, 필요하면 임신 중에라도 접종한다.

최근 가임기 여성의 접종이 늘고 있는 자궁경부암 예방접종 HPV 백신은 임신부에게 안전성이 확보되지 않았다. 임신 중 접종 스케쥴이 잡히지 않도록 넉넉한 시간을 두고 계획을 세우는 게 좋다. 대상포진 예방접종 또한 임신 기간에 맞지 않도록 미리 준비하는 게 바람직하다.

B형간염 보균자이거나 항체가 없으면 태아에게 수직감염될 가능성이 있으니 먼저 예방접종을 한 다음 임신하는 게 좋다. B형간염 백신은 6개월에 걸쳐 3번 접종한다. 접종을 시작하고 임신 기간이 걸치더라도 접종을 지속할 수 있으므로 임신과 관계없이 접종을 시작한다.

임신 초기에 걸리면 유산이나 조산 위험이 커지는 A형간염 역시 임신 전 항체 검사를 해보고 항체가 없으면 접종을 하도록 한다. A형간염 백신은 6개월 간격으로 2번 맞는다. 임신해도 맞을 수 있으니 B형간염과 마찬가지로 임신과 관계없이 접종을 시작해도 된다.

Daily Tip

임신 전 접종을 고려해야 할 백신을 확인하고 늦지 않도록 접종 스케쥴을 잡는다.

- **홍역·볼거리·풍진 혼합백신**
- **수두 백신**
- **파상풍·디프테리아 백신**
- **인유두종바이러스 백신**
- **간염 A·B형 바이러스 백신**

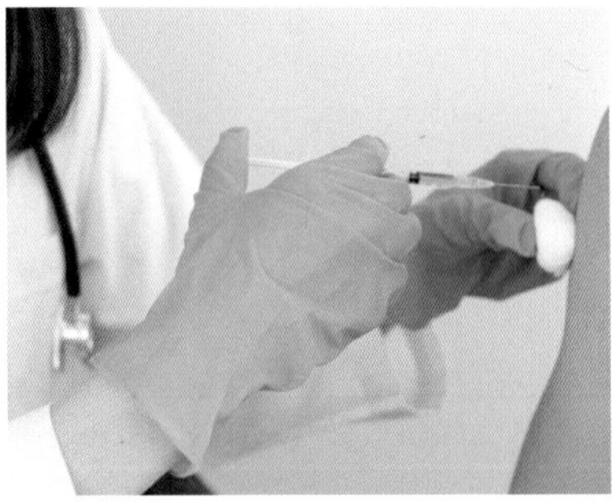

.............................년 ....월 ....일

임신 중 예방접종 스케쥴

필요한 예방접종을 미리 못한 경우 임신 중에는 맞을 수 없는 백신들이 있기 때문에 임신을 계획한다면 예방접종 스케쥴을 먼저 확인해야 한다. 임신 전 할 수 있는 예방접종과 임신 중에도 할 수 있는 예방접종은 각기 다르다.

임신을 하면 풍진, 홍역, 수두에 대한 항체 검사를 한다. 그런데 항체가 없더라도 풍진 백신, 수두 백신은 앞서 얘기했듯 생백신이기 때문에 맞을 수 없다. 임신해서 풍진과 수두 항체가 없다고 나오면 임신 중에는 그저 조심하는 수밖에 없는 것이다. 다만 출산 후에는 잊지 않고 접종해서 다음번 임신을 준비하도록 한다.

Daily Tip

최근 자궁경부암을 예방하는 HPV 백신 접종이 늘고 있다. 아직 임신부에 대한 안전성은 확보되지 않았으니 임신 전에 미리 맞아 두면 좋겠다.

인플루엔자 백신을 비롯한 임신 중 예방접종

반면 인플루엔자 백신은 임신 중 필수 예방접종이다. 유행 시기에 임신을 하고 있으면 임신 초기라도 상관없이, 임신 전 기간을 통해 백신 접종을 권고하고 있다.
Tdap 백신은 파상풍-디프테리아-백일해를 예방하는 백신이다. 태아에게 백일해 항체를 주는 것을 목적으로 임신부에게 접종을 권한다. 임신 27주에서 36주 사이에 접종하도록 하며, 임신부가 태아에게 항체를 전해 주기 위한 목적이기 때문에 매 임신 때마다 맞도록 한다.
A형간염, B형간염 백신은 임신 중 필수는 아니지만 임신 중에도 맞을 수 있다. 항체가 없는 경우 주치의와 상의해서 접종을 결정하도록 한다.
최근에는 임신 중 코로나바이러스 백신을 맞은 산모와 맞지 않고 코로나에 걸린 산모를 대상으로 태아 및 출생아의 부작용 등을 봤을 때 백신을 맞지 않고 임신 중에 코로나에 걸린 산모의 예후가 더 안 좋았다는 데이터가 보고되기도 했다. 그래서 임신 중에도 코로나 백신을 권하고 있고 임신 준비 중에는 아무 문제가 없으므로 주치의와 상의해서 접종을 진행하도록 한다.

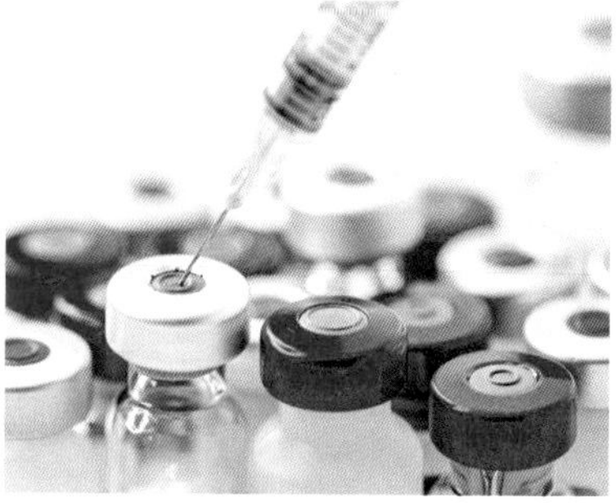

임신을 준비하는

첫째 달

19일

년 월 일

고령 임신의 위험 요소와 건강 수칙

결혼 연령이 점점 늦어지면서 고령 임신이 늘고 있다. 나이가 많을수록 임신까지 시간이 더 걸리고 유산 가능성이 좀 더 큰 편이라고 할 수 있다. 그러나 전반적으로 위험도가 조금씩 높아진 정도라고 생각하고 관리하면 된다. 미리 준비하면 얼마든지 건강하게 임신과 출산을 해낼 수 있다.

세계보건기구 기준으로 만 35세 이상이면 초산 여부와 관계없이 고위험 임신으로 분류되는 고령 임신으로 본다. 물론 주변에서 40대 임산부를 흔히 볼 수 있고 영양 상태나 의료 기술이 좋은 요즘 만 35세부터 '고령'이나 '노산'이란 표현을 붙이기에는 어색한 면이 있다. 하지만 35세가 넘어가면서 생식 능력이 떨어져 난임 확률이 높아지는 게 사실이다. 연령대가 높을수록 자궁근종 같은 부인병이나 고혈압, 비만, 당뇨, 심장병 같은 성인병 증세가 이미 있는 경우도 많아서 임신 중에 여러 합병증을 일으킬 가능성도 커진다.

Daily Tip

평소 건강 관리를 잘했다면 40대 이상이어도 대부분 건강하게 아이를 출산한다. 다만 고령일수록 건강 관리에 각별히 신경 쓴다.

관리가 필요한 고령 임신

고령 임신일수록 잘 나타나는 문제 중 하나는 자연유산이다. 임신 초기 자연유산은 대부분 염색체 이상으로 발생한다. 또 20대 임신부와 비교하면 임신중독증이 나타날 확률도 두 배 이상 높고, 자궁외 임신의 가능성도 나이가 많을수록 높아진다. 태아가 선천기형일 확률도 조금씩 높아지는데 대표적으로 염색체 이상인 다운증후군이 임신부의 나이가 많을수록 더 잦은 빈도로 나타난다. 따라서 유전 질환을 비롯한 의학적 문제에 대해 상담과 검사가 필요하다.

고령 임신일수록 임신 전부터 꾸준히 운동하고 생활 습관을 바로잡아 몸을 건강하게 만들어야 한다. 체중 관리는 기본이고 양질의 단백질을 포함한 균형 잡힌 식단에 엽산도 잘 챙겨 먹는다. 미리미리 고혈압과 당뇨 같은 만성 질환을 치료받고 필요한 예방주사를 맞도록 한다. 술이나 담배는 꼭 끊고 스트레스는 되도록 받지 않는다.

남성도 35세가 넘어가면서 나이가 들수록 정자 상태가 안 좋아지니 건강한 아이를 낳으려면 부부가 함께 노력해야 한다. 정자는 대략 3개월 전부터 만들어진다. 따라서 남성도 임신하기 3개월 전부터는 준비하는 것이 좋다.

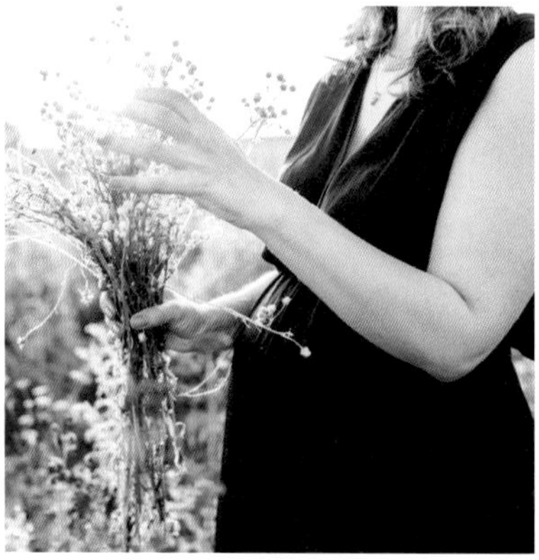

......년 ......월 ......일

임신을 위한 남성 건강 관리

아이를 건강하게 낳아 잘 키우고 싶다는 바람을 이루기 위해서는 부부가 함께 노력해야 한다. 남성도 건강 관리에 신경 쓰는 것이 당연하다. 임신에 적합한 몸을 만들며 임신을 준비하도록 한다. 앞으로는 부모로서, 양육자로서 보호자로서 건강을 갖추고 유지하도록 더 노력해야 한다.

아이는 생물학적, 유전적으로 엄마는 물론 아빠로부터 영향을 받는다. 당연히 남성의 역할도 중요한데, 최근 들어서는 임신 계획 단계에서부터 남성의 건강 관리가 더욱 강조되고 있다. 난임의 원인이 남성인 경우가 늘어나고 있기 때문이다. 특히 결혼 연령이 높아지고 해로운 물질이나 환경에 노출되기 쉬워지면서 정자의 수나 모양, 활동성 문제로 생기는 남성 난임이 증가했다.

Daily Tip

3개월 전에 만들어진 정자가 나와서 아기를 만든다는 사실을 잊지 않는다. 최소 3개월 전부터는 관리를 하면서 임신을 시도한다.

아빠 준비, 관리를 시작해야 할 때

난임 문제 외에도 임신과 출산 과정을 거치고 양육을 하는 데 아빠 역시 주체적이고 적극적으로 참여하는 사회 분위기니만큼 임신 계획을 세우고 관리부터 시작하는 남성이 많아지고 있다.

기본적으로 남성도 임신을 위해 체중을 관리하고 영양 상태를 점검하며 몸을 만들어야 한다. 술과 담배는 끊도록 하고, 기저질환 때문에 약물을 복용 중이라면 반드시 전문의와 상담한다. 임신을 앞두고는 여성이든 남성이든 기저질환이 있거나 기저질환으로 약물을 복용하고 있다면 전문의와의 상담이 필요하다. 본인의 건강은 물론 태아의 건강까지 생각해야 할 때이다.

사실 기저질환이 없더라도 일단은 병원에 방문해 보는 게 좋다. 비뇨의학과에서 임신 관련 검사를 하고 각 전문과에서 신체적 이상 증상이나 징후에 대해 진료를 받으며 건강을 관리한다. 요즘은 지방자치단체마다 남성 산전 검사도 지원해 주는 경우가 많으니 알아보고 활용하는 것도 좋겠다.

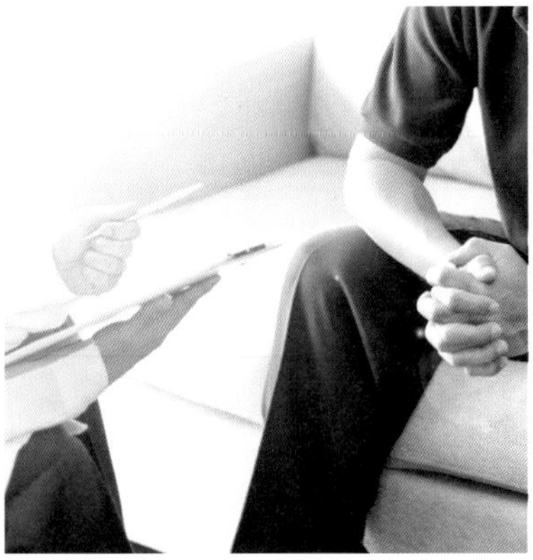

..................년 ....월 ....일

신중히 고려해야 할 임신 계획, 터울

외동아이를 계획했다면 걱정이 없겠지만 아이를 둘 이상 키울 생각이라면 터울 또한 고민해 볼 문제다. 산부인과적 입장에서 엄마의 건강을 생각하면 터울이 너무 짧은 것은 권할 만하지 않다. 또 터울이 너무 길다 보면 엄마 나이에 따라 임신에 생기는 문제점도 생각해 볼 필요가 있다.

모유 수유를 하지 않는다면 출산 후 한 달에서 한 달 반, 모유 수유를 한다면 출산 후 여섯 달 정도면 다시 배란 시기가 돌아와서 다음 임신이 가능하다. 연년생은 처음에는 힘들어도 나중에는 친구같이 지내며 키우기 쉬워진다는 이야기가 있다. 육아용품을 바로 이어 쓸 수 있고 전체 육아 기간이 짧아지는 등의 장점도 있다. 그러나 많은 산부인과 의사가 안전한 임신과 출산을 위해 아이를 낳고 1년 정도는 기다렸다 다음 임신을 시도하길 권한다. 건강과 체중을 회복할 시간이 필요하기 때문이다.

Daily Tip

부부는 물론 앞으로 동생이 생길 아이와 태어날 아이의 여건도 고려해서 임신 시기를 조율해야 한다.

아이를 둘 이상 낳는다면 몇 살 차이가 좋을까?

동생이 태어나서 사랑과 관심을 빼앗기는 느낌을 받는 아이는 퇴행 현상을 보이기도 하는데 터울이 적을수록 정도가 더 심할 수 있다. 부모는 큰아이도 어리다는 것을 잊고 억지로 의젓하길 바라는 실수를 흔히 한다. 여러 소아 전문가가 말하는 두 아이가 정서적으로 건강하게 자랄 수 있는 이상적인 터울은 2년 반에서 4년 사이다. 자라면서 서로 애정을 나누는 대상이자 경쟁 관계일 수도 있는 아이들 사이에서 나이 차이는 중요한 변수가 된다.

그런데 초산 산모의 연령대가 평균적으로 높아지면서 아이를 낳고 몇 년 안 지나도 금세 고령 임신인 경우가 많다. 고령 임신은 임신 중 여러 위험성을 갖는 것은 물론이고 아이를 키우면서도 체력적으로 큰 부담이 된다. 또 터울이 너무 길어지면 육아 지식에서부터 용품까지 완전히 육아가 처음인 것과 마찬가지여서 더 힘들 수 있다.

전체적으로 건강 상태와 가정의 상황, 아이의 성향까지 고려해서 가족계획을 세우는 것이 좋겠다.

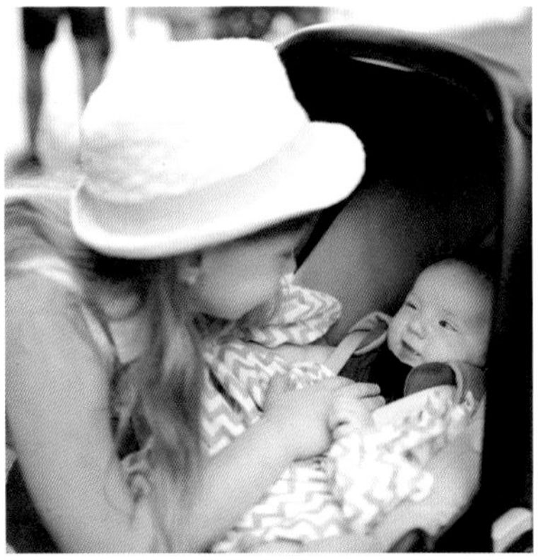

임신을 준비하는

첫째 달

22일

...... 년 ...... 월 ...... 일

임신 때 다시 문제가 생길까 걱정이라면

첫 번째 임신 때 문제가 있었던 임산부는 다음 번 임신이 더욱 조심스럽다. 임신 전 전문가와 충분히 상담하고 나타날 수 있는 문제, 악영향을 줄 수 있는 문제를 미리 파악해 대비해야 한다. 그러므로 건강한 임신 및 출산을 위해서는 계획 임신을 하는 것이 매우 중요하다.

임신은 늘 조심스럽다. 특히 첫 번째 임신 때 유산, 조산, 사산, 자궁 내 발육 제한, 태아 기형, 산후 출혈 등의 문제로 아픈 기억이 있는 임산부는 다음 번 임신은 괜찮을까 노심초사할 수밖에 없다. 임신 중 생기는 각종 질병이나 가족력으로 인한 걱정을 일일이 헤아리려면 하나하나 열거할 수 없을 만큼 매우 많을 것이다. 결론은 임신 전 전문가와 상담부터 하는 것을 가장 추천한다.

Daily Tip

막연한 불안감과 걱정만으로 임신을 미루지 말고 반드시 임신 전 상담을 통해 전문가 의견을 듣는다. 상담 후에는 마음이 한결 가벼워지고 임신을 시도할 용기가 더 생길 것이다.

첫 임신에 문제가 있었던 여러 경우, 다음 번 임신 준비는

가장 흔한 경우인 유산은 그 원인이 너무 다양하다. 유산의 여러 원인에 관해서는 이 책의 부록 반복 유산 파트에서 자세한 정보를 다루고 있다. 태아 기형은 기형의 종류에 따라 고용량 엽산이 도움이 되기도 한다. 계획 임신으로 임신 전 전문가와 상의 후 임신을 시도한다. 또한 기형의 종류에 따라 유전적인 소인을 갖는 경우도 있다. 이 경우 임신을 시도하는 부부의 보인자 검사나 가족들의 유전자 검사를 통해 정상 태아를 임신할 수 있는 방법이 있다.

첫 번째 임신에서 임신성 당뇨병이었다면 두 번째 임신에서 다시 임신성 당뇨병이 생길 가능성이 매우 높기 때문에 임신 전 상담을 받는 것이 좋다. 가끔 분만 후 당뇨병으로 발전했는데 그 사실을 모르고 당뇨병을 가진 채로 두 번째 임신을 하는 경우도 있다. 그러니 임신 전 혈당을 체크해 당뇨병 상태에서 임신하는 것은 아닌지 확인하는 것이 좋다. 고혈압도 마찬가지로 임신을 하면 고혈압이 더 심해지기 때문에 임신 전 상담 후 임신을 시도하는 것이 바람직하다.

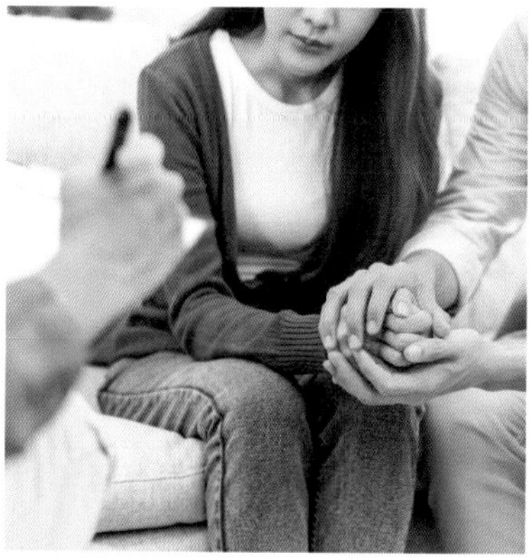

임신을 준비하는

첫째 달

23일

______년 ____월 ____일

조산 경험이 있다면

첫째 아이를 조산한 경우 둘째 아이를 조산할 확률은 일반적인 조산 확률보다 높은 것으로 나타났다. 그렇다 보니 조산을 경험하고 나서는 둘째 아이도 조산할까 봐 마음 졸이는 경우가 대부분이다. 이런 때에 첫째 아이를 조산한 원인에 따라 둘째 아이 조산을 막는 것이 가능할 수도 있다.

임신 37주 미만에 분만을 하는 것을 조산이라고 정의한다. 조산의 빈도는 2017년도 우리나라 통계에 따르면 8% 정도로 나와 있다. 그런데 첫째 아이를 조산한 경우 둘째 아이를 조산할 확률은 일반적인 조산의 빈도보다 훨씬 높은 19% 정도에 이른다.

Daily Tip

조산 후에는 1년은 지나고 임신하도록 계획하는 것이 좋다. 꾸준히 검진을 받아 조산 위험을 관리하도록 한다.

다음 임신 때는 조산을 막을 방법이 있을까?

둘째 아이의 조산은 첫째 아이의 조산 원인에 따라 예방이 가능할 수도 있다. 첫째 아이를 임신하고 있는 동안 자궁 길이가 짧아지는 자궁경부무력증으로 조산을 했다면 둘째 아이 임신 때 프로게스테론이라는 호르몬이 도움이 되기도 한다. 자궁경부를 묶는 자궁경관봉축술을 해야 하는 경우도 있다. 임신 초기부터 전문가와 상의해 주의 깊게 산전 관리를 받으면서 치료 여부를 결정하도록 한다.

이유 없이 조산통이 와서 조산을 한 경험이 있다면 조산통에 대해 주의 깊게 관심을 기울여야 한다. 조산통 느낌이 오면 병원을 방문해서 자궁 수축 검사를 하고 자궁경부 길이를 체크해 확인하는 것이 필요하다. 임신 중 한쪽으로 콕콕 쑤시거나 당기는 느낌은 조산통이라기보다 자궁이 커지고 피가 자궁으로 몰리면서 생기는 증상일 수 있으니 그리 걱정하지 않아도 된다. 하지만 자궁 수축이 한 시간에 4~5번 이상 규칙적으로 느껴지면서 생리통 양상으로 아랫배 전체가 아파 오면 이는 조산통일 가능성일 있으니 반드시 병원에서 확인한다.

질 세균 감염도 조산의 원인이 될 수 있다. 질내 세균 검사를 하고 세균이 보이면 치료하는 것이 좋다.

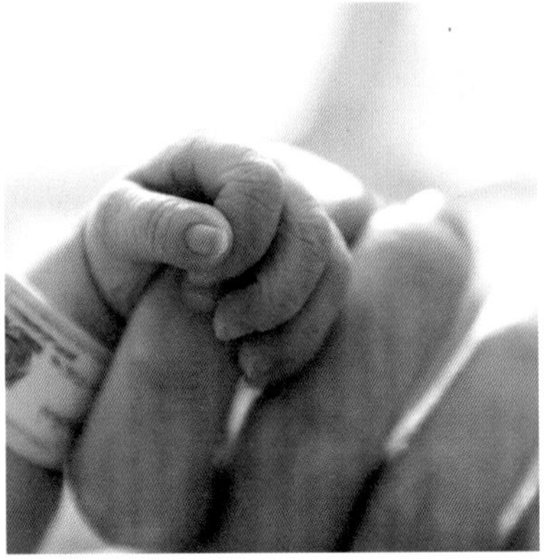

년 월 일

아스피린, 임신에 도움이 될까?

해열제로 잘 알려진 아스피린은 항염 및 진통 효과가 있다. 혈전이 생기는 것을 막기 위해 저용량 아스피린을 복용하기도 한다. 최근에는 임신 관련 아스피린의 효과에 대해 많은 연구가 이뤄지면서 임신을 시도할 때뿐만 아니라 임신한 후에도 여러 경우 아스피린 복용을 권장하고 있다.

아스피린은 너무나도 유명한 해열 진통제이다. 염증이나 발열, 통증을 일으키는 프로스타글란딘의 생성에 관여하는 효소를 억제하기 때문에 항염 및 해열, 진통 작용을 나타낸다.
시험관아기시술 과정에서 배아를 자궁에 이식하는 순간부터 100mg 이하의 저용량 아스피린을 복용하면 임신율이 높아졌다는 연구가 보고되고 있다. 혈전을 예방하고 자궁내막의 염증 반응을 줄이는 효과로 임신에 도움이 된다는 것이다. 그 밖에도 여러 연구에서 아스피린이 임신율을 높이는 데 도움이 됐다는 결과를 볼 수 있다.

Daily Tip

아스피린 복용은 주치의와의 상의가 꼭 필요하다.

저용량 아스피린 복용을 권장하는 경우

임신 후에도 아스피린이 여러 방면에서 건강하게 임신을 유지하는 데 도움을 주는 것으로 보인다. 따라서 임신부에게 아스피린을 복용하도록 하는 경우가 있다. 임신중독증이라는 무서운 임신 합병증을 예방하기 위해서 저용량 아스피린을 처방하기도 한다. 또 이전 임신 때 임신중독증이었던 임신부나 쌍둥이를 임신한 임신부, 고혈압 또는 당뇨병, 콩팥 질환이 있는 임신부나 자가면역질환이 있는 임신부에게 저용량 아스피린 복용을 권장하고 있다. 또 아스피린의 효과에 관한 연구가 더 활발해지면서 체질량지수(BMI) 30 이상인 비만 임신부나 35세 이상의 고령 임신부, 이전 임신 때 좋지 않은 과거력이 있는 임산부에게도 저용량 아스피린 복용을 권장하는 추세다.
아스피린 복용 시기는 임신 12주에서 28주 사이를 권장한다. 그러나 많은 연구에서 임신 16주경부터 복용할 것을 권고하고 있으니 임신 초기부터 병원에서 상담을 하고 처방하에 복용을 시작하도록 한다.

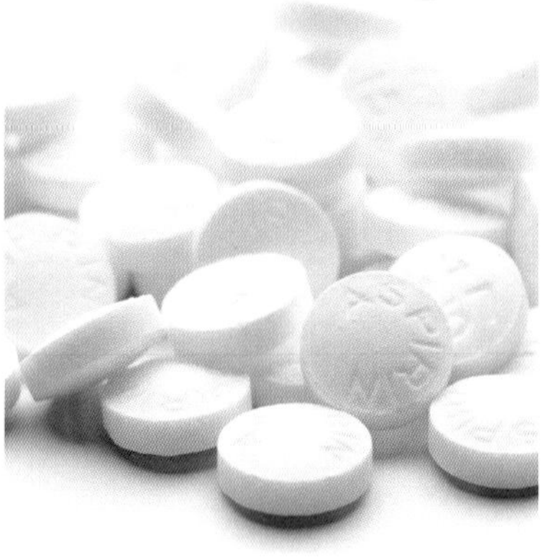

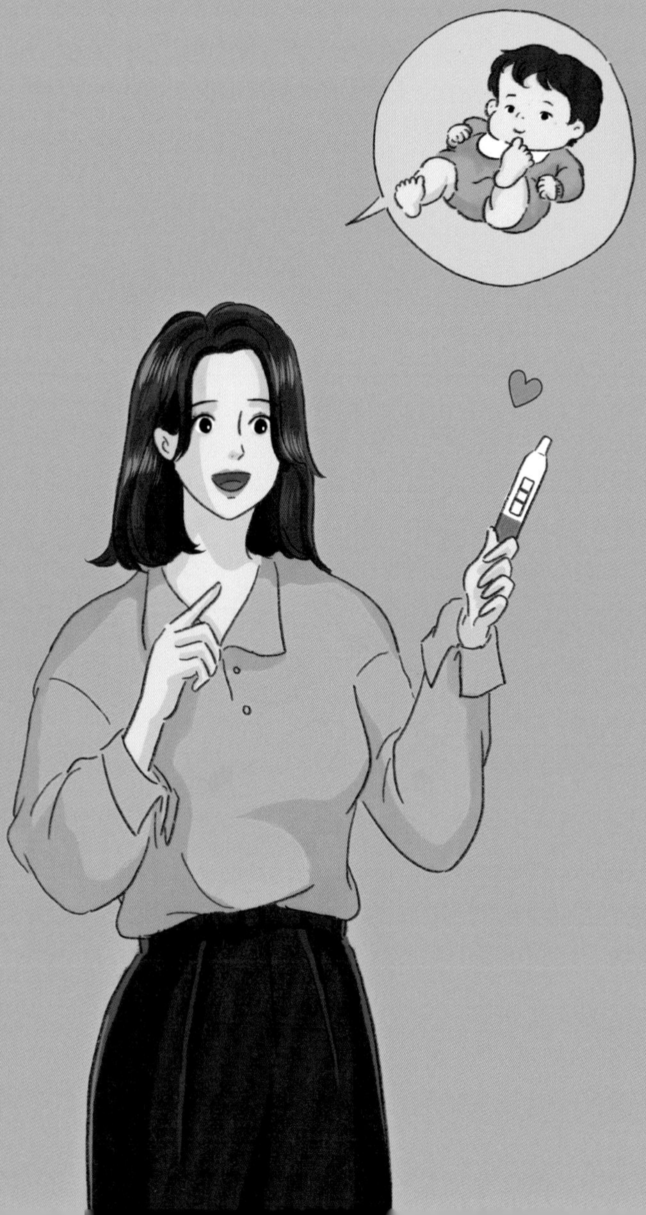

Part 2

임신을 위해 필요한 몸 관리와 영양 관리

......................년 ....월 ....일

체질량지수 계산하기

저체중이거나 비만이면 생식 능력이 떨어지고 여러 합병증이 생기기 쉽다. 생리불순이나 배란 이상 등을 일으켜 난임의 원인이 된다. 임신을 해도 다양한 임신 합병증이 동반될 수 있다. 체질량지수를 계산해 보고 규칙적인 운동과 식이요법으로 자신에게 맞는 정상 체중을 유지하도록 한다.

체질량지수 BMI(Body Mass Index)는 몸무게 대 키의 상대적인 비율로 몸무게를 키의 제곱으로 나눠서 계산한다. 다시 말해 몸무게(kg) 나누기 키(m)²를 계산하면 체질량지수가 나온다. 예를 들어 키가 160cm이고 몸무게는 52kg일 때 체질량지수는 52kg을 1.6m의 제곱으로 나눈 20.3kg/m²이다.

임신을 위한 첫 번째 실천, 체중 관리

체질량지수로 정상 체중, 과체중, 비만임을 판단할 수 있다. 체질량지수가 18.5kg/m² 이상 23kg/m² 미만이면 정상 체중으로 분류한다. 18.5kg/m² 미만이면 저체중, 23kg/m² 이상 25kg/m² 미만이면 과체중, 25kg/m² 이상이면 비만이라고 본다.

임신 중 저체중이면 조산을 하거나 저체중아를 출산할 가능성이 높아진다. 저체중아는 성장 장애나 대사증후군, 심혈관 질환, 신경 발달 지연 등의 문제를 보인다. 열량 섭취를 늘리되 단백질과 탄수화물을 비롯한 영양상 균형 잡힌 식단에 신경 쓰도록 한다.

임신 중 비만이면 정상 체중일 때에 비해 고혈압성 질환, 임신성 당뇨, 신우신염 등이 더 많이 나타난다. 출산 때도 유도분만이나 제왕절개수술 빈도가 높아지고 산후 출혈이나 혈전증 같은 후폭풍을 맞을 위험성이 커진다. 체중 관리 목표를 세워서 규칙적인 운동과 건강한 식이요법을 병행하도록 하고 약물을 사용해서는 안 된다.

임신은 정상 체중을 유지하면서 시도하는 것이 가장 바람직하다. 그러나 나이가 많은 산모일수록 임신을 위한 체중 관리가 우선이라며 더 이상 빠지거나 찌지 않는다고 임신을 계속 미룬다면 이 또한 바람직하지 않다.

Daily Tip

지금 비만에 해당하더라도 임신 전에 미리 몸무게에서 5~10% 정도를 빼고 임신하면 임신 후 나타날 수 있는 여러 문제점을 한결 줄일 수 있다.

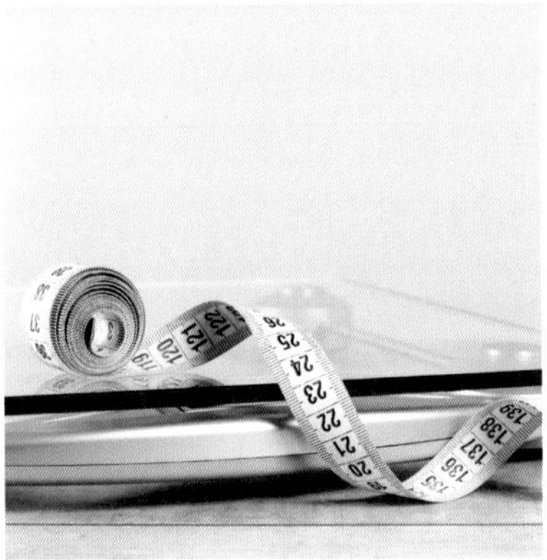

…………………년 ……월 ……일

운동을 시작해야 할 때

부부가 건강해야 건강한 임신을 할 수 있다. 임신 전부터 운동을 적절히 해서 몸 관리를 해야 한다. 적당한 운동은 부부 모두의 수정 능력을 좋게 해 자연임신 확률을 높인다. 운동을 규칙적으로 하는 여성은 운동을 하지 않는 여성에 비해 난임 확률이 낮고 유산 가능성도 낮아진다.

임신을 시도하기 6개월 전에는 운동을 시작하는 게 좋다. 우선 체중 조절을 위해 운동이 필요하다. 과체중인 여성은 임신 가능성이 떨어지고 임신 중에는 임신성 당뇨나 임신중독증에 걸리기 쉽다. 과체중인 남성 역시 고환의 기능이 떨어져 줄어든 정자 수가 임신 가능성을 낮춘다.
스트레스를 해소하는 데도 운동이 도움을 준다. 스트레스는 임신을 방해하는 요인이기도 하다. 우울감이나 무기력을 떨쳐 버리고 체력을 길러 두면 지금은 물론 임신 중에도 출산 후에도 큰 힘이 될 것이다.

Daily Tip

부부가 함께하는 운동을 시작한다면 유대감을 높여 임신에 더 좋은 영향을 미칠 수 있겠다.

임신 전부터 적당한 운동은 필수

그렇다고 무리한 운동은 하지 않는 것보다 못할 수도 있다. 격렬한 운동을 오래 하다 보면 피로물질이 쌓이고 몸의 균형이 깨져 역효과가 나기도 한다. 불필요한 지방을 연소시키고 호르몬 균형을 되찾을 정도의 운동을 규칙적으로 하는 것으로 충분하다. 빠르게 걷기나 수영, 체조, 요가를 비롯한 전신을 움직이는 유산소 운동을 하루에 30~40분씩 일주일에 적어도 3회 이상 하면 좋다.
남성 난임의 경우에도 운동은 정자 만드는 것을 돕는 호르몬이 정상적으로 분비되도록 한다. 너무 심하지 않은 운동을 꾸준하게 하면 건강한 정자를 더 많이 만들어 낼 것이다. 다만 자전거 타기나 러닝머신, 로잉머신, 실내 조깅 등을 지나치게 오래 하다 보면 고환의 온도를 높여서 정자 수가 오히려 줄어들 수 있으니 조심한다.

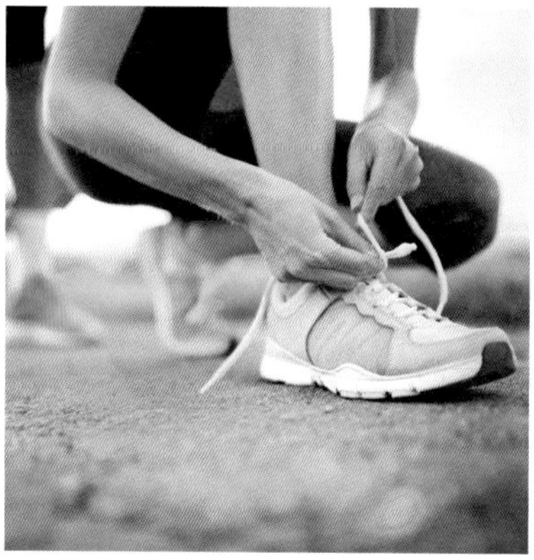

임신을 준비하는

첫째 달

27일

..................년 ....월 ....일

저체중과 임신

정상 체중보다 15~20% 적게 나가는 저체중은 보통 영양 부족 상태인 경우가 많다. 심각한 저체중은 면역 기능이 떨어지고 체지방이 너무 없어서 난소와 자궁내막으로 원활하게 영양이 공급되지 못한다. 저혈압이 되면서 뇌의 시상하부 기능이 떨어져 배란에 문제가 생기기 쉽다.

일반적으로 체질량지수(BMI) 18.5~22.9kg/m²이면 정상체중, 18.5kg/m² 미만이면 저체중이라고 하지만 마른 체형이 선망의 대상이 되면서 적정 체중인데도 자신이 살쪘다고 느끼는 여성이 많아졌다. 체중 조절이 필요하지 않은 정도인데도 자기만족을 위해 불필요한 다이어트를 하는 경우도 많다. 그러나 저체중은 건강에도 좋지 않고 임신에도 도움이 되지 않는다. 저체중이 되면 여성호르몬의 균형이 깨지면서 배란이 정상적으로 일어나는 데 문제가 생긴다. 저체중 여성에게 생리불순은 흔한 일이다. 자연임신이 어려워지는 것이다.

Daily Tip

체지방과 여성호르몬은 밀접한 관련이 있다. 호르몬이 정상적으로 생성되려면 체지방률이 20% 아래로 떨어지지 않게 유지하는 것이 좋다.

임신과 건강한 아기를 위한 저체중 극복

습관적인 다이어트에 소식을 넘어선 무리한 절식까지 계속하다 보면 영양실조 증상이 나타나는 경우도 의외로 적지 않다. 임신부가 영양 결핍 상태라면 태아에게도 나쁜 영향을 미친다. 엄마에게 빈혈이 생기면 두통이나 피로감 등의 증상도 심하고 아기에게도 철 결핍이 생길 수 있다. 일단 엄마가 저체중이면 아기도 저체중일 확률이 높아진다. 저체중아는 발육이 늦고 호흡기나 소화기가 약한 경우가 많다.

저체중이면서 체력이 약하다면 임신과 출산 과정을 견디는 것도 보통 일이 아니다. 멀리 봤을 때 육아도 매우 힘들어지니 체력을 비축해 둬야 한다. 잘 먹고 어느 정도 체중을 늘리는 게 체력에는 도움이 될 수 있다. 적당한 운동은 식욕을 높이고 체력을 길러 준다. 임신과 태어날 아기의 건강을 위해서 적정 체중을 만들고 유지하도록 노력하는 게 좋겠다.

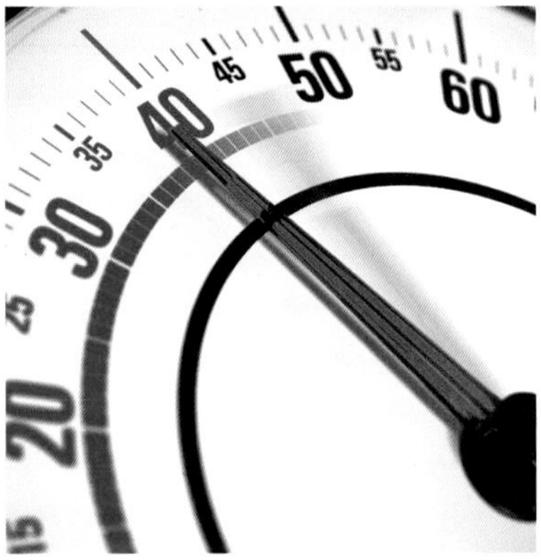

..........년 ......월 ......일

비만 관리

비만이 여러 만성질환을 불러오는 건강 위험 요인이라는 것은 잘 알려진 사실이다. 임신과 출산에도 비만은 위험 요인으로 작용한다. 비만인 여성은 정상 체중 여성보다 임신율이 떨어지는 것으로 나타났다. 비만 정도가 심할수록 임신 합병증의 위험도 또한 높아진다.

흔히 비만은 체질량지수를 기준으로 진단한다. 체질량지수 23~24.9kg/m² 이면 비만 전 단계인 과체중이라고 한다. 그리고 과체중을 넘어서면서부터는 비만으로 보는데 체질량지수가 25kg/m² 이상이면 1단계 비만, 30kg/m² 이상이면 2단계 비만, 35kg/m² 이상이면 3단계 비만으로 분류한다. 이런 분류는 서양인의 체질량지수에 따른 비만의 진단과 차이가 있다. 서양인과 같이 체질량지수 30kg/m² 이상을 비만이라고 한다면 비만 관련 건강 위험을 과소평가하게 될 우려가 있어 아시아인의 기준을 따로 마련한 것이다.

Daily Tip

비만 상태에서 갑자기 정상 체중으로 만들기는 쉽지 않다. 계획하에 몸무게를 5~10%만이라도 감량한 다음 임신을 시도하면 임신도 잘 되고, 임신 중 건강에도 바람직하다.

비만은 임신에 어떤 영향을 미칠까?

아시아-태평양 지역의 여성은 체질량지수가 23kg/m² 이상일 때 당뇨병과 심혈관계 질환의 위험이 증가한다는 연구 결과가 보고됐다. 더불어 최근 비만학회의 진료 지침에는 비만 진단과 합병증 예방을 위해서 체질량지수와 함께 허리둘레 역시 신경을 써야 한다고 당부하고 있다. 내장에 지방이 많이 쌓이면 건강에 주는 위험이 크기 때문에 복부 비만에 각별한 주의가 필요하다.

비만은 여성에게 성조숙증, 월경 이상, 다낭성난소증후군 및 난임 등 생식내분비 질환을 일으키는 원인이 된다. 그렇기 때문에 임신을 준비하는 여성은 체중 조절에 관심을 기울여야 한다. 건강한 식단과 꾸준한 운동으로 적정 체중을 유지하도록 노력해야 한다. 임신 전 비만은 임신 후에도 당뇨병, 고혈압과 같은 심혈관 질환의 원인이 되고 유산, 조산 등의 원인이 되기도 한다. 제왕절개율도 높아지고 혈전 발생 위험이 높아져 치명적인 폐색전증의 위험이 증가할 수 있다.

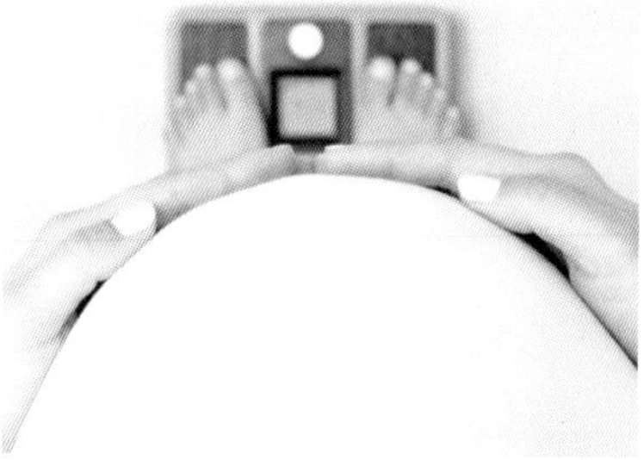

임신을 준비하는

첫째 달

29일

년 월 일

걷기 운동 목표 세우기

만 보 걷기가 난포 성숙에 도움이 된다는 이야기가 돌면서 임신을 위한 필수 도전 과제처럼 여겨지기도 한다. 물론 걷기 운동이 여러 면에서 매우 긍정적인 영향을 끼치는 것은 사실이다. 하지만 같은 운동량이라도 사람에 따라 쉬울 수도 있고 힘들 수도 있다.

임신을 계획하고 준비하다 보면 대체로 여러 가지 노력을 병행하기 마련이다. 특히 걷기는 누구나 별 제약 없이 쉽게 할 수 있어서 임신을 기다리며 기본적으로 시작하는 운동일 것이다. 온라인 난임 커뮤니티에는 매일 만 보 걷기를 인증하는 게시판도 눈에 띈다.

Daily Tip

최소 10분 이상은 걸어야 운동 효과가 생긴다. 그러나 피로가 쌓일 정도의 운동은 굳이 권장하지 않는다.

만 보 걷기, 반드시 해야 할까?

만 보 걷기가 난포 성숙에 도움이 된다는 이야기가 돌기도 하는데 이것은 사실이라고 단언할 수 없다. 적절한 유산소 운동이 건강에, 나아가 임신 및 출산에 도움이 되는 것은 사실이지만 반드시 만 보를 걸어야 하는 것은 아니다. 사람마다 몸 상태나 체력은 천차만별이다. 경우에 따라서는 만 보 걷기가 힘들어 오히려 해가 될 수도 있다. 만 보는 절대적인 기준이 아니니 절대 고집할 필요가 없다.

물론 아예 움직이지 않는 것 역시 좋지 않다. 새로운 운동을 시작해야 한다는 큰 부담 없이 간단한 산책길에 빠르게 걷는 것부터 시작하면 된다. 이 간단한 걷기에 무리 없이 적응됐을 때 걷는 시간을 조금씩 늘려 가는 편이 바람직하다. 무리하지 않는 선에서 꾸준히 걷다 보면 결국 건강한 임신과 안전한 출산에 도움이 될 것이다.

재미를 붙여 꾸준히, 즐겁게 운동할 수 있도록 적당한 목표를 정하거나 다른 사람과 함께 걷는 것도 한 방법이다. 숫자에 연연하며 만 보를 채우는 데 스트레스받기보다는 지속 가능한 유산소 운동으로 더 건강한 몸을 만들며 기분 전환도 한다고 생각하면 좋겠다.

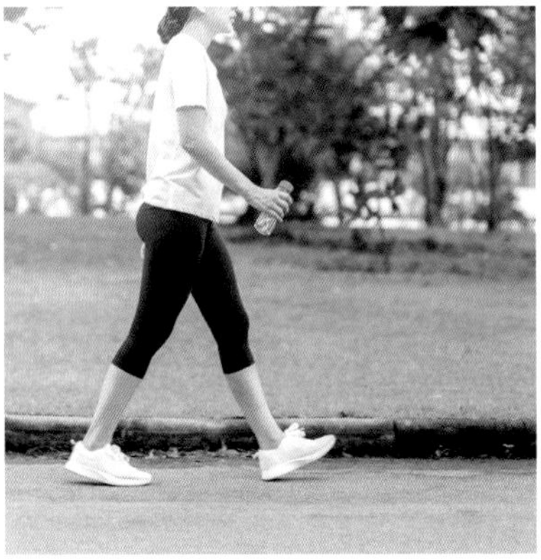

임신을 준비하는

첫째 달

30일

년 월 일

식습관 점검하기

바람직하지 못한 식습관은 영양 불균형, 비만 등의 원인이 된다. 영양 불균형이나 비만은 임신 자체를 어렵게 하고 태아에게도 해가 될 수 있다. 건강한 임신 및 안전한 출산을 위해서는 지금부터라도 반드시 식습관을 점검하도록 한다.

임신을 계획하고 우선 해야 할 일 중 하나가 식습관 점검이다. 임신 전 엄마 아빠의 영양 상태가 태아의 정상 발달에는 물론 출생 후의 건강에까지 영향을 미친다고 알려져 있다. 될 수 있는 대로 빨리 식습관을 바로잡아 영양을 잘 갖추고 건강한 몸을 만드는 데 힘써야 한다.

건강한 임신을 위한 식습관 지침

균형 잡힌 식단을 꾸리고 인스턴트식품, 가공식품은 멀리하는 게 좋다. 단백질과 칼슘 섭취에 신경 쓰고 고지방 식품과 나트륨 섭취는 줄인다. 정제된 곡물보다는 식이섬유와 무기질이 풍부한 통곡물을 권하고 기름기 적은 살코기를 적절히 먹도록 한다. 부족하기 쉬운 영양소를 보충하도록 여러 가지 색깔의 채소와 다양한 제철 과일, 저지방 유제품도 매일 챙겨 먹는 게 좋겠다. 전반적으로 먹는 것의 양보다는 질을 중요하게 생각해야 한다.

불규칙한 식사는 위염이나 위궤양, 위경련, 변비를 일으키기도 한다. 불규칙한 식사가 비만을 만드는 중대한 위험 요인이라는 연구 결과도 있다. 또 다이어트로 지나치게 적게 먹어 영양 상태가 좋지 못하면 호르몬 문제로 배란 장애나 무월경 등을 겪게 될 수 있다. 되도록 일정한 시간에 적당량의 식사를 하되, 아침 점심 저녁의 비중을 생활 습관에 따라 조절하는 정도면 좋을 것이다.

Daily Tip

건강에 도움되지 않는 것은 먹지 않도록 주의를 기울이면서 영양소를 고르게 섭취할 수 있도록 노력한다.

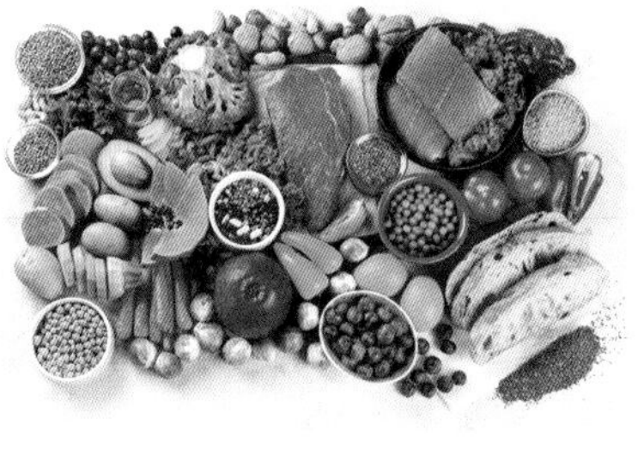

임신을 준비하는

둘째 달

31일

______년 ____월 ____일

태아 프로그래밍, 임신 전 영양이 중요한 이유

태아가 엄마 배 속에 있을 때 겪은 환경이 건강 상태에 평생 영향을 준다는 태아 프로그래밍 이론은 계획 임신의 중요성을 더 강조하게 한다. 임신에 적합한 몸을 만드는 것은 임신 가능성을 높이기 위해, 건강한 임신과 출산을 위해, 그리고 무엇보다도 우리 아이의 건강한 앞날을 위해 꼭 해야 할 일이다.

태아 프로그래밍 이론에 따르면 태아 때의 자궁 속 환경에 평생의 건강이 달려 있다. 신체 조직과 기관이 생기는 중요한 때에 엄마 배 속에서 받은 자극이 이후의 건강에 계속 영향을 준다는 이야기다. 태아는 엄마가 제공하는 환경과 영양에 전적으로 의존할 수밖에 없다. 엄마가 임신 기간에 환경과 영양 관리를 어떻게 하는가에 따라 아이의 건강이 좌우될 수 있다.

아이의 앞날에 영향을 미치는 영양 관리

영양 측면에서 보면 자궁에서 태아가 자라나기 전부터 엄마 몸은 전해 줄 영양이 충분한 상태여야 한다. 영양이 부족한 상태였던 여성은 임신 중에 영양을 보충한다고 해도 거의 영양이 부족한 아기를 낳는다. 엄마 몸의 세포가 자기 영양을 챙기는 것만 해도 바빴기 때문이다. 영양이 부족해 태아가 배고픔을 겪었다면 태어나서도 몸이 영양분을 모아 두려고 해 비만이 되기 쉽다. 또 생존을 위해 중요한 장기 위주로 영양분을 보내다 보니 췌장은 영양분을 못 받게 되고, 췌장의 인슐린 분비 세포가 줄어들어 인슐린을 충분히 만들어 내지 못해 성인이 되어 당뇨병에 걸리기 쉽다. 그 밖에도 성인에게 생기는 여러 만성질환이 유전자나 본인의 생활 습관뿐 아니라 태아 때의 자궁 속 환경으로부터 시작된다.

미리미리, 적어도 임신 3개월 전부터는 생명의 시작을 준비해야 한다. 배 속 아기는 영양 결핍이어서도 과잉이어서도 안 된다. 내 몸의 영양분을 우선 쓰라고 혹은 이만큼만 쓰라고 마음대로 조절할 수 있는 게 아니다. 그래서 임신 전 영양 관리를 소홀히 하면 안 된다.

엄마 배 속을 좋은 환경으로 만들어 주면 아기는 건강한 어른이 될 것이다. 지금 나의 생활이 내 아이의 수십 년 후까지 영향을 미친다고 생각하고 임신 준비에서부터 건강 관리에 최선을 다해야 한다.

Daily Tip

먹는 것에 신경 쓰고 술 담배를 비롯한 각종 해로운 것을 멀리하며 정서적으로도 안정된 생활을 유지하도록 한다.

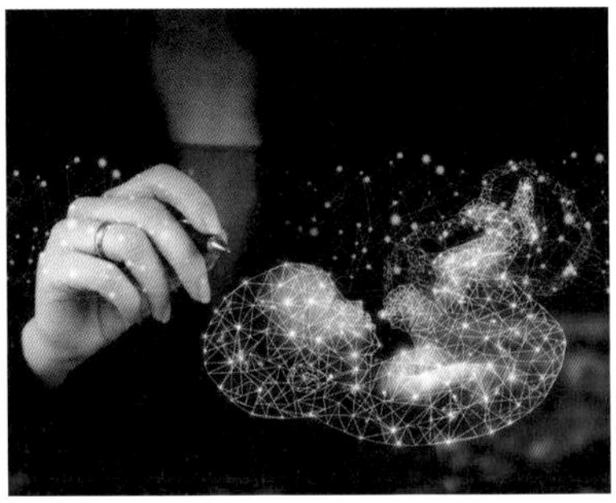

..........년 ......월 ......일

최고의 음료수, 물

시판 가공 음료에는 대부분 당이 첨가돼 있다. 탄산음료나 주스 등을 물 대신 즐겨 마시다 보면 당류를 너무 많이 섭취하게 되고 체중이 증가하게 된다. 카페인이 들어 있는 커피, 녹차, 홍차 같은 음료는 이뇨 작용을 해서 오히려 체내 수분을 내보낸다. 수분 섭취에 가장 좋은 것은 첨가물 없이 순수한 물이다.

임신을 위해 체중 관리에 신경 쓸 때는 즐겨 마시는 음료에 대해서도 점검해 볼 필요가 있다. 설탕, 액상과당, 시럽 등 당분이 많이 첨가된 탄산음료나 주스, 커피 등은 하루에 한두 잔만 마셔도 권장량을 넘겨 버리기 쉽다. 생과일주스라도 과일이 갖는 장점인 섬유소는 사라지고 혈당을 올리는 과당만 남아서 혈당을 급격하게 높이긴 마찬가지다.

Daily Tip

가공 음료를 마셔야 할 때는 영양성분 표시에서 당류 및 탄수화물 함량을 확인하고 마시는 습관을 들인다.

수분 섭취는 깨끗한 물 위주로

당이 많이 첨가된 음료를 수시로 마시면 과체중이나 비만, 당뇨 위험이 커지고 결국 여성이든 남성이든 생식 기능에 좋지 않은 영향을 미칠 수 있다. 일반적으로 다낭성난소증후군 환자에게도 설탕이 많이 든 탄산음료 같은 것은 먹지 말라고 권한다. 임신 계획을 하고 몸을 만들 생각이라면 가공 음료 대신 물을 마시는 습관을 들이도록 한다.

임신을 하면 혈액량이 급격하게 증가해서 혈액 구성 성분 중 가장 많은 양을 차지하는 수분의 섭취가 중요할 수밖에 없다. 수분이 부족하면 혈액순환이 잘 안 되고 변비나 치질이 생기기 쉽다. 물론 임신 중에는 체중 관리도 혈당 관리도 다 중요하다. 역시 임신 전부터 가공된 음료수가 아닌 물 마시는 습관을 먼저 만들어 놓는 것이 바람직하겠다.

건강한 식습관은 건강한 가정을 꾸리고 건강한 삶을 살아가는 데 도움이 된다. 임신 계획을 세우는 지금부터 한두 가지씩이라도 바꿔 나간다면 긍정적인 변화가 찾아올 것이다.

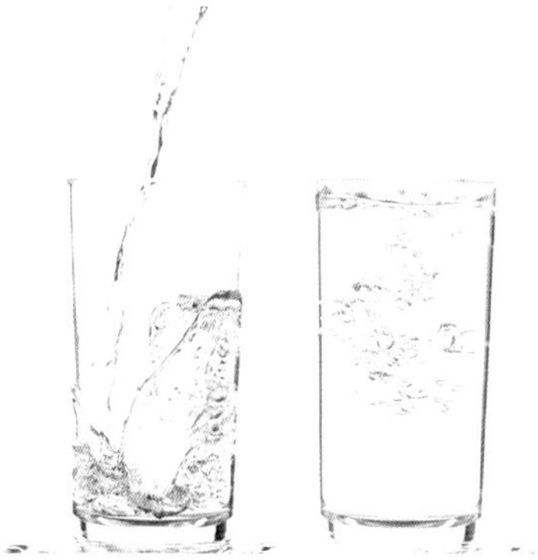

임신을 준비하는

둘째 달 33일

.............................년 ....월 ....일

임신을 위한 단백질 섭취

단백질은 생명 유지에 꼭 필요한 영양소다. 세포를 형성하고 효소, 호르몬, 항체를 구성해 중요한 생체 기능들을 수행한다. 양질의 단백질을 충분히 섭취하면 건강한 근육과 몸을 만들며 난자의 질을 좋게 할 수 있다.

단백질은 신체를 구성하는 물질 가운데 수분 다음으로 많은 비중을 차지한다. 체내에서 에너지 공급 및 대사 조절 기능을 수행하는 생명 유지에 필수적인 영양소다. 특히 생식 세포와 배아의 질 및 발달, 분화 과정에 아주 중요하기도 해서 임신을 계획한다면 단백질 섭취에 소홀해서는 안 된다.

신체를 이루는 가장 중요한 영양소, 단백질

대표적인 단백질 식품으로는 육류, 어류, 달걀, 유제품, 콩류를 꼽을 수 있다. 그중 육류는 생명 유지와 성장 발달에 필요한 모든 필수아미노산이 필요량만큼 들어 있는 완전단백질 식품이다. 그러나 육류에는 포화지방산도 많으니 주의해야 한다. 기름기를 제거하거나 애초에 기름기 적은 부위를 먹는 것이 좋다. 또 적당량의 달걀과 유제품, 불포화지방산이 들어 있는 어패류나 해산물, 식물성 단백질 식품 섭취를 늘리면 영양 불균형을 막는 더 풍부한 양질의 단백질 식단이 된다. 다만 어패류, 해산물을 먹을 때는 축적될 수 있는 수은 함량에 유의하도록 한다.
일반 성인 기준 단백질의 하루 권장 섭취량은 활동량에 따라 차이가 있겠지만 대략 체중 1kg당 1g으로 생각하면 된다. 예를 들어 체중이 50kg이면 단백질을 하루에 50g, 55kg이면 55g 정도 먹도록 한다. 계란 한 알에는 7g의 단백질이, 고등어 한 마리에 20g, 우유 한 컵에 8g, 손바닥만 한 닭가슴살 한 덩어리에 25g의 단백질이 들어 있다.

Daily Tip

너무 적은 양의 단백질 섭취도 문제지만 과잉 섭취 역시 자연임신에 방해가 될 수 있으니 단백질 보충제를 먹을 때는 주의가 필요하다. 임신 후에는 단백질 섭취를 20% 정도 늘린다.

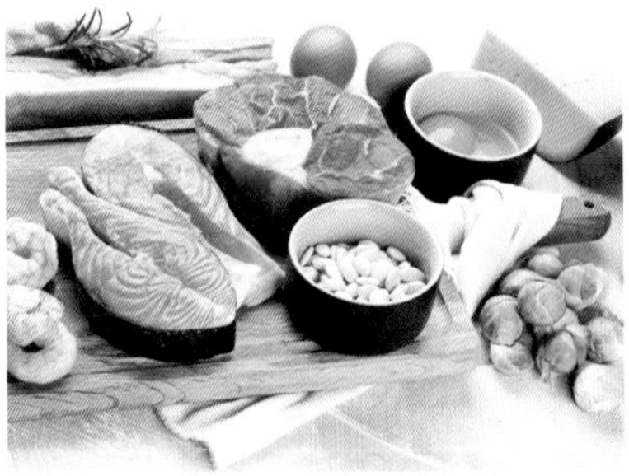

임신을 위한 탄수화물 섭취

요즘 탄수화물을 건강이나 체중 관리의 적이라며 멀리하라고 이야기하는 사람이 많아졌다. 그러나 탄수화물은 우리 몸의 주요 에너지원이고, 탄수화물이 부족하면 우리 몸은 민감한 반응을 보인다. 혈당을 급격히 올리는 정제된 탄수화물을 피하면서 섭취량을 잘 조절해야 한다.

체내에서 에너지원으로 쓰이는 영양소는 탄수화물, 지방, 단백질 세 가지다. 이 중에서도 탄수화물은 특히 뇌의 에너지원으로 쓰인다. 탄수화물을 섭취하면 몸에서 포도당으로 분해돼 혈액으로 보내진다. 혈액 내 포도당 농도가 일정 수준 이하로 낮아지면 뇌세포는 영양 공급을 잘 받지 못하고 뇌 기능이 떨어진다. 오랫동안 탄수화물을 섭취하지 않으면 저혈당 증상이 나타나 기운이 없고 피로감이 심해지며 어지럼증, 손 떨림, 두통, 불안감, 수면 장애를 일으킨다.

Daily Tip

임신을 준비하는 시기에 탄수화물을 끊는 것은 바람직하지 못하다. 다만 탄수화물을 섭취할 때 나쁜 탄수화물을 거르는 것이 중요하다.

적정량의 정제되지 않은 탄수화물 섭취하기

탄수화물은 장에서 분해돼 포도당으로 흡수된다. 남은 양은 췌장에서 분비되는 인슐린에 의해 간과 근육에 글리코겐 형태로 저장되고, 시간이 흐르면 지방으로 전환된다. 따라서 매일 탄수화물을 너무 많이 먹으면 혈액 속에 중성지방이 증가한다. 이런 상태가 계속되면 뇌경색, 뇌출혈 같은 뇌혈관 질환이나 심근경색, 협심증 같은 심혈관 질환이 생기기도 한다.

건강을 위해서는 매일 최소 100g의 탄수화물을 섭취하는 것이 좋다. 보통 탄수화물 하루 섭취량은 총열량의 50%에서 60% 정도를 권장한다. 사람마다 다르지만 대략 300g쯤이라고 생각하면 되겠다.

쉽게 흡수돼서 혈당과 인슐린 수치를 치솟게 하는 탄수화물은 나쁜 탄수화물이다. 혈당이 급격히 오르내리다 보면 인슐린 분비 과정에 문제가 생겨 만성적인 고혈당 또는 당뇨병이 나타나고, 생식 환경에도 나쁜 영향을 미치며 임신에도 영향을 줄 수 있다. 정제된 설탕류, 식품첨가물로 쓰이는 과당류, 가공된 빵, 과자, 아이스크림, 음료수 등이 나쁜 탄수화물에 속한다. 정제되지 않은 통곡물이나 다양한 잡곡은 천천히 소화되는 좋은 탄수화물이다.

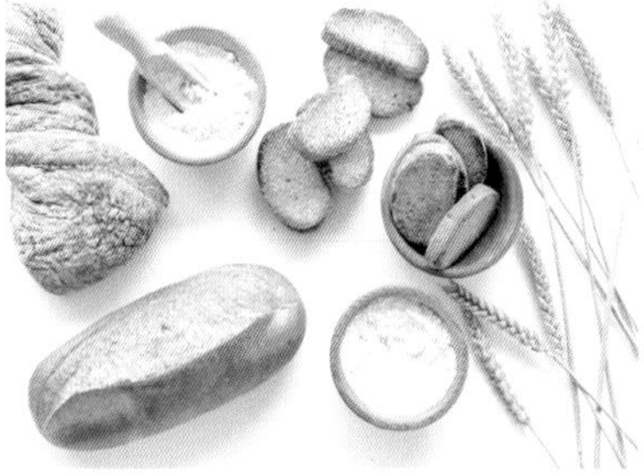

임신을 준비하는

둘째 달

35일

년 월 일

임신을 위한 지방 섭취

지방도 적당히 섭취하기만 하면 우리 건강에 중요한 역할을 하는 영양소다. 고농축 에너지원이기도 하고 지용성비타민을 운반하며 세포막을 구성하기 때문에 세포의 분열과 성장에 중요하다. 체내에서 합성되지 못하는 필수지방산은 꼭 음식으로 먹어야 한다.

상온에서 고체 상태로 굳지 않는 불포화지방산은 생선이나 견과류, 올리브유를 비롯한 식물성 기름에 주로 들어 있다. 이 불포화지방산은 인슐린에 대한 몸의 반응이 얼마나 민감한지를 나타내는 '인슐린 감수성'을 높이는데, 인슐린 감수성이 높을수록 인슐린이 잘 작용해 혈당은 낮게 유지된다. 또 염증 반응을 억제하고 혈중 콜레스테롤 수치를 낮추는 효과가 있다.

생식 능력에 도움을 주는 지방

불포화지방산은 난포의 성장과 배란에 중요하며 임신 가능성을 높이는 역할을 하기도 한다. 불포화지방산 섭취가 부족한 식사를 하다 보면 정액 양이 적거나 정자 수가 감소한다는 연구 결과도 있다. 따라서 임신을 위해서는 불포화지방산을 적당량 섭취해야 한다. 신선한 생선, 채소, 견과류 등에 올리브유를 포함한 지중해식 식단이 임신 확률을 높인다고 보고되기도 했다.

포화지방산은 육류나 유제품 등의 동물성 기름이나 팜유에 들어 있다. 많이 섭취하면 혈중 콜레스테롤과 중성지방 수치를 높여 심혈관 질환이 생길 확률이 커지고 비만의 원인이 되기도 한다. 스낵류나 마요네즈 등도 많이 먹지 않는 것이 좋다.

트랜스지방은 불포화지방의 일종으로 액체 상태의 불포화지방을 수소를 넣어서 고체 상태로 가공한 것이다. 혈관 건강에 해로운 것으로 알려진 트랜스지방은 호르몬 분비에도 문제를 일으켜 배란 장애가 나타날 수 있다. 트랜스지방 섭취는 하루 2g을 넘지 않도록 한다.

지방은 오래 두면 산패된다. 불포화지방산이 많은 식물성 기름이 특히 더 산패되기 쉽다. 산패되면 맛과 색상이 변하고 안 좋은 냄새가 난다. 산패를 막으려면 식품을 밀봉해서 공기에 오래 노출하지 않도록 하고 시원하게 보관하는 것이 좋다.

Daily Tip

지방을 섭취할 때는 과도한 열량이 체중 증가로 이어지지 않도록 주의가 필요하다.

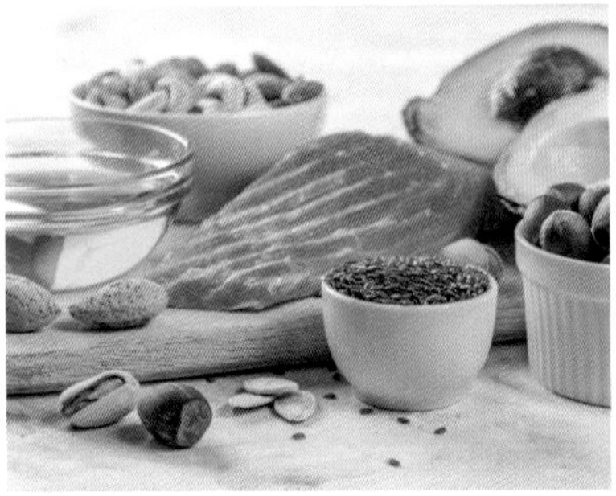

임신을 준비하는

둘째 달

36일

년 월 일

가공식품 영양 성분 알고 먹기

건강을 위해서는 가공식품을 아예 먹지 않는 게 바람직하겠지만 현실적으로 어렵다면 먹을 때 영양 성분 표시를 꼼꼼히 확인하도록 한다. 영양 성분 정보를 바탕으로 건강에 더 나은 식품을 선택할 수 있다.

국민 건강 증진에 기여하기 위해 법령으로 정해진 영양 성분 표시제는 가공식품에 들어 있는 영양 성분에 관한 정보를 정해진 기준에 따라 표시하도록 관리하는 제도다. 제품에 함유된 영양 성분의 함량을 일정한 규격의 서식 도안에 표시한다. 제품의 영양 정보를 제공해 건강한 식사에 필요한 식품을 확인하고 잘 선택할 수 있도록 돕는다.

Daily Tip

비슷한 제품 중에서 먹을 것을 고른다면 열량과 나트륨, 당류, 포화지방, 콜레스테롤 함량이 낮은 식품을 선택하는 것이 좋겠다.

식품 영양 성분 표시제

영양 성분 표시에 반드시 포함돼야 하는 성분은 열량, 탄수화물, 당류, 단백질, 지방, 포화지방, 트랜스지방, 콜레스테롤, 나트륨이다. 이 아홉 가지는 너무 많이 먹으면 비만, 당뇨, 고혈압 등 만성질환을 불러올 수 있어서 주의를 기울여야 한다. 이런 만성질환들은 임신에 안 좋은 영향을 미칠 가능성이 크다. 임신을 준비 중이라면 더더욱 영양 성분 표시에 관심을 갖고 먹는 것에 신경 쓸 필요가 있다.

영양 성분 표시는 해당 영양 성분의 명칭과 함량을 표기하고, 그 함량이 1일 영양 성분 기준치의 몇 퍼센트인지도 알 수 있도록 한다. 1일 영양 성분 기준치는 영양 성분의 평균적인 1일 섭취 기준량을 말하는데, 열량과 트랜스지방은 기준치가 정해지지 않아 1일 영양 성분 기준치에 대한 비율을 표시하지 않는다.

1회 제공량이 한 봉이나 한 캔, 한 병 다 온전히 먹는 것을 말하는지 혹은 100g이나 100ml 등등 나눠서 먹는 양을 기준으로 했는지도 잘 확인하도록 한다. 영양 성분 외에도 식품의 원재료명, 들어 있는 첨가물 같은 정보는 기본적으로 확인하는 습관을 들이는 게 좋겠다.

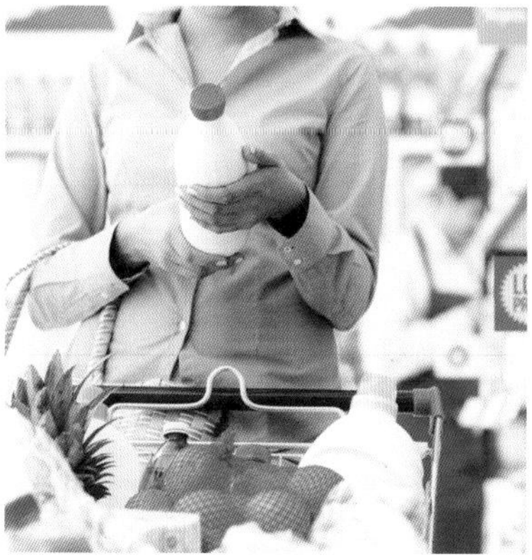

임신을 준비하는

둘째 달

37일

............년 ......월 ......일

계획 임신 필수 영양소, 엽산

임신을 계획하고 있다면 미리부터 엽산을 잘 섭취해 두는 게 좋다. 난소 건강에 도움을 주는 영양소 중 하나로 알려진 엽산은 임신 시 태반을 튼튼하게 만드는 역할을 하기도 한다. 아기의 신경관 발달에 필수적이며 척추와 뇌, 두개골 등이 제대로 잘 자라도록 돕는 매우 중요한 영양소다.

임신 계획을 세웠다면 엽산부터 챙겨 먹도록 한다. 비타민B군에 속하는 수용성 비타민인 엽산은 세포와 혈액의 생성을 돕는다. 시험관, 인공수정을 할 때도 영향을 준다고 알려져 있다. 또 임신 초기 태반을 만들고 배 속 아기가 잘 자라도록 하는 데 꼭 필요한 영양소다. 기형을 예방하는 데도 중요한 역할을 한다.

임신 대비 가장 먼저 챙겨야 하는 엽산

엽산이 충분하지 않으면 빈혈이나 조산, 유산, 저체중아 출산의 위험성이 높아진다. 엽산 결핍은 태아의 신경관이 적절히 발달하는 데 문제가 되는데, 심하면 척추와 신경계에 장애를 가져오기도 한다. 신경관 결손으로 이분척추, 무뇌증, 뇌류 같은 선천기형을 불러일으킬 확률이 커지는 것이다.

엽산은 시금치, 깻잎, 양배추, 브로콜리, 케일 같은 푸른 채소에 많다. 키위, 토마토, 오렌지, 딸기, 바나나나 콩류, 해조류에도 엽산이 많이 들어 있다. 그런데 신선도가 떨어질수록 사라지기도 하고 열과 물에 약해 요리 중 쉽게 파괴되기도 한다. 일상적인 식사로는 충분히 섭취하기 힘들 수밖에 없다. 그러니 평소 엽산이 풍부한 음식을 많이 먹되 임신 3개월 전부터는 매일 0.4mg, 즉 400µg(마이크로그램) 이상의 엽산 보충제를 먹도록 한다.

엽산은 수용성이기 때문에 고용량을 먹는 것도 크게 문제가 없고, 합성 아닌 천연 엽산을 고집할 필요도 없다는 게 전문가들의 중론이다. 무엇보다도 임신 계획 때부터 미리미리 챙겨 먹는 게 중요하다. 보통은 아기의 신경관이 생기고 나서야 임신했다는 것을 알아차려서 엽산이 필요한 중요한 시기를 지나칠 수도 있기 때문이다.

Daily Tip

최근에는 엽산이 남성 정자 질 개선에 효과가 있다고도 많이 보고돼 남녀 모두 임신 준비 단계부터 복용할 것을 권장하고 있다.

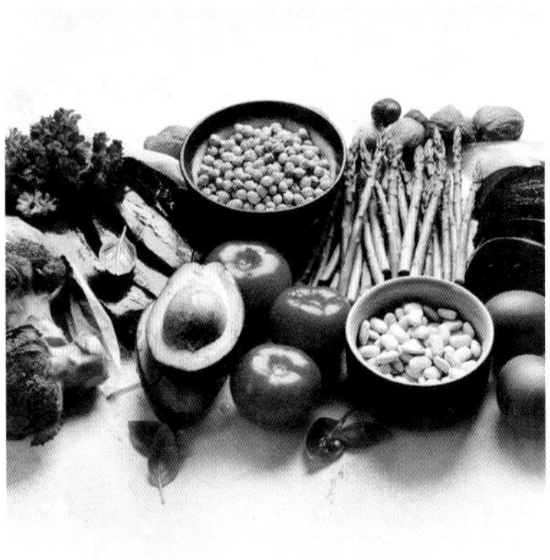

년 월 일

건강한 난자와 정자를 위한 코큐텐

항산화제이며 심혈관 질환에 좋다고 알려진 코엔자임큐텐은 임신을 준비할 때 특히 추천하는 영양소다. 난소의 노화를 늦추고 난자의 질을 개선하는 데 도움을 준다고 알려졌기 때문이다. 또 생식 세포의 정상적인 분열에 영향을 미쳐 정자의 수를 늘리고 운동성을 좋게 만든다.

줄여서 코큐텐이라고도 하는 코엔자임큐텐(Coenzyme Q10, CoQ10)은 세포의 기능 유지를 위해 필요한 지용성 영양 성분이다. 체내 합성이 가능하다는 점에서 비타민과는 차이가 있어서 비타민류라고 애매하게 표현하기도 하고 학자에 따라서는 비타민Q라고 부르기도 한다.

임신 준비 필수 항산화제, 코엔자임큐텐

우리 몸은 세포의 정상적인 유지와 작동에 필요한 에너지를 세포 내 소기관인 미토콘드리아에서 만들어 내는데 이때 코큐텐의 산화된 형태인 유비퀴논이 보조효소로 사용된다. 라틴어에서 유래한 유비퀴논이라는 명칭은 유비크(ubique)의 뜻이 '어디에나'이듯 모든 세포에 존재한다는 의미가 있다. 모든 세포 가운데에서도 에너지가 많이 필요한 심장이나 간, 신장 같은 기관에는 코큐텐이 특히 더 많이 들어 있다.

최근 여러 논문에서 난소의 노화를 늦춰 주는 성분으로 코큐텐을 많이 언급하고 있다. 코큐텐의 항산화 기능이 생식 세포 분열을 돕고 난소의 노화를 막으며 정자의 활력을 높인다고 알려졌다. 임신을 시도할 때 코큐텐이 도움이 된다는 이야기다.

20대에 정점을 찍은 코큐텐의 체내 합성량은 나이가 들수록 점점 줄어든다. 세포 내 코큐텐 양이 줄어들면 세포의 기능이 떨어지고 전처럼 빠르게 재생되지 못해서 노화 현상이 나타난다. 스트레스나 환경오염, 화학물질 등에 노출되면서 몸에 많이 쌓인 활성산소가 세포와 조직을 손상시키기도 한다. 쇠고기, 계란, 생선, 시금치, 브로콜리, 정제되지 않은 곡류, 식물성 기름 등으로 코큐텐 섭취가 가능하다고는 하지만 쉽게 파괴돼 식사만으로는 충분하지 못하다. 따라서 보충제가 필요하다.

Daily Tip

나이가 많은 부부일수록 건강한 난자와 정자를 키우기 위해 코큐텐 복용을 권한다.

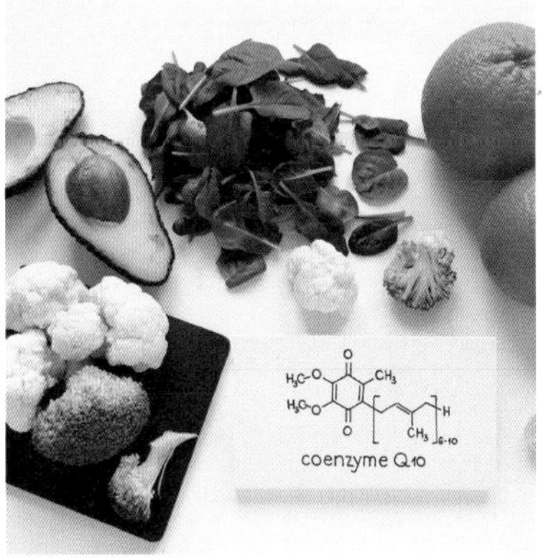

임신을 준비하는

둘째 달

39일

........년 ....월 ....일

철분 부족과 빈혈

철분은 혈액 속 붉은색의 혈색소, 즉 헤모글로빈을 만드는 데 중요한 영양소다. 철분이 부족하면 빈혈이 생기고 쉽게 피로해지며 숨도 가빠진다. 여성은 생리 기간 중 잃은 혈액을 보충하려면 남성보다 많은 철분 섭취가 필요하다.

우리 몸의 철분 중 상당량은 헤모글로빈에 들어 있다. 적혈구를 구성하는 성분의 하나인 헤모글로빈은 적혈구가 각 조직으로 산소를 운반할 수 있도록 한다. 철분 부족으로 헤모글로빈 생성에 문제가 생기면 피로, 두통, 어지럼증, 빠른 심장박동, 호흡곤란을 비롯한 여러 증상이 나타난다. 이렇게 철분 부족으로부터 생기는 철결핍빈혈은 가장 흔한 형태의 빈혈이라고 할 수 있다.

여성에게 잘 나타나는 철결핍빈혈

매달 생리를 하는 여성은 출혈로 인해 주기적으로 철분이 손실된다. 철분 섭취가 그만큼 따라 주지 않으면 당연히 철분 부족 상태가 된다. 그렇다 보니 많은 가임기 여성이 철결핍빈혈 증상을 호소한다. 생리를 자주 한다거나 양이 많아 빈혈까지 불러왔다면 먼저 정상적인 생리로 되돌리기 위한 근본적인 치료부터 하는 게 바람직하다.

다이어트나 편식이 철분 부족의 원인이 되기도 한다. 적당량을 골고루 먹도록 식단에도 신경을 쓰도록 한다. 간, 육류의 살코기, 생선, 굴, 달걀 등에 많이 들어 있는 동물성 철분이 시금치, 깻잎, 콩, 건과일, 견과류에 들어 있는 식물성 철분보다는 좀 더 잘 흡수된다. 귤, 딸기, 토마토, 양배추처럼 비타민C가 많은 과일이나 채소가 철분의 흡수를 도우니 함께 먹으면 좋다.

임신하면 태아에게 산소와 영양소를 전해 주기 위해 혈액량이 늘어나면서 훨씬 많은 양의 철분이 필요하다. 철분은 흡수가 잘 안 되는 편이라 특히 임신 중에는 음식만으로 충분히 공급되기 어렵다. 철분이 부족하면 임신성 빈혈이 나타나게 되고, 저체중아 출산이나 조산으로 이어질 수도 있다. 따라서 임신 준비 기간부터 빈혈을 예방하기 위해 철분이 들어가 있는 영양제를 복용하는 것이 좋다.

Daily Tip

임신이 되면 필요한 철분의 양이 급격히 많아진다. 임신 전부터 철이 포함된 식품을 충분히 섭취해 두는 것이 좋겠다.

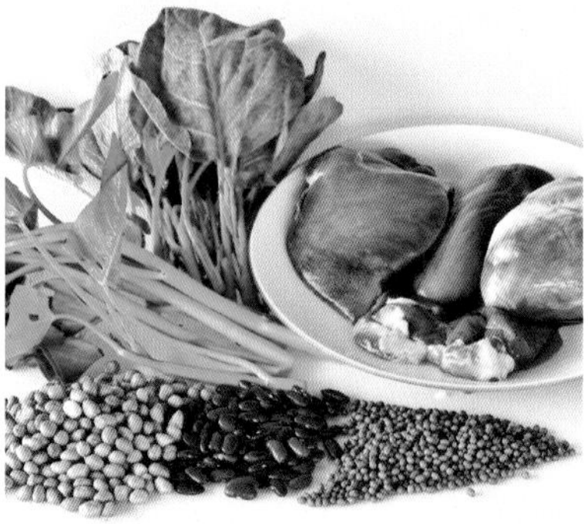

임신을 준비하는

둘째 달

40일

........년 ....월 ....일

임신 대비 칼슘 섭취

칼슘은 태아의 뼈와 치아를 만들고 혈액과 신경에 작용하는 영양소다. 임신 중에 칼슘이 결핍되면 유산이나 조산, 난산의 위험이 늘고 산후 회복이 늦어질 수 있다. 다리가 땅기거나 손발이 저린 증상이 나타나기도 한다. 무엇보다 뼈 건강을 위해서는 칼슘이 중요하다. 임신 준비 때부터 출산 후까지 칼슘이 부족하지 않게 챙기는 것이 좋다.

우리나라 여성 대부분은 칼슘을 부족하게 섭취하고 있다. 이런 현상은 다이어트 인구가 늘면서 더 두드러지게 됐다. 또 가공식품에는 칼슘 흡수를 방해하는 인산염이 들어 있어서 가공식품 섭취가 늘어난 것도 칼슘 부족이 심각해진 이유 중 하나다. 식품의약품안전처에 따르면 우리나라 임산부의 칼슘 평균 섭취량은 권장량의 80%에 그치는 것으로 나타났다.

임신 중 부족하기 쉬운 필수 영양소, 칼슘

칼슘은 태아의 뼈와 치아를 만드는 데 중요하다. 혈액 속 칼슘이 부족하면 뼈의 칼슘이 빠져나오기 때문에 혈중 칼슘이 적은 임산부는 뼈에 저장된 칼슘을 태아에게 주고 골밀도가 급격히 낮아질 수 있다. 또 혈액 속에서 근육의 수축과 이완, 신경 자극 전달, 심장박동 조절, 혈액 응고 등의 역할도 담당한다. 임신성 고혈압 예방에 도움을 주고 임신 후기에는 임신중독증을 예방하기도 하며 출산 때는 자궁 수축과 관련해 중요한 역할을 한다고 알려졌다. 따라서 임신 준비 때부터 칼슘을 충분히 섭취해 대비하고 임신 중에는 섭취량을 더 늘리는 게 좋다. 산후에도 약해진 뼈를 튼튼하게 하고 모유를 만들어 내려면 칼슘을 꾸준히 보충해야 한다.

칼슘을 충분히 섭취하려면 유제품을 잘 챙겨 먹는 게 좋다. 우유에 들어 있는 유당을 소화하지 못하는 유당불내증이 있다면 치즈나 요구르트처럼 상대적으로 유당이 적게 포함된 유제품을 먹거나 유당이 없는 락토프리 우유 또는 칼슘이 강화된 두유를 먹도록 한다. 뼈째 먹는 생선이나 콩 또는 두부, 시금치나 브로콜리 같은 녹색 채소, 해조류나 과일 등도 골고루 먹는 게 좋다.

칼슘의 흡수율을 높이려면 비타민D를 충분히 섭취한다. 식품을 통해 충분한 칼슘을 섭취하지 못한다면 칼슘 보충제를 고려해 볼 수도 있다.

Daily Tip

만약 칼슘제와 철분제를 모두 먹는다면 철과 칼슘은 서로의 흡수를 방해하므로 각각 다른 시간에 먹는다.

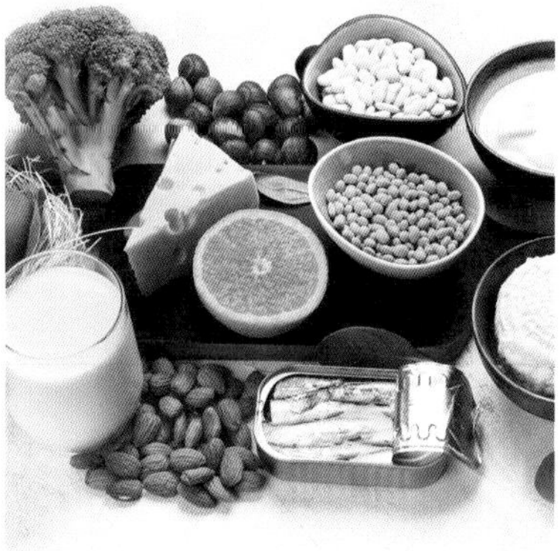

임신을 준비하는

둘째 달

41일

...... 년 ...... 월 ...... 일

임신을 위한 수용성비타민 섭취

비타민은 우리 몸에서 어떻게 흡수되고 저장되고 배출되는지에 따라 수용성비타민과 지용성비타민으로 나뉜다. 수용성비타민은 물에 잘 녹아서 장에 쉽게 흡수되고 혈액으로 운반된다. 임신을 위해 챙겨야 할 수용성비타민으로는 엽산 외에 비타민C, 비타민B_6, 비타민B_{12}를 꼽을 수 있다.

수용성비타민 아홉 가지 중 특히 임신 관련 생식 능력에 중요한 것은 엽산과 비타민C, 비타민B_6, 비타민B_{12}이다. 이 비타민들은 체내에 쌓이지 않고 남은 양은 몸 밖으로 배출된다. 몸에 저장되지 않으니 꾸준히 먹어서 보충해 줘야 한다. 비타민B_1, 비타민B_2, 니아신, 판토텐산, 비오틴도 생식 능력에 중요하지만 일상적인 식사만으로 충분한 양을 얻을 수 있어서 따로 챙기지 않아도 되는 경우가 대부분이다.

Daily Tip

수용성비타민은 물에 녹는 성질 때문에 쉽게 손실되고 상대적으로 열에 약하기도 하다. 삶는 것보다는 단시간에 찌거나 볶는 식으로 요리하는 것이 좋다.

체내에 저장되지 않는 수용성비타민

비타민C는 면역 체계를 강화하며 세포 조직을 보호하는 항산화 작용을 한다. 정자의 수와 활동성에 영향을 준다. 주로 과일과 채소에 많이 들어 있다. 키위, 오렌지, 귤, 딸기, 브로콜리, 케일, 고추, 감자, 시금치, 무, 양배추 등을 먹으며 비타민C 필요량을 수월하게 채울 수 있다. 그러나 흡연과 음주는 비타민C의 흡수를 방해한다.

비타민B_6는 에너지 대사에 관여하며 호르몬의 균형을 맞추는 데 도움이 돼서 임신 확률을 높일 수 있다. 원인 불명의 난임일 때 비타민B_6를 보조제로 사용하기도 한다. 동물의 간, 생선이나 육류, 바나나, 당근, 고구마, 계란 등에 많이 들어 있다.

비타민B_{12}는 엽산과 마찬가지로 DNA를 합성하고 신경계의 정상적인 기능과 적혈구 생성을 돕는다. 임신 전후 비타민B_{12}가 부족하면 태아에게 신경관 결손이 나타날 위험이 커지고 남성의 정자 수와 활동성이 감소하기도 한다. 육류와 생선, 유제품 등을 통해 몸에 충분한 양이 공급되는 편이지만 채식 위주의 식사를 하거나 임신을 준비할 때는 비타민B_{12}가 포함된 종합비타민제를 먹는 것이 좋다.

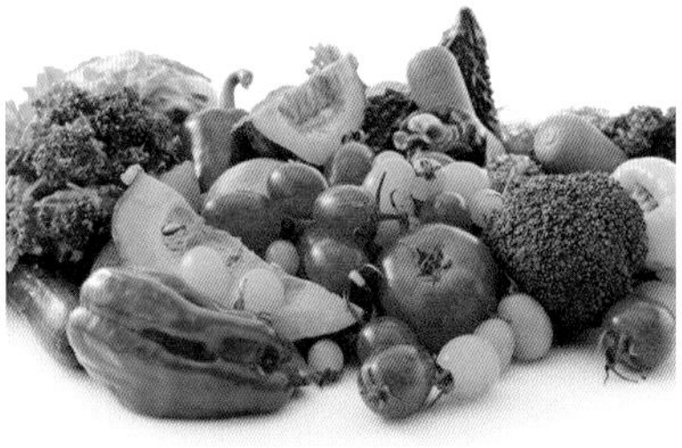

임신을 위한 지용성비타민 섭취

지용성비타민은 지방에 녹는다. 우리 몸은 흡수된 지용성비타민을 간과 지방 조직에 저장했다가 필요할 때 혈류로 내보내 사용한다. 임신 준비에 필수적으로 권장되는 비타민D 외에도 비타민A, 비타민E, 비타민K가 대표적인 지용성비타민이다.

전체적으로 비타민은 에너지를 내지 않지만 여러 방면의 신체 기능 조절에 필수인 영양소다. 하루에 필요한 비타민은 적은 양이라서 균형 잡힌 식사를 정상적으로 한다면 따로 섭취할 필요는 없다. 다만 임신 및 수유 중이라거나 체중 감량을 위한 식이 조절 중이라면 비타민을 보충해 줘야 한다. 잦은 음주와 흡연, 약물 장기 복용 등의 특수한 경우에도 보충이 필요할 수 있다. 단 지용성비타민은 지나치게 많이 섭취하면 몸에 쌓여 부작용이 일어날 수 있으니 주의하도록 한다.

Daily Tip

지용성비타민 복용은 식전보다는 식사 직후, 아침 식사보다는 저녁 식사 후가 좋다.

과다 복용 주의, 지용성비타민

비타민A는 눈과 피부를 건강히 유지하도록 돕는다. 우유나 유제품, 계란, 동물 간에 많이 들어 있다. 비타민A가 결핍되면 면역력이 떨어져 여러 질병에 쉽게 노출된다. 생식 세포의 건강에도 영향을 미쳐서 배란에 문제가 생기기도 한다. 여러모로 건강한 임신을 위해 중요하지만 임신 중 너무 많이 섭취하면 유산을 일으키거나 태아 기형을 유발할 위험이 있다. 우리나라 식품의약품안전처에서는 비타민A를 하루 5,000IU 이상 복용하지 말라고 권고한다. 소변으로 배출되지 않고 체내에 쌓여 부작용을 일으킬 수 있기 때문이다. 그러나 시판 비타민제 대부분은 걱정할 정도의 함량이 아니고 먹는 양이 전부 다 몸에 흡수되는 것도 아니다.

비타민E는 토코페롤이라는 이름으로도 알려졌는데, 이 이름 자체가 임신을 뜻하기도 한다. 생식 능력과 연관이 깊어서 적당히 섭취하면 자궁 기능이나 정자의 운동성을 향상시킨다는 보고가 있다. 참기름, 콩기름 같은 식물성 기름이나 아몬드, 해바라기씨 같은 견과류에 많이 들어 있다. 적정량의 비타민E를 유지하려면 아연의 도움이 필요하니 아연도 함께 섭취하도록 한다.

비타민K는 혈액 응고에 필수인 비타민으로 녹색 채소에 많이 들어 있다. 필요량이 적고 체내에서 합성되기도 해서 보통은 부족하지 않다.

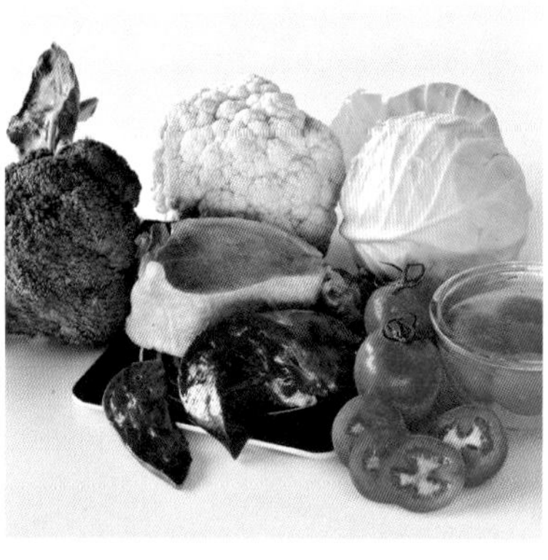

임신을 준비하는

둘째 달

43일

임신을 돕는 영양소, 비타민D

비타민D는 뼈 건강은 물론 면역과 염증 반응, 호르몬에까지 관여한다. 특히 면역 조절 기능으로 자가면역질환을 막아 주고 여러 가지 기관의 세포 분열에 중요한 역할을 하는 만능 영양소다.

최근 중요성이 더욱 강조되고 있는 영양소 중 하나인 비타민D는 뼈와 미네랄의 대사에 관여하는 것으로 알려졌다. 장에서의 칼슘 흡수를 돕고 뼈 생성에 직접적인 역할을 하는 세포의 분화를 돕는다. 또 비타민D가 충분하면 당뇨병에 걸릴 가능성이 줄어든다고 보고되고 있다. 그 밖에도 전립선암, 유방암, 대장암 발병 위험을 낮추고 고혈압, 우울증과도 관련이 있다.

임신 및 출산에 중요한 비타민D가 부족하다면

비타민D는 여성의 생식 기능에도 중요한 역할을 한다. 생리통이나 자궁내막증, 자궁선근증을 예방하고 치료하는 데 도움이 된다. 또 난자의 성장과 난자를 둘러싼 영양세포의 증식을 촉진해 수정란의 착상을 돕고 임신율을 높이는 것으로 알려졌다. 특히 비타민D가 태반을 만들거나 난포를 키우는 데 중요하다고 알려지면서 임신 전 꼭 챙겨 먹는 영양소가 됐다. 그리고 비타민D가 부족하면 면역 체계가 균형을 이루지 못한다. 임신 확률이 떨어지고 조산을 하거나 임신중독증에 걸릴 확률이 높아진다. 태아의 뼈와 치아, 근육을 만드는 데 중요한 영양소이기도 하다.

비타민D는 햇빛을 충분히 쐬면 몸에서 합성되지만 전반적으로 실외 활동이 줄면서 비타민D 결핍이 문제가 되고 있다. 우리나라 여성 대부분이 비타민D 부족 상태다. 틈틈이 햇빛을 쐬면서 비타민D가 많이 든 달걀노른자나 연어, 고등어, 참치, 유제품을 먹는다. 부족분은 따로 보충제를 섭취해 혈중 비타민D 농도를 30ng/ml 이상으로 유지하도록 한다. 수치가 잘 오르지 않으면 주사 형태의 비타민D를 투여할 수도 있겠다.

Daily Tip

비타민D 보충제는 혈중 비타민D 농도를 측정해서 적절한 용량을 처방받는 것이 좋다. 공복 상태에서는 흡수율이 떨어지니 식후에 복용하는 것이 바람직하다.

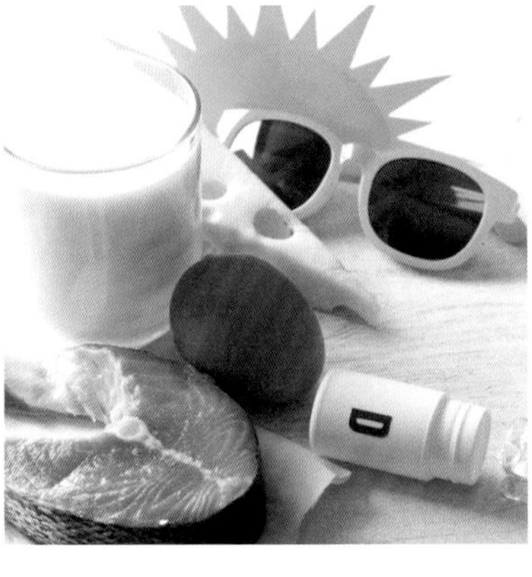

........년 ......월 ......일

임신을 위한 무기질 섭취

인체를 구성하는 성분 중 무기질은 양으로만 따져 봤을 때 소소한 비중을 차지하는 물질이다. 그러나 세포가 여러 가지 기능을 하는 데 꼭 필요한 매우 중요한 영양소다. 체내에서 만들어 낼 수 없어서 반드시 먹어 줘야 한다.

적은 양이지만 생명과 건강을 유지하기 위해 없어서는 안 된다는 점에서 비타민과 무기질은 공통점이 있다. 단 비타민은 복수의 원소로 구성된 유기화합물이고 무기질, 즉 미네랄은 더 이상 분해되지 않는 한 종류의 원소다. 인간의 신체를 구성하는 성분 대부분은 산소, 탄소, 수소, 질소로 만들어졌는데 이 네 가지 원소를 제외한 나머지가 무기질인 것이다. 다른 영양소로부터 합성되거나 전환될 수 없기 때문에 반드시 먹어서 필요량을 채워야 한다.

Daily Tip

칼슘, 마그네슘, 칼륨, 인, 황, 나트륨 등은 필요량이 100mg 이상인 다량무기질이고 철분, 아연, 구리, 요오드, 셀레늄 등은 필요량이 100mg 미만인 미량무기질이다.

생체 유지를 위해 꼭 섭취해야 하는 영양소, 무기질

마그네슘은 생리 주기에 따라 혈중농도가 달라진다. 마그네슘을 충분히 섭취하면 생식 환경이 전반적으로 좋아질 수 있으며 생리전증후군 증세가 완화된다고 알려졌다. 아연, 비타민B_6와 불포화지방산이 부족하거나 칼슘이 과다하면 마그네슘 결핍이 생길 수 있다. 과일과 채소, 견과류, 콩류에 들어 있으며 음주와 카페인은 마그네슘 흡수를 방해한다.

아연은 남성의 전립선과 정액에 고농도로 함유된 중요한 영양소다. 정자를 보호하고 정자의 운동성을 조절해 사정 때까지 생존할 수 있도록 돕는다. 아연이 부족하면 남성은 정액의 양과 테스토스테론 수치가 줄어 결과적으로 임신 능력이 떨어질 수 있다. 여성은 생리 주기가 불규칙해지고 유산, 조산, 저체중아 출산의 위험이 커진다. 아연은 굴, 쇠고기, 콩, 호박씨 등에 들어 있다.

셀레늄은 정액, 고환, 전립선 등의 생식기에 쓰인다. 정자의 운동성을 높이고 활성산소로부터 정자를 보호하는 항산화 작용을 한다. 발기부전을 개선하는 효과가 있다고 보고되기도 했다. 여성의 생식 능력에도 도움이 되며 셀레늄이 부족하면 배란 장애를 일으킬 수 있다. 연어, 새우, 닭고기, 통곡물, 마늘 등에 들어 있다.

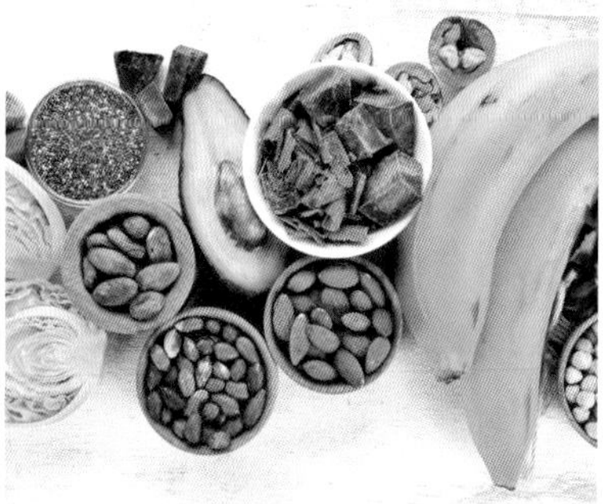

임신을 준비하는

둘째 달

45일

____년 ____월 ____일

활성산소와 항산화제

호흡 과정에서 몸에 들어온 산소는 생명을 유지하는 에너지를 만드는 중요한 작용을 하는데, 이 과정에서 부산물인 활성산소가 만들어진다. 활성산소는 반응성이 높은 산소 화합물로 세포에 손상을 입히기도 한다. 그렇다 보니 생식 기능과도 관계가 있을 것으로 보고 연구가 계속되고 있다.

활성산소는 산소가 체내 다른 물질과의 산화·환원 반응 과정에서 자신이 가진 전자 일부를 잃어버려 만들어진다. 잃어버린 전자 때문에 불안정해진 활성산소는 체내 다른 물질과의 반응성이 높아진다. 적정 수준의 활성산소는 병원체나 이물질의 침입을 방어하는 생리적 기능으로 인체를 보호하기도 한다. 그러나 너무 많아진 활성산소는 정상 세포 조직을 공격하고 손상시켜 암, 골다공증, 심장질환, 호흡기질환, 파킨슨병, 아토피 등 각종 질병을 만들고 노화를 촉진한다.

Daily Tip

임신을 계획하며 활성산소를 억제하는 항산화제 섭취에 관해 전문의와 상의해 보는 것도 좋겠다.

항산화제의 역할

뿐만 아니라 활성산소가 생식샘자극호르몬의 분비를 억제하며 생식 세포의 분열에 문제를 일으켜 기형을 일으키거나 염색체 손상을 불러올 수 있다. 따라서 임신 전 과정에 걸쳐서도 활성산소를 억제하는 것이 난자의 질 향상, 난자 성숙, 난포 형성, 자궁내막의 발달과 착상 등은 물론 정자의 건강에도 도움이 돼 이로운 영향을 미친다고 보고 있다.

인체는 자체적으로 과잉 생성된 활성산소의 공격에 방어하는 항산화 시스템을 어느 정도 갖추고 있다. 다만 활성산소에 의한 피해를 막는 능력인 항산화력은 체내 자연합성 효소와 항산화 물질 섭취의 영향을 받기 때문에 유전 및 건강 상태, 생활 습관에 따라 개인차를 보인다.

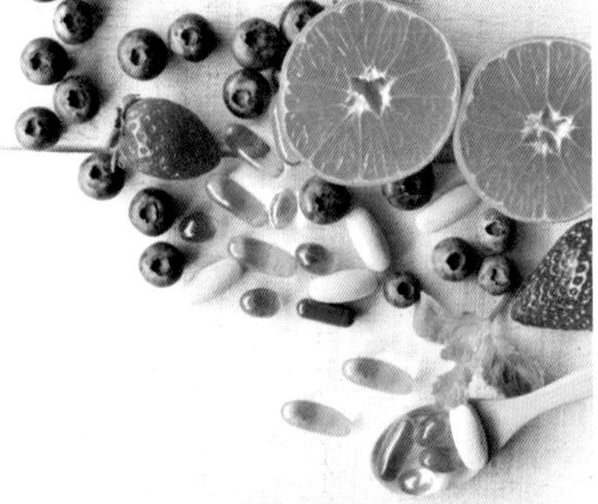

우리는 스트레스와 환경오염, 자외선, 방사선, 화학물질, 과식, 무리한 신체 활동 등등 활성산소를 증가시키는 수많은 외부적 요인에 노출돼 있다. 활성산소와 항산화력의 균형이 무너지기 쉽다는 이야기다. 건강 상태와 생활 습관을 다시 한번 점검하고 비타민A, 비타민E, 비타민C, 셀레늄, 코엔자임큐텐, 폴리페놀 등등 항산화제를 적정하게 섭취하는 것도 고려해 본다.

......년 ......월 ......일

필수지방산 오메가-3

필수지방산 오메가-3는 임신 확률을 높일 뿐 아니라 태아의 신경 발달에 도움을 준다고 알려졌다. 임신 계획 단계에서부터 엽산과 함께 양질의 오메가-3를 챙겨 먹는 게 좋다. 오메가-3 영양제를 고를 때는 DHA와 EPA의 함량을 확인한다.

지방산은 지방의 구성 성분이다. 우리 몸의 모든 세포에 쓰이는 지방산은 수소 포화도가 높은 포화지방산과 수소가 덜 차 있는 불포화지방산으로 나뉜다. 보통 상온에서 포화지방산은 고체, 불포화지방산은 액체 상태다. 불포화지방산 중 몸에서 합성되지 않아 반드시 음식으로 먹어야 하는 지방산을 필수지방산이라고 한다. 필수지방산에는 오메가-3와 오메가-6가 있다. 이 오메가-3와 오메가-6가 균형을 이뤄야 하는데, 요즘 우리는 일상에서 오메가-6를 많이 섭취한다. 따라서 상대적으로 부족한 오메가-3를 더 신경 써서 챙겨 먹는 것이 좋다. 세계보건기구는 오메가-3와 오메가-6를 1대 4 비율로 섭취하도록 권장하고 있다.

Daily Tip

오메가-3 제제는 산패에 주의해야 한다. 유통기한을 확인하며 한꺼번에 너무 많이 구매하지 말고, 공기와 습기, 빛에 노출되지 않도록 서늘한 곳에 밀봉해 보관한다.

임신에 도움을 주는 오메가-3 지방산

세포막을 구성하는 주요 성분이기도 한 오메가-3 지방산은 만성 염증과 비만 예방은 물론 당뇨 개선에까지 도움을 주는 영양소다. 특히 혈중 콜레스테롤 수치와 혈압을 낮춰 동맥의 탄력성 강화를 돕는다. 오메가-3에 속하는 지방산 중 EPA는 자궁의 수축이나 염증과 연관되는 프로스타글란딘을 줄여 반복 유산이나 조산을 막는 데 도움이 될 수 있다. 임신 중에는 오메가-3가 배 속 아기의 성장 발달을 돕는데, 특히 DHA는 아기의 두뇌와 망막 발달에 도움을 주고 혈행을 좋게 하며 임신중독증이나 조산을 예방하는 효과도 있다고 알려졌다.

오메가-3는 견과류나 고등어, 참치, 연어 등 지방이 많은 생선에 풍부하게 들어 있다. 다만 상어나 황새치 같은 대형 어종은 수은을 축적하고 있을지도 모르니 되도록 먹지 않는 것이 좋다. 농어, 잉어, 먹장어, 우럭, 광어, 도미, 참치, 랍스터도 가끔씩만 먹는 것이 좋고, 대구, 청어, 고등어, 연어, 정어리, 송어, 참치캔, 굴, 가리비, 새우도 일주일에 두세 번 정도로 제한하는 것이 좋겠다.

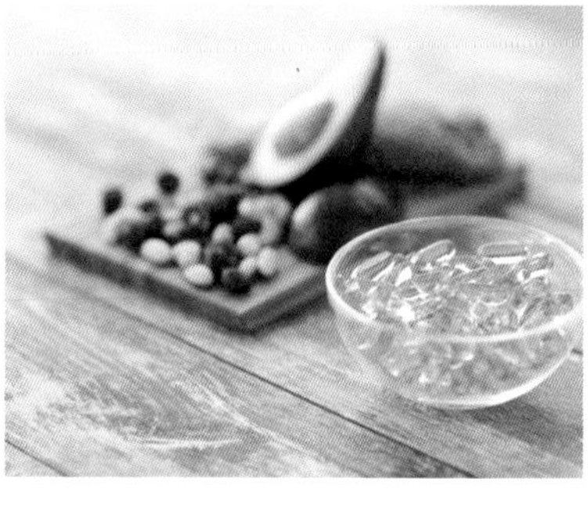

임신을 준비하는

둘째 달

47일

...................년 ....월 ....일

면역력 강화를 위한 유산균

임신은 호르몬에 의한 다양한 신체 변화를 가져온다. 임신 과정 중 장운동이 둔화되거나 질 분비물이 늘어나고 면역력이 떨어지면서 변비나 질염 같은 질환이 쉽게 나타날 수 있다. 이런 때에는 유산균이 많은 음식이나 유산균 제제를 먹으면 도움이 된다.

유산균은 주로 장 속에서 서식하는 유익균으로 장의 연동 운동과 배변 활동을 원활하게 만든다. 면역 물질을 만들어 내 유해 세균이나 각종 바이러스 감염을 막거나 완화하는 데 도움이 된다. 길게 보면 면역력을 높여서 여러 질환을 예방하는 것이다.

Daily Tip

유산균을 고를 때는 어떤 특성을 가진 균주가 포함돼 있는지, 제품에 투입된 균 중 유통기한까지 살아있는 균의 수를 뜻하는 보장 균 수가 충분한지 등을 참고한다.

아이에게 유익균 물려주기

여성의 경우 질염 때문에 유산균 섭취를 권하기도 한다. 임신을 준비하는 입장에서 질염이 잦으면 자궁경부염과 골반염, 만성 골반통이 생길 수 있어 주의가 필요하다. 임신 중 질염은 유산, 조산, 양막 파수, 자궁내막염 등을 일으킬 수 있어서 질염에 걸리지 않도록 관리해야 한다. 유익균이 손실되면 질염이 반복되기도 해서 유산균 섭취를 권하는 것이다.

유산균을 꾸준히 섭취해서 장내에 유익균이 늘어나면 태아의 건강에도 기여할 것으로 기대할 수 있다. 태아는 자연분만 과정에서 엄마의 산도를 통해 빠져나오는 동안 모체의 유익균을 물려받는다고 알려졌다. 최근 여러 연구에서 엄마 몸의 유산균이 아기의 면역력에 영향을 준다는 결과를 볼 수 있다. 가족력이 있어 아토피피부염 유전 가능성이 큰 임신부 대상 연구에서 모유 수유 때까지 유산균을 복용하니 아토피 발생률이 줄었다고 발표되기도 했다. 대체로 임신 중 섭취한 유산균이 출산 과정에서 아기에게 전달돼 각종 면역 질환이 생길 확률을 떨어뜨린다고 볼 수 있겠다.

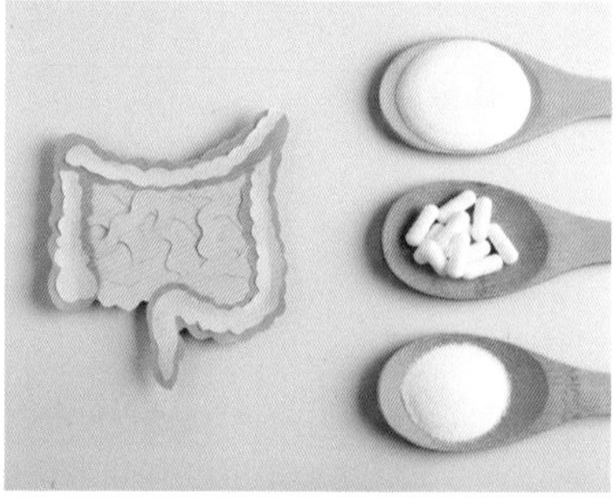

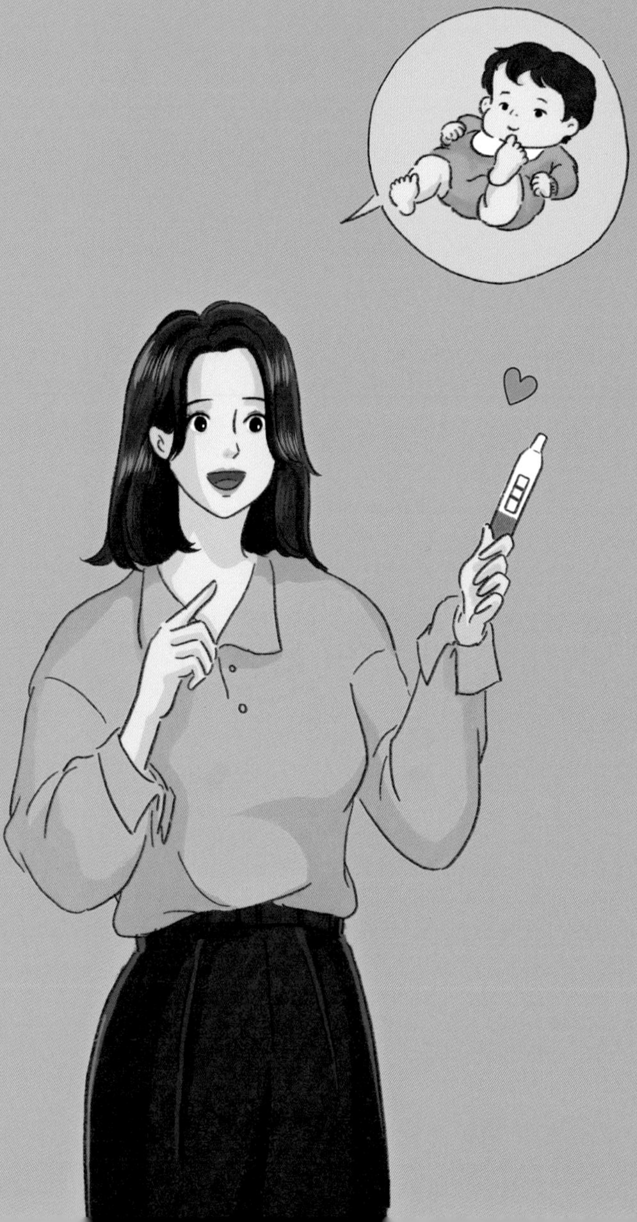

Part 3

건강한 임신을 위한 일상생활과 질병 관리

임신을 준비하는

둘째 달

48일

.............................년 ....월 ....일

임신 계획 필수 사항, 금주

임신 중에는 당연히 술을 마시지 말아야 한다. 덧붙여 임신을 계획하고 있다면 미리 술을 끊는 게 좋다. 최근 임신 중 음주뿐 아니라 임신 전의 음주가 임신율 자체에는 물론 태아의 발달에도 영향을 미친다는 보고가 있었다. 건강한 엄마로서 건강한 아기를 맞이하기 위해 당장에라도 술을 멀리하도록 한다.

우리나라 가임기 여성의 음주율은 점점 높아 가고 있지만 임신 중인 산모의 음주율은 매우 낮은 수준을 유지하고 있다. 임신 사실을 알게 된 후에는 대부분 금주를 실천한다. 사실 술은 임산부가 아니더라도 임신을 계획할 때부터 멀리하는 것이 바람직하다. 음주는 임신을 어렵게 하는 요인 중 하나로 꼽힌다. 배란 장애나 자궁내막증 위험이 증가해 건강한 난자를 만드는 데도, 수정란이 착상해서 자라나는 데도 방해가 될 수 있다. 임신 전 마신 술이 태아의 발달 이상을 불러오거나 기형아, 거대아 출산 위험을 높인다는 연구 결과도 있다.

Daily Tip

시험관아기시술 같은 난임 시술을 받아야 할 때 역시 여성은 물론 남성도 필수적으로 술을 끊을 것을 권한다.

술은 임신 시도 전에 끊는다

습관성 음주, 알코올 의존증 같은 문제가 있다면 반드시 전문 치료를 받고 나서 임신 계획을 세워야 한다. 임신 중 엄마가 술을 마시면 알코올은 태반을 통과해 태아에게 전해진다. 태아는 알코올이 있는 양수를 마시고 소변으로 배출하고 다시 마시는 과정을 반복한다. 문제는 간과 신장이 완전하지 않은 태아가 알코올을 분해하지 못하는 데 있다. 결국 쌓이게 된 알코올이 지적장애, 성장장애, 안면기형 등을 일으키기도 한다. 실제로 서양에서 지적장애의 원인으로 흔히 꼽히는 게 태아알코올증후군이다. 성장 과정에서 학습장애나 과잉행동장애 같은 정신적 장애가 나타날 수도 있다.
본격적으로 임신 준비에 들어가면 남성도 함께 술을 끊는 게 좋다. 알코올 섭취가 정액의 양과 정자의 농도 및 형태, 운동성에 영향을 미치기 때문이다.

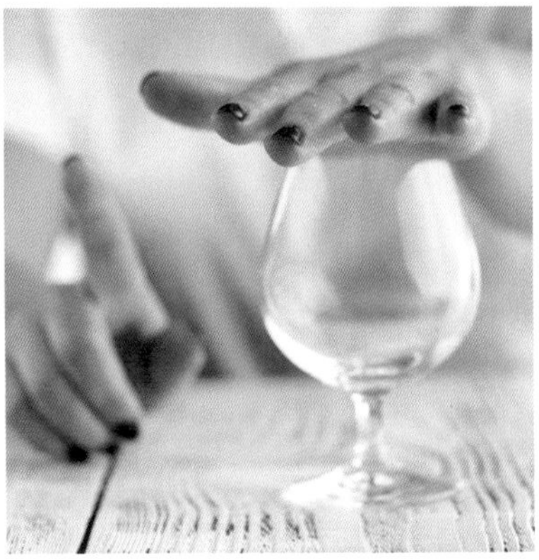

임신을 준비하는

둘째 달

49일

.................년 ....월 ....일

가족계획 필수 수칙, 금연

직접흡연뿐 아니라 간접흡연까지, 흡연이 건강에 해롭다는 사실은 잘 알려져 있다. 임신 확률에서부터 아기의 미래에까지 영향을 미친다고 생각하면 임신을 준비하는 상황에 반드시 실천으로 옮겨야 하는 것이 금연이다. 건강한 임신과 출산을 위해 부모 모두 비흡연자라는 더 우세한 요건을 갖추면 좋겠다.

담배는 4천여 가지의 독성 화학물질로 구성돼 있다. 타르, 니코틴, 일산화탄소, 폴로늄 등과 같은 유해물질 및 발암물질, 환경호르몬, 방사성물질의 집합체다. 덜 해롭다고 하는 전자담배에도 발암물질과 환경호르몬이 다량 함유돼 있다.

Daily Tip

직접흡연만이 아닌 간접흡연도 그 독성이 아기에게 영향을 미칠 수 있다. 임신을 계획한 가족은 구성원 모두가 담배를 끊도록 노력한다.

임신 가능성을 낮추는 흡연

여성의 흡연은 미성숙 난자를 만들게 하고 난관의 운동성과 착상 능력을 떨어지게 한다. 남성의 흡연은 정자 세포의 유전자 돌연변이나 염색체 이상을 일으킬 수 있다. 임신에 성공한다고 해도 전치태반, 태반조기박리, 유산, 조산 등을 불러일으킬 수 있고 저체중아, 미숙아가 태어날 위험도 커진다. 유아기 사망 및 질병 발생의 원인이 되고 지능이나 행동발달에도 영향을 미칠 수 있다.

흡연을 한 산모의 아기 소변에서 담배로 인한 발암물질이 검출되는 무서운 일이 실제로 일어난다. 니코틴은 중독성이 있어서 흡연자가 필요할 때 담배를 바로 끊기는 매우 어렵다. 그러니 담배 속 유해물질의 반감기를 고려하면 가능한 한 일찍, 아무리 늦어도 임신을 시도하기 3개월 전에는 금연을 실천해야 한다. 하루라도 미루지 말고 금연에 돌입하는 게 좋다.

여러 만성질환의 원인이 되고 영향을 주는 흡연은 어떻게 생각하면 그 자체가 니코틴 중독에 의한 치료를 받아야 하는 일종의 만성질환이다. 금연을 위해 의료기관에 설치된 금연클리닉이나 보건소의 도움을 받는 것도 좋다.

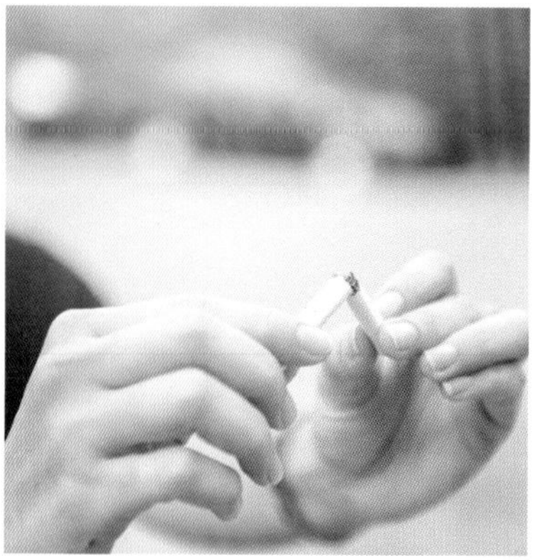

임신을 준비하는

둘째 달

50일

______년 ____월 ____일

카페인 섭취를 줄이려면

매일 한두 잔의 커피는 활력이 되기도 한다. 그러나 습관적으로 자주 마시다 보면 카페인 섭취량을 줄이기가 쉽지 않다. 카페인이 임신에 미치는 영향에 대해서는 논란이 분분해 왔는데 여러 연구 결과로 미루어 볼 때 고용량의 카페인 섭취를 지속하면 부정적인 영향이 있다는 게 중론이다.

하루에도 몇 잔씩 마시는 커피가 일반화되고 에너지드링크 같은 고카페인 음료가 성행하면서 카페인 섭취가 늘고 있다. 일종의 신경 흥분제인 카페인은 몸에 흡수돼 한 시간 이내에 각성 효과를 나타내고 서너 시간 지나면 효과가 사라진다. 카페인을 자주 섭취하다 보면 내성이 생겨서 효과가 줄어들고 더 많은 양을 섭취하게 되는 중독 증상을 보이기도 한다.

고카페인 제한하기

카페인은 중추신경자극제로 혈관을 수축시키는 작용이 있다. 과잉 섭취하면 수면 장애를 비롯한 신경과민, 행동 불안, 가슴 두근거림, 혈압 상승, 빈혈 등의 증상이 나타날 수 있다. 특히 임신 중에 엄마가 다량의 카페인을 섭취하면 태반을 타고 태아에게 전달돼 카페인을 분해하거나 배출하지 못하는 태아의 성장에 문제를 일으킬 수도 있다. 카페인이 칼슘과 철 흡수를 방해한다는 사실이나 고용량의 카페인 섭취가 가임력을 저하시킨다는 연구 자료도 임신을 준비하는 입장에서 카페인을 마냥 즐길 수는 없게 만든다. 임신을 준비하며 건강한 생활 습관을 완성하겠다는 생각으로 카페인 섭취량을 줄여 보는 것도 좋겠다.

카페인 함량은 커피 브랜드마다 다르고 카페인 대사율에도 개인차가 있으니 마셔도 좋은 커피의 양을 정확히 지정하기는 어렵다. 다만 식품의약품안전처에서는 하루 최대 카페인 섭취량을 성인 기준 400mg 이하, 임산부는 300mg 이하로 권고하고 있다. 대체로 하루 한두 잔의 커피는 임신 과정에 큰 악영향을 주지는 않는 것으로 보고됐지만 커피 외에 초콜릿이나 녹차 아이스크림, 콜라, 홍차, 초코우유나 커피우유 같은 가공유, 피로회복제, 두통약 등에도 카페인이 꽤 많이 들어 있으니 유념하도록 한다. 커피 한두 잔은 물이나 디카페인으로 대체하고 식품의 카페인 함량을 확인해 일일 권고량을 넘지 않게 주의하는 등 미리미리 습관을 바꿔 놓으면 아기를 가졌을 때 힘들지 않게 카페인 섭취량을 줄일 수 있을 것이다.

Daily Tip

각종 식품별 카페인 함량

- **커피음료**(250ml 1개 기준) **103mg**
- **전문점 커피**(400ml 1컵 기준) **132mg**
- **커피믹스**(한 봉지 12g 기준) **56mg**
- **콜라**(250ml 1캔 기준) **27mg**
- **에너지음료**(250ml 1캔 기준) **80mg**
- **녹차 한 잔**(티백 하나 기준) **22mg**
- **커피우유**(200ml 기준) **47mg**
- **초콜릿**(100g 기준) **18mg**

년 월 일

약 복용은 신중하게

약은 늘 안전한지 확인하고 복용해야 한다. 특히 임신 중에는 엄마가 먹는 약 성분이 아기에게 영향을 줄 수 있다. 임신 계획을 세울 때부터 치료를 위해 먹는 중인 약을 계속 먹을지 그만 먹을지, 혹은 다른 약으로 대체할지 주치의와 먼저 상의하도록 한다.

여드름약, 간질약, 항암제, 신경안정제의 일부 성분은 태아 기형을 일으킨다는 연구 결과가 있다. 몇몇 고혈압 치료제, 위궤양 치료제, 건선 치료제도 마찬가지다. 임신 중에는 위험도가 높은 약물을 가능한 한 피하는 게 좋다. 그러나 치료를 위한 약을 중단하는 것은 오히려 해가 될 수도 있다. 지금 복용하고 있는 약이 임신 중에도 필요한 약이라면 안정성을 다시 확인하고 계속 먹을지 바꿀지는 반드시 전문의와 상의해서 결정하도록 한다.

Daily Tip

일단 임신이 돼서 별일 없이 임신을 유지한다면 임신 전 먹은 약이 큰 문제가 되지는 않는다고 본다. 난자가 약물의 영향을 받았다면 애초에 수정 능력이 떨어지거나 수정이 되더라도 착상이 안 되고, 착상이 되더라도 바로 유산될 확률이 높다.

임신 전에도 주의해야 하는 약물

현재 우리나라에서 처방이 허가된 약물 중에서 태아에게 가장 악영향을 줄 수 있는 성분으로는 이소트레티노인(isotretinoin)을 꼽을 수 있다. 중증 여드름 치료에 쓰는 이 약물은 임신을 준비할 때부터 반드시 피해야 한다. 식품의약품안전처는 심각한 기형을 유발할 수 있는 레티노이드계 의약품을 위해성 관리계획 대상으로 지정했다. 임신을 준비한다면 임신 6개월 전부터 레티노이드계 약물을 끊는 것이 바람직하고, 최소한 한 달의 시간은 두고 임신을 시도하길 권한다.

뇌전증이나 편두통 치료에 쓰는 발프로산(valproate)도 태아의 선천성 기형이나 인지 능력 저하 등을 일으길 수 있다. 발프로신을 복용하고 있다면 엽산제를 매일 복용하는 것이 좋고, 임신 전에 다른 약물로 바꾸도록 한다.

남성의 약 복용 역시 문제가 될 수 있다. 임신 시도 3개월 전에는 여드름약 등의 약물을 끊는 것이 좋겠다. 많이 궁금해하는 남성 탈모제도 약물 자체가 임신에 주는 영향은 거의 없다고 보고되고 있다. 그러나 약물 종류에 따라 정자 수를 감소시킨다는 보고가 있으니 정자 수가 적다고 진단받은 경우는 전문가와 상담 후 잠시 중단하는 것을 고려할 수 있다.

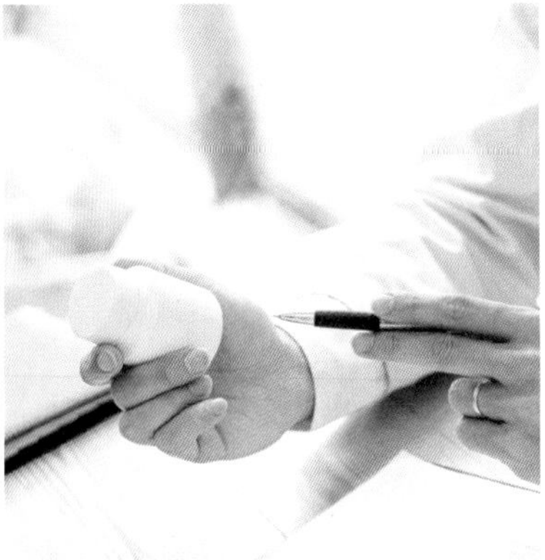

임신을 준비하는

둘째 달

52일

.... 년 ...... 월 ...... 일

건강을 위협하는 환경호르몬

생활 곳곳에 깊이 파고든 환경호르몬이 난임 환자가 급증하는 원인 중 하나로 꼽히고 있다. 환경호르몬은 건강과 생식 능력에 영향을 주는 화학물질로 정상적인 호르몬이 우리 몸에서 만들어지고 작용하는 것을 방해한다. 여성과 남성 모두의 자연임신 능력에 해가 된다고 알려졌다.

호르몬은 우리 몸의 기능을 정상적인 상태로 유지해 준다. 그런데 환경호르몬은 호르몬을 분비하는 내분비계를 교란해서 호르몬의 정상 작용을 방해하거나 어지럽힌다. 특히 여성의 생식 기능을 담당하는 자궁과 난소는 체내에서 여성호르몬과 비슷한 작용을 하며 각종 내분비계 교란을 유발하는 환경호르몬에 더욱 취약할 수밖에 없다.

Daily Tip

평소 수분을 충분히 섭취하며 실내 환기에 신경 쓰는 것도 환경호르몬 노출을 줄이는 생활 습관이다.

환경호르몬이 생식 기능에 미치는 영향

결국 분해되지 않고 오래 남아 있거나 지방 세포에 저장되기도 하는 환경호르몬이 몸속에 쌓이면 난임의 원인이 된다. 길게 봐서는 임신과 출산 과정을 거쳐 다음 세대에까지 영향을 미칠 수도 있다. 남성의 경우 몸에 쌓인 환경호르몬이 남성호르몬의 반대 작용을 해서 정자 수가 줄어들고 활동성을 낮추며 기형 정자를 늘리기도 한다.

수많은 환경오염 물질이 토양과 강, 바다를 오염시키고 있다. 현실적으로 환경호르몬 노출 없이 사는 것은 불가능에 가깝다. 다만 일회용품이나 플라스틱 제품 사용을 줄이고 도자기나 스테인리스, 유리 제품을 쓰도록 노력하면 좋겠다. 화장품이나 세제의 성분을 확인하고 사용량을 줄이며 일회용 생리대를 천 생리대로 대체하는 것도 좋은 방법일 것이다. 식생활에서도 코팅된 제품이나 열에 약한 소재를 뜨겁게 하지 말고 친환경 인증 제품을 선택하도록 한다.

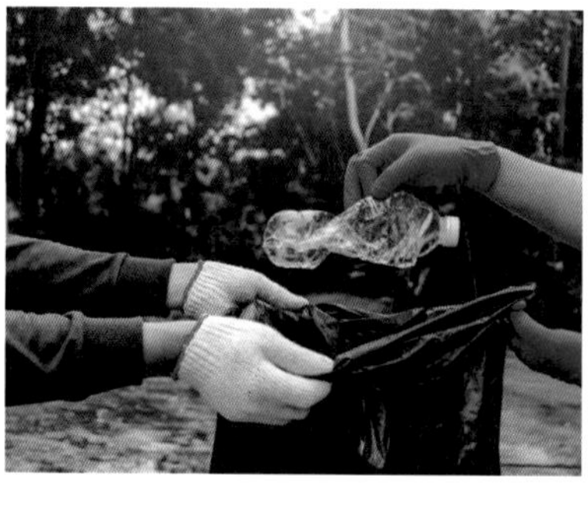

임신을 준비하는

둘째 달

53일

........년 ......월 ......일

건강을 위협하는 미세먼지

숨을 쉬다 보면 미세먼지 많은 공기가 폐 속까지 들어오고 혈액 속 산소와 함께 산소 교환 과정을 거친다. 이 과정에서 오염 물질이 온몸에 퍼져 건강에 안 좋은 영향을 끼치게 된다. 임신에도 나쁜 영향을 준다고 알려졌다.

공기 중에는 각종 중금속과 오염 물질을 포함한 아주 작은 크기의 먼지가 떠다니고 있다. 주로 도로변이나 산업단지에서 생기는 지름 10μm(마이크로미터) 이하의 입자를 미세먼지라고 한다. 연료가 탈 때나 담배를 피울 때 만들어지는 지름 2.5μm 이하의 입자는 초미세먼지라고 부른다.

대기오염이 난임에 미치는 영향

근래 들어서는 특정 계절뿐만 아니라 사계절 내내 미세먼지를 조심해야 하는 상황이다. 숨을 쉴 때 호흡기관을 통해 체내로 들어온 미세먼지는 감기, 천식, 기관지염과 같은 호흡기질환을 일으키고 폐의 기능을 떨어뜨릴 뿐만 아니라 혈액을 따라 전신으로 퍼진다. 이렇게 몸속을 떠돌게 된 미세먼지는 심혈관 및 면역 체계에 문제를 일으킬 수 있다. 그 밖에 각종 질환의 원인이 되기도 한다.

최근 여러 연구에서 미세먼지가 난임 확률을 높인다는 결과가 보고됐다. 대기오염이 정자의 유전자 손상과 연관이 있다는 연구 결과도 있다. 또 임신부가 미세먼지 및 초미세먼지에 계속 노출되면 조산이나 저체중아 출산 위험이 커진다는 결과가 발표되기도 했다. 임신을 준비하면서는 미세먼지에 관한 관심이 더 높아질 수밖에 없다.

당장 미세먼지를 깨끗이 없앨 수는 없으니 미세먼지 수치를 수시로 확인하고 대처하는 습관을 갖는다. 미세먼지가 심한 날은 창문을 닫고 공기청정기를 가동하며 되도록 외출을 자제한다. 실내 환기를 자주하고 매연이나 담배 연기 같은 공기 중 오염 물질이 있는 곳은 피하도록 한다.

Daily Tip

미세먼지가 심하지만 외출이 불가피할 때는 식품의약품안전처에서 미세먼지 차단 효과를 인증받은 보건용 마스크를 쓰도록 한다.

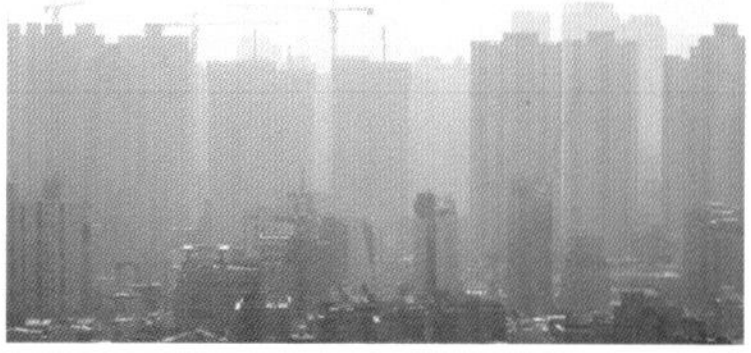

반려동물과 함께하는 가족계획

우리나라도 반려동물과 함께 생활하는 인구가 천만을 넘어섰다. 네 집 중 한 집은 반려동물을 키우는 셈이다. 임신을 계획하면서 반려동물과 함께할 미래를 함께 생각해 보고 준비하도록 한다. 톡소플라스마 항체가 있는지 미리 확인해 보는 것도 좋겠다.

임신을 위해서 굳이 정든 반려동물과 헤어질 필요는 없다. 임신을 준비할 때나 임신 중일 때 반려동물과 함께 지내면서 정서적으로 위안을 받을 수도 있다. 앞으로 태어날 아이를 생각하더라도 반려동물과 함께 생활한 아이가 오히려 면역력이 높다는 연구 결과도 있다.
다만 예방접종과 위생 관리를 철저히 해서 혹시라도 생길지 모르는 위험에 대비해야 한다. 또 공격성이나 나쁜 습관이 있다면 아기를 맞이하기 전 반드시 교정이 필요하다. 또 아기와 공간을 분리할 수 있는지, 집을 비우는 동안 돌봐 줄 사람이 있는지 등도 미리 생각해 볼 필요가 있다.

Daily Tip

키우지 않던 반려동물을 새로 입양해 키우려고 한다면 다시 깊게 생각해 보고 결정할 것을 권한다. 예상치 못한 문제를 겪을 가능성도 있으니 더욱 신중할 필요가 있다.

톡소플라스마 항체 검사

반려동물을 키우고 있다면 동물 매개성 전염병의 일종인 톡소플라스마에 대해 항체가 있는지 먼저 검사해 보는 것도 좋다. 톡소플라스마는 특히 임신 초기에 감염되면 태아에게 치명적인 영향을 미친다. 대개 고양이 배설물을 통해 감염되는 기생충이라고 알려져 있는데 다행히 집에서 키우는 외출하지 않는 고양이는 톡소플라스마에 감염될 확률이 낮다고 볼 수 있다. 해외의 경우 주로 날고기나 깨끗하지 않은 음식물 때문에 톡소플라스마에 걸린 사례가 대부분이었다. 그래도 만일을 위해 위생을 철저히 하고 길고양이를 함부로 만지지 않아야 한다. 고기 종류는 잘 익혀서, 채소나 과일은 깨끗이 씻어서 먹는다. 모래나 흙을 만졌을 때는 반드시 손을 깨끗하게 씻는다.

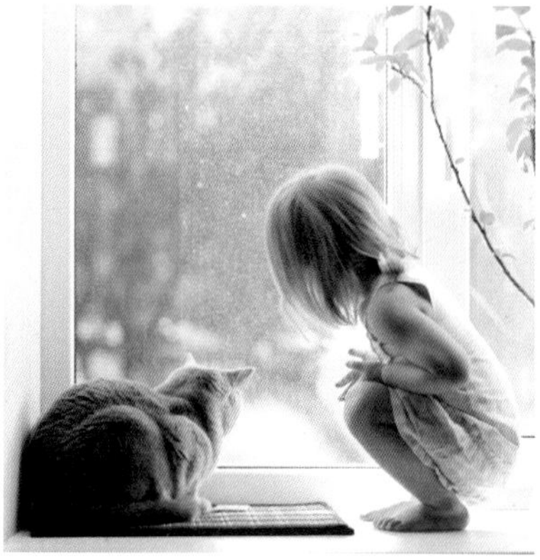

임신 준비 인터넷 용어 사전

임신을 준비하며 병원에 다니다 보면 온라인 난임 커뮤니티에서 정보를 얻기도 하고 마음을 털어놓기도 하면서 도움을 받을 수 있다. 이런 난임 커뮤니티를 비롯한 인터넷상에서는 여러 용어가 줄임말로 쓰이고 있는데 맞닥뜨리게 되는 몇몇 용어들을 정리해 본다.

계유 : 계류유산
극난저 : AMH 수치 0점대인 극난소기능저하
난저 : 난소기능저하
막생 : 마지막 생리일
반착 검사 : 반복 착상 실패 검사
배테기 : 배란테스트기
습유 : 반복 유산
얼리임테기 : 낮은 hCG 농도에 반응해 결과를 더 빨리 확인할 수 있는 얼리임신테스트기
임당 : 임신성 당뇨
임밍아웃 : 가족이나 지인들에게 임신 사실을 알리는 일
임테기 : 임신테스트기
자분 : 자연분만
자임 : 자연임신
졸업 : 시험관아기시술 등으로 임신해서 난임병원 다니기를 중단하게 되는 것
피검 : 임신을 진단하는 혈중 hCG 농도 검사를 비롯한 피 검사
화유 : 화학적 검사로 임신을 진단했지만 실제로는 임신이 아닌 상태인 화학적 유산
FET : 동결배아 이식(frozen embryo transfer)
ICSI : 미세수정이라고도 하는 세포질내정자주입술(intracytoplasmic sperm injection)
IUI : 인공수정(intrauterine insemination)
IVF : 시험관아기시술(in vitro fertilization)
OPU : 난자 채취(ovum pick up)
PGS : 착상전유전자 선별검사(preimplantation genetic screening)

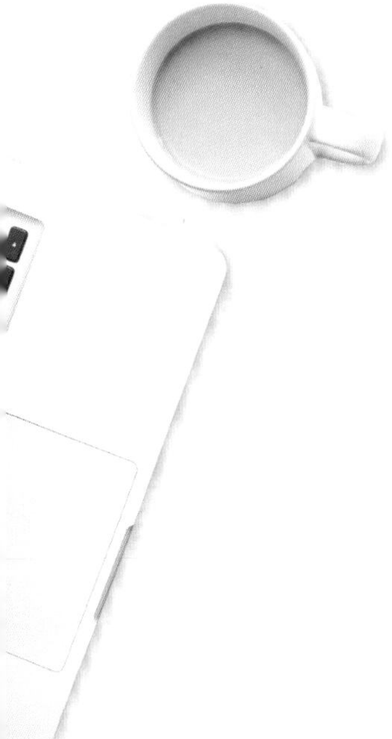

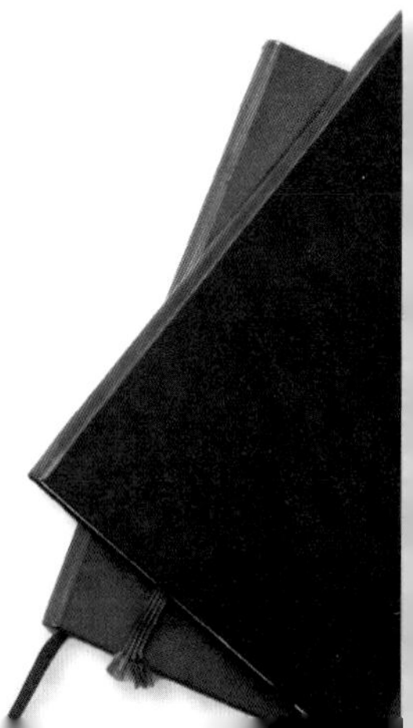

임신을 준비하는

둘째 달

55일

년 월 일

임신에 미치는 당뇨병의 위험성

당뇨병은 임신 전 꼭 확인해야 하는 질병 중 하나다. 임신 전부터 철저히 관리하면 임신 및 출산에 무리가 없겠지만 관리가 안 되면 여러 합병증이 나타날 수 있기 때문이다. 임신 전 당뇨병으로 진단받고 관리 없이 임신하게 된다면 선천기형인 아이가 태어날 위험이 커진다.

당뇨병은 주요 에너지원인 포도당을 효과적으로 이용하지 못해서 체내 혈당이 높아지는 병이다. 조직에서 쓰이지 못하고 남은 포도당은 혈관, 신장, 신경계에는 물론 감염에 대한 저항력에도 영향을 준다. 특히 임신 전에 이미 당뇨병이라면 분만 후 사라지는 임신성 당뇨병일 때와는 다르게 엄마와 아기 모두에게 위험성이 매우 높다.

Daily Tip

임신 전 당뇨병이었던 임산부의 자녀가 청소년 내지 성인이 됐을 때 당뇨병이나 비만, 대사증후군이 나타날 위험이 증가한다는 연구 결과도 있다.

당뇨병이 임신에 미치는 영향

당뇨병으로 인해 신체 여러 곳, 특히 망막, 콩팥, 신경계에 영향을 미칠 수 있고 혈관에 미치는 영향으로 고혈압이 합병될 수 있다. 그 밖에 임신중독증, 난산, 감염 및 케톤산증 등의 위험이 있다. 또 혈당 조절을 하지 못하고 임신을 하는 경우 선천기형, 유산, 조산, 거대아, 발육 지연 등 태아에게 악영향을 줄 수 있으며 신생아에게도 저혈당증, 적혈구과다증, 황달, 저칼슘혈증, 신생아호흡곤란증, 심근병증 등을 일으킬 수 있다.

만약 당뇨병이 있는 상태에서 임신을 하면 혈당 조절을 위해 우선 인슐린을 써서 당뇨병을 치료한다. 인슐린은 태반을 통과하지 않아 태아의 기형과 관련이 없다고 보고됐다. 임신 중에 먹는 당뇨병약은 태아 기형과 관련 있다는 보고는 없지만 인슐린만큼 안전성이 확립되지 않아서 사용이 제한된다.

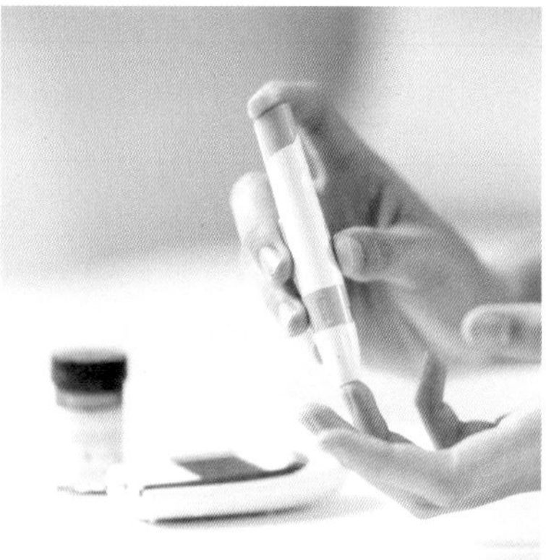

임신을 준비하는

둘째 달

56일

임신 전 당뇨병 관리

당뇨병은 건강한 임신과 출산을 위해 임신 전 철저한 관리가 꼭 필요한 질환이다. 당뇨병으로 진단됐거나 당뇨병 소인이 있다면 수시로 혈당을 체크하도록 한다. 식이요법과 운동을 당장 시작하고 필요하면 인슐린 치료를 한다.

임신 계획이 있다면 당뇨병 유무를 확인하고 6개월 전부터는 혈당 관리를 시작해야 한다. 혈당 수치가 높은데도 별 증상이 없다고 관리를 하지 않는 것은 매우 위험한 일이다. 혈당이 높으면 당장은 증상이 없더라도 여러 합병증을 불러일으킬 수 있다.

임신을 위한 혈당 관리법

당뇨병이 있으면 먼저 식사를 거르지 않도록 신경 쓴다. 깨어 있는 동안에는 4시간 반에서 5시간 간격으로 음식을 먹는다. 보통 전체 열량 중 탄수화물을 55~65% 섭취하지만 당뇨가 있으면 탄수화물 비율을 40~50%로 줄인다.

꾸준하고 규칙적인 운동도 필수다. 근육을 움직이면 포도당을 많이 쓰게 되고 혈중 포도당을 근육 세포로 옮겨 주는 역할을 하는 인슐린에 더 반응하게 된다. 더 많은 포도당이 혈액에서 근육으로 이동해 연료가 되고 보충해줘야 하는 인슐린의 필요량이 줄어드는 것이다.

당뇨병학회에서는 임신 계획이 있는 여성 당뇨 환자의 경우 적절한 혈당 조절(당화혈색소 6% 이하)이 이뤄진 이후에 임신할 것을 권고하고 있다. 임신 전부터 철저히 관리해서 공복 혈당은 60~90mg/dL, 식후 1시간 혈당 140mg/dL 또는 식후 2시간 혈당 120mg/dL 이하로 조절하는 것이 좋다.

2~3개월 동안 혈당 조절이 잘 됐는지 평가하려면 당화혈색소(A1c)를 측정하면 된다. 당화된 혈색소는 혈중 포도당 수치가 높을수록 더 많이 만들어진다. 최근 섭취한 음식이나 운동의 영향을 받지 않아서 당화혈색소 농도로 지난 2~3개월 혈당이 얼마나 잘 조절됐는지를 평가할 수 있다.

Daily Tip

당화혈색소가 6.5%를 넘으면 당뇨병이라고 진단한다. 혈당 수치가 정상이라도 당화혈색소까지 정상으로 돌아오도록 관리해 유지하는 것이 바람직하다.

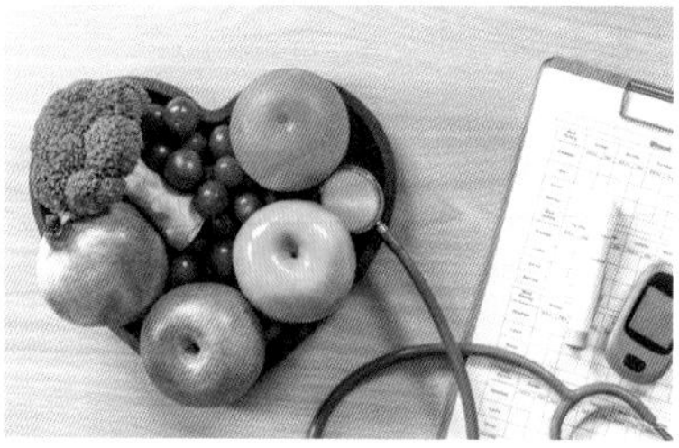

임신을 준비하는

둘째 달

57일

년 월 일

임신 전 고혈압 관리

임신 전에 이미 혈압이 높았다면 임신 중에는 혈압 관리가 더 어려울 수 있다. 만성 고혈압 환자가 임신했을 때는 임신중독증이 나타날 위험성이 높아진다. 임신을 계획했다면 적어도 3개월 전부터는 혈압 관리에 들어가야 한다.

임신 후반기가 되면 혈액량이 임신 전보다 40~45% 증가하면서 심장박동수가 늘어난다. 혈압도 대부분 조금씩 높아진다. 임신 전 혈압이 높은 상태였다면 주의가 필요하다. 실제 만성 고혈압 환자 네다섯 명 중 한 명꼴로 임신중독증이 나타나는데, 임신중독증은 임신부와 태아 모두에게 심각한 위협이다. 합병증으로 심장이나 신장, 간, 시신경, 뇌 등에 이상을 일으킬 수 있다. 또 태반 기능이 떨어져 조산이나 사산, 태아의 성장 지연, 태반조기박리 등의 위험이 커진다.

Daily Tip

지금 고혈압약을 먹고 있다면 임신에 안전한 약인지, 태아에게 영향을 미칠 염려는 없는지 확인이 필요하다. 안전하지 않다면 대체할 약에 대해 의사와 상의해야 한다.

임신을 위한 혈압 관리법

그렇다고 고혈압 때문에 임신을 꼭 피해야 하는 것은 아니다. 임신 전 전문의와 상담부터 하고 관리를 시작하도록 한다. 현재 상태를 파악하고 임신하게 되면 어떤 변화가 일어날지 고민해서 임신 시기를 잡는다. 수시로 혈압을 체크하면서 식이요법과 운동으로 적정 체중을 유지하도록 노력한다. 나트륨 섭취량이 너무 많지 않도록 하고 칼슘, 칼륨, 마그네슘을 부족하지 않게 챙기는 것도 혈압을 낮추는 데 도움이 된다. 그리고 정기적으로 병원에 가서 심전도 검사, 소변 검사, 신장 검사, 콜레스테롤 검사 등을 받는다.

특히 규칙적인 유산소 운동은 혈압을 낮추는 효과가 있다. 평소 운동을 거의 하지 않았다면 가벼운 산책만으로도 효과를 볼 수 있다. 심하지 않은 강도의 운동을 규칙적으로 반복하는 것이야말로 안전하게 혈압을 관리하는 방법이다. 더불어 필요하면 전문의에게 처방받은 고혈압약을 먹는다.

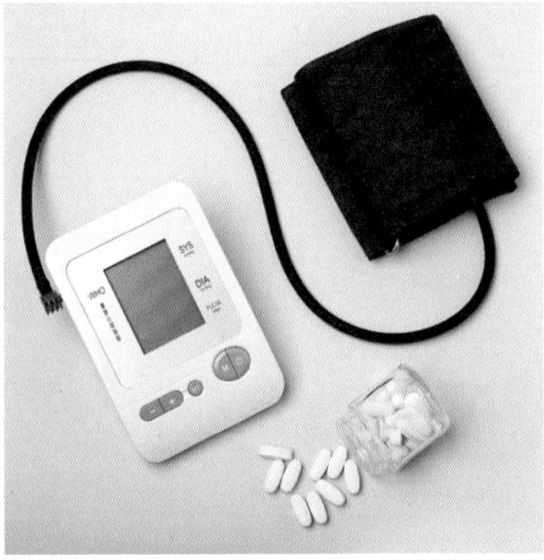

임신을 준비하는

둘째 달

58일

...............년 ....월 ....일

자가면역질환

여성의 자가면역질환은 임신에 영향을 끼친다고 알려져 있다. 또 임신은 다양한 방식으로 여러 자가면역질환에 영향을 준다. 자가면역질환이 있다면 반드시 임신 전부터 전문의와 상의해 임신 계획을 세우고 관리해야 한다.

자가면역질환은 면역 세포가 세균이나 바이러스, 이물질 같은 외부 항원이 아닌 내 몸의 정상 세포를 적으로 오인해 공격하는 병이다. 대체로 남성 환자보다 여성 환자를 훨씬 흔하게 볼 수 있다. 면역 세포가 어떤 기관 어떤 조직을 공격하는지에 따라 다양한 증상을 보이며 자가면역성 갑상샘염, 류머티즘성 관절염, 제1형 당뇨병, 루푸스 등등의 질병으로 나타난다.

Daily Tip

자가면역질환이 있다고 임신이 불가능한 것은 아니다. 전문의의 진료를 받으며 안정적인 상태를 유지하면서 건강하게 임신하고 출산할 수 있다.

자가면역질환이 있는 여성의 임신 및 임신 전 관리

임신 계획 면에서 자가면역질환 자체가 난임을 일으킨다고 말할 수는 없다. 다만 자가면역질환이 있는 여성은 그렇지 않은 여성에 비해 임신하기까지 더 긴 시간이 필요하다는 연구 결과가 있다. 또 임신 시에는 질환이 악화된다거나 자가면역질환으로 만들어진 비정상 항체가 태반을 통과해 태아에게 문제를 일으킬 수도 있다. 따라서 자가면역질환이 있다면 임신 전부터 철저하게 관리에 들어가야 한다.

일반적으로 자가면역질환을 치료하기 위해서는 면역억제제로 면역 체계의 활동을 막거나 항염증제로 통증이나 조직 손상을 불러오는 염증을 차단한다. 이런 치료제 중 태아에게 위험을 끼칠 만한 약물이 있다면 임신 전에 중단하거나 바꿔야 한다.

갑상샘처럼 내분비와 관련된 자가면역질환의 경우에는 갑상샘 호르몬이 임신에 많은 영향을 미치므로 조절이 필요하다. 호르몬 조절에 문제가 생기면 결국 임신율은 떨어지게 된다. 또 대부분의 자가면역질환 치료에는 스테로이드가 사용되고 있는데 이렇게 스테로이드를 사용하는 것이 난임과 연관이 있을 수 있다고 보고되기도 했다. 류머티즘성 관절염이 진단된 경우 임신 및 임신 유지를 위해서는 반드시 스테로이드 치료가 필요하다. 자가항체에 의해 혈전 생성률이 증가하기 때문에 혈전의 생성을 억제하는 치료제를 함께 쓴다.

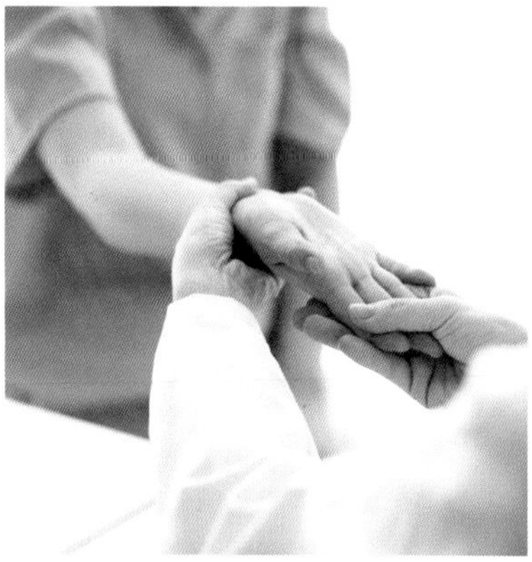

임신을 준비하는

둘째 달

59일

정신과적 문제가 있을 때의 임신 준비

정신건강의학과적 문제가 있다면 산모와 태아 모두에게 안 좋은 영향을 줄 수 있다. 따라서 임신 전에 미리 정신건강의학과 주치의와 상의해 치료 방법을 결정해 두는 것이 좋다.

정신과 약물 대부분은 태반을 통해 태아에게 전해지고, 완벽하게 안전성이 보장되지 않는다. 또 치료가 필요할 정도의 정신건강의학과적 문제가 있다면 스트레스 등으로 인한 호르몬 불균형으로 산과적 합병증이 나타나기 쉽다. 결국 태아에게 안 좋은 영향을 미칠 수 있다는 것이다. 출산 후에도 아기를 잘 돌보지 못하는 상황이 생길 가능성이 크다. 엄마에게나 아기에게나 치료를 충분히 받아서 문제를 해결한 후에 임신을 시도하는 것이 바람직하다.

Daily Tip

임신을 위해 약물을 줄이거나 중단하는 것과 증상이 재발하는 것의 위험도와 부작용을 고려해서 치료 방향을 정하도록 한다.

임신과 정신과 약물 복용

만약 정신건강의학과적 문제로 치료를 받는 중에 임신이 됐다면 약물을 중단하거나 줄이는 것을 고려할 수 있다. 비약물적 치료로 증상을 관리하기도 한다. 다만 약을 중단하거나 줄이는 것이 오히려 해롭고 위험한 상황을 불러올 수 있으니 신중해야 한다. 현재 증상이 안정되지 않은 상태이거나 과거에 약을 중단하고 줄였을 때 증상이 악화 또는 재발했던 경험이 있다면 약을 유지하는 게 나을 수도 있다. 정신 질환을 치료받지 않아서 갖게 되는 위험성보다 약물 치료가 주는 이득이 큰 경우가 많다. 산부인과와 정신건강의학과 모두에서 상담하고 최선의 치료법을 선택해야 한다.

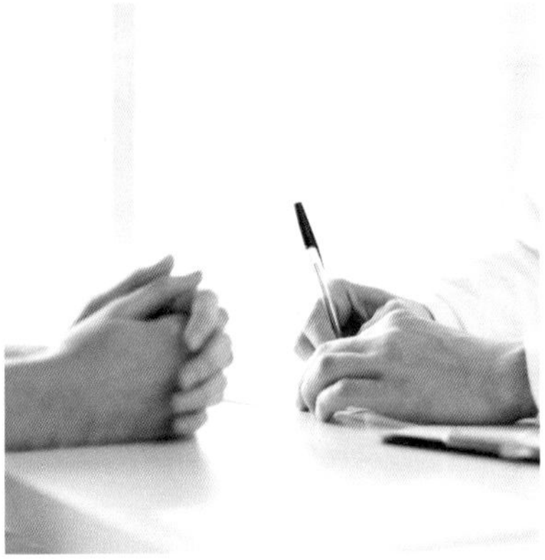

임신을 준비하는

둘째 달 60일

........년 ......월 ......일

유전 질환 가족력이 있는 경우

유전 질환 가족력이 있는 부부가 임신을 준비할 때는 전문적인 유전 상담을 받아야 한다. 유전자 검사 결과 유전성 질환의 유전 인자를 가지고 있으면 시험관아기시술을 통한 착상전유전검사를 진행한다. 배아의 유전 질환 여부를 진단해서 정상 배아만 이식할 수 있다.

임신을 하면 예비 엄마, 아빠는 늘 아기 걱정을 하게 마련이다. 모두가 그렇겠지만 특히 유전적인 가족력이 있다면 더욱 더 조심스럽다. 임신을 계획하고 준비하는 큰 이유 중 하나가 아기에게 아무 문제가 없도록 미리 대비하려는 데 있다.

우리 아기에게 유전적 문제가 있지는 않을까?

과학이 발전하면서 유전적인 질환의 진단도 발전했다. 유전적인 질환의 가족력이 있는 경우 전문적인 상담이 가능한 병원을 찾아 유전 상담을 받도록 한다. 우선 임신을 계획하는 예비 엄마 또는 아빠가 유전 질환의 보인자를 가지고 있는지 정확히 검사를 받는 것이 필요하다. 임신을 하고 나서 검사를 진행하는 경우에는 정확한 진단을 위해 태아의 양수나 융모막을 가지고 검사해야 하는데 검체의 양이 충분하지 않고, 반복해서 채취하기도 어렵기 때문이다. 또한 양수검사나 융모막 검사 자체의 유산 위험을 감수해야 한다.

만약 가족들이 가지고 있는 유전성 질환에 대해 검사해서 엄마 또는 아빠가 보인자로 나오면 배아를 검사하기 위해 시험관아기시술을 진행한다. 배아를 만들어 착상 전에 배아를 검사함으로써 유전 질환 여부를 진단할 수 있지만 모든 유전 질환이 다 가능한 것은 아니다. 최근 들어 착상전유전검사를 통해 정상 배아만 이식하는 것이 기술적으로 가능한 경우가 점점 늘어나고 있다. 이 경우 가족의 검체가 추가적으로 필요한 경우도 있다. 국내 법에 의해 보건복지부에서 고시한 약 140여 종의 유전 질환만이 대상이며, 임신이 되고 나서는 반드시 융모막검사 또는 양수검사를 통해 태아의 염색체 이상 유무를 재확인해야 한다. 가족력은 없지만 비교적 다빈도의 유전 질환이 있는 경우 유전 질환 보인자 선별검사를 할 수 있다. 대표적으로 근긴장성 이영양증, 척수성 근위축증, 취약X증후군 등이 있다.

Daily Tip

유전 질환 가족력이 있다면 임신 전에, 즉 임신 준비 단계에서 전문의에게 부부의 유전자에 대한 정확한 검사와 상담을 받는 것이 필요하다.

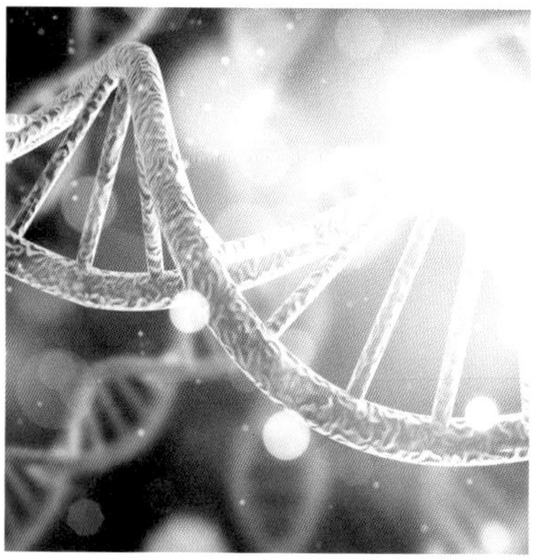

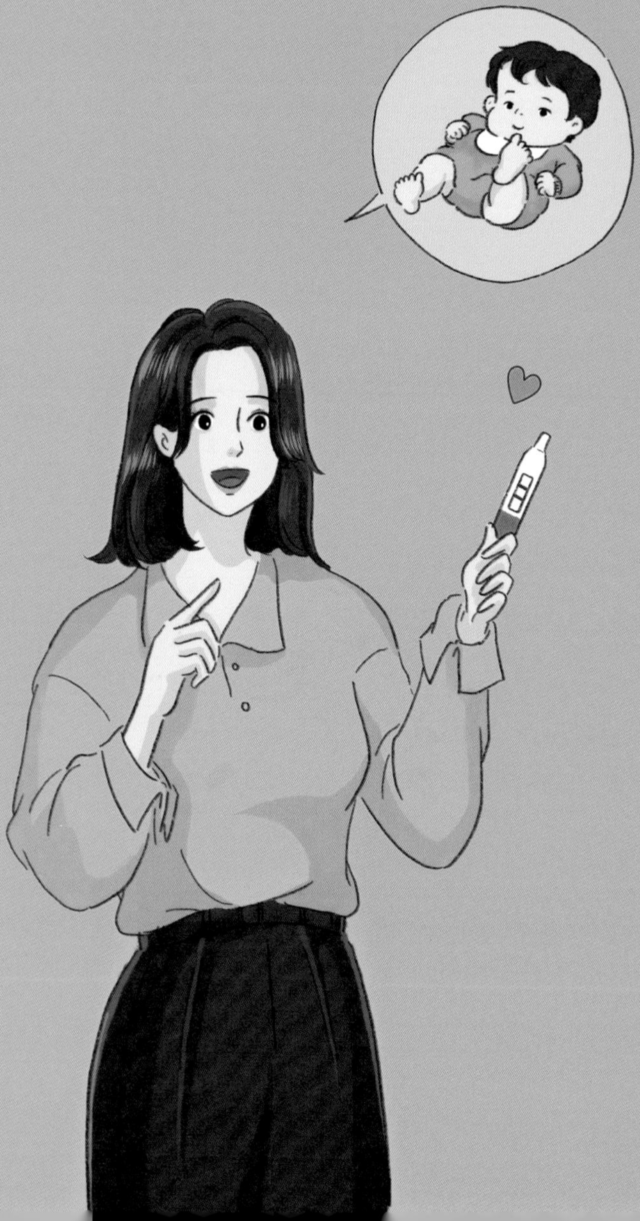

Part 4

남성의 아빠 준비

임신을 준비하는

셋째 달

61일

.................년 ....월 ....일

남성의 생식기관

남성의 생식기관은 정자를 만들어 내서 보관하고 배출하기까지의 과정을 책임지고 있다. 여성의 생식기관과 마찬가지로 생식 활동에 중요한 호르몬 작용을 일으킨다. 눈에 보이는 음경, 음낭 같은 외부 생식기관과 고환, 부고환, 정관, 정낭, 전립선 같은 내부 생식기관 크게 둘로 나눠 볼 수 있다.

고환은 정자를 만드는 곳으로 정소라고도 부른다. 음낭 양쪽에 하나씩 들어 있는 고환에서는 남성호르몬인 테스토스테론도 만들어진다. 음낭은 고환을 몸 바깥쪽에 위치하게 하고 주름 구조로 근육을 수축시키거나 이완해서 온도를 조절해 준다.

Daily Tip

고환은 체온보다 1도 정도 낮은 온도에서 정자를 잘 만들어 낼 수 있다.

남성의 생식 활동과 관련 있는 신체 기관들

부고환은 고환의 뒷부분에 있는 새끼줄 형태의 관으로 고환에서 만들어진 미성숙 정자가 약 20일 동안 대기하는 곳이다. 부고환에 머물면서 정자는 운동성이 생기고 수정 능력을 갖추게 된다. 부고환에서 나온 정자는 정관을 통해 외부로 나간다.

정관은 부고환과 연결된 관으로 사정이 일어날 때 정자가 부고환에서 요도로 이동하는 통로다. 만들어진 정자의 대부분은 사정 때까지 정관에 보관된다.

정낭은 방광 뒤쪽에 자리한 주머니로 정자에 영양과 에너지를 공급하기 위한 물질을 만드는 분비샘이다. 이 점액질 분비물이 섞여서 정액이 된다. 정낭에서 나오는 관은 정관과 합쳐져서 사정관을 형성한다. 사정관은 평소에는 닫혀 있다가 사정할 때 열려서 정액을 체외로 배출하는 역할을 한다.

전립샘은 정관과 요도관을 연결하는 부분을 둘러싸고 있는 분비샘이다. 정자의 운동성을 높이는 알칼리성 점액 물질을 만들어 내서 정낭에서 나오는 분비물과 함께 정액의 성분을 구성한다. 산성인 여성 질 내부를 중화시켜 정자를 보호하기도 한다.

남성의 요도는 방광 아래쪽에서 전립선을 지나 음경 끝까지 연결된 소변과 정액이 배출되는 관이다. 정액이 나올 때는 괄약근이 닫혀서 소변이 요도로 유입되는 것을 막는다.

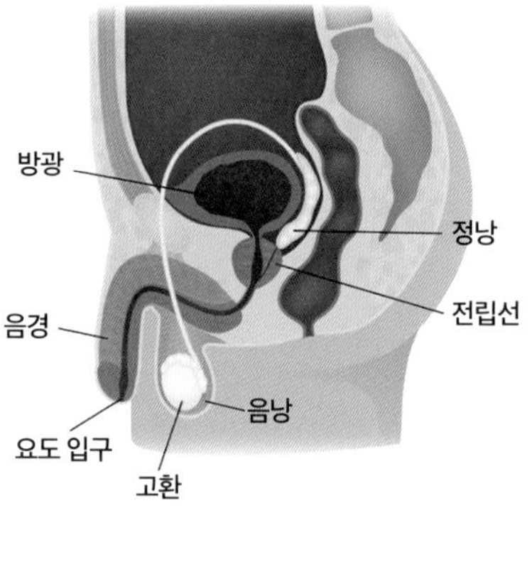

임신을 준비하는

셋째 달

62일

년 월 일

아빠 준비, 건강한 정자 만들기

정자가 수정할 수 있을 만큼 자라는 데는 100일이 걸린다. 그러니 아기가 될 정자를 건강하게 만들려면 그 전에 관리해야 한다. 스트레스와 음주, 흡연은 정자 수를 줄어들게 할 뿐만 아니라 느리고 손상된 정자를 만들 가능성이 크다. 미리미리 체중을 관리하고 적절히 운동하며 영양 섭취에도 신경 써야 한다.

정자가 만들어지는 데는 약 100일의 시간이 필요하다. 고환에서 정자 세포가 정자로 성숙하기까지 74일이 걸리고, 또 수정력을 갖추기까지 2~3주가 걸려 총 100일이다. 몸 밖으로 나오는 정자는 사실 이미 석 달도 더 전에 만들어진 것이란 의미다.

정자는 100일 전 만들어진다

만성질환과 스트레스, 운동 부족 등으로 남성 난임 환자가 꾸준히 늘고 있다. 임신을 계획했다면 정자가 만들어지기 전부터 준비해야 한다. 임신 시도 최소 100일 전, 몸이 회복할 시간을 포함하면 그보다 훨씬 전부터 관리에 들어가는 게 좋다.

우선 체중 관리가 중요하다. 남성 비만도 난임이나 유산에 영향을 끼친다. 규칙적인 식생활과 적절한 운동이 필수다. 그렇다고 운동을 지나치게 하면 오히려 남성호르몬 수치가 떨어지고 정자 수가 줄어든다. 운동은 무리하지 않는 선에서 꾸준히, 하루 한 시간을 넘지 않는 정도로 한다.

건강한 정자를 만들기 위해서는 영양 섭취에 신경 써야 한다. 특히 임신을 준비할 때 엽산은 남성에게도 중요하다. 정자가 온전한 모습을 갖추게 하고 움직임이 활발하도록 만든다. 정자 수를 늘리는 데도 도움이 돼 임신 확률을 높인다. 아연도 산화 스트레스를 줄이고 남성호르몬 분비를 촉진해 정자를 만드는 데 도움을 준다.

지나친 음주는 정자의 수와 활동성을 줄이는 원인이 된다. 흡연은 비정상적인 정자를 만들어 낸다. 임신 계획이 있다면 술과 담배는 당장 끊는 게 좋다. 또 스트레스야말로 건강한 정자를 만드는 데 큰 걸림돌이다. 쉴 때는 쉬어 가면서 마음을 편히 갖고, 잠이 모자라지 않도록 한다.

Daily Tip

단백질 보충제나 고혈압약, 탈모 치료제, 무좀약 등의 약물 중 일부는 정자를 만드는 데 방해가 될 수 있으니 전문의와 상담하고 먹는 것이 좋다.

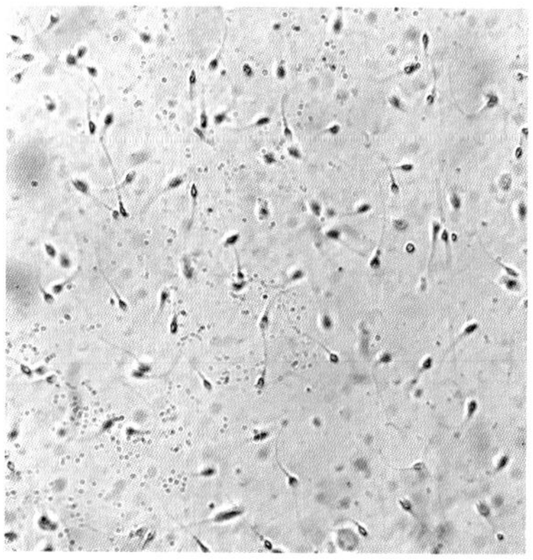

임신을 준비하는

셋째 달

63일

..........년 ....월 ....일

남성 난임의 원인

난임으로 병원을 찾는 부부 세 쌍 중 한 쌍 이상이 임신을 방해하는 남성 측 요인을 갖고 있다. 남성 난임은 보통 정자가 만들어지는 과정이나 이동하는 과정, 또는 난자와의 수정 과정에 문제가 있다는 의미다.

임신을 위해서는 모양이 정상이고 활발한 운동성을 가진 건강한 정자가 많이 필요하다. 남성 난임은 수정 능력이 있는 정자들을 자궁 안으로 보내는 데 문제가 있다는 이야기다. 단순히 특정 질환 때문에 나타나는 문제라기보다는 생활 습관이나 유해 환경, 스트레스를 포함한 다양한 요인이 만들어 내는 복합적이고 종합적인 결과일 확률이 높다.

남성 측 요인으로 인한 난임

해가 갈수록 난임 진단을 받는 남성이 늘고 있다. 결혼 연령이 높아진 것도 남성 난임 인구를 늘게 한 원인 중 하나일 것이다.

남성 난임의 원인을 몇 가지로 나눠 보면 먼저 고환에서 정상적인 정자를 만들지 못하는 정자 형성 장애를 들 수 있다. 정자의 숫자가 줄고 활동성이 낮으며 모양이 비정상인 경우로 남성 난임 대부분이 여기에 해당한다. 고환에서 정자는 정상적으로 만들어지지만 정자가 이동하고 배출되는데 이상이 있는 정자 통과 장애일 수도 있다. 부고환이나 정관, 전립선 등이 염증이나 낭종, 혹은 선천적 이유로 막혀서 정자가 이동하는 통로 역할을 하지 못하는 상태인 것이다. 그 밖에도 무정자증이거나 정낭, 전립선의 기능이 떨어져 정자의 이동을 돕는 정액을 생산하는 데 문제가 생기면서 난임의 원인이 될 수도 있다. 음낭 안 혈관에 이상이 있는 정계정맥류, 비뇨생식기계 감염, 호르몬 분비 이상 등도 남성 난임의 원인이다. 또 당뇨병, 고혈압, 고지혈증 같은 만성질환 환자가 늘면서 발기부전이나 사정 장애로 부부관계가 어려워 난임인 경우도 많아졌다.

난임 치료는 장거리 레이스일 수도 있다. 검사받고 상담하고 생활 습관을 개선하며 치료하는 과정에서 부부가 함께하는 것이 중요하다. 많이 대화하고 서로 이해하며 적극적으로 참여하다 보면 좋은 결과를 얻을 수 있을 것이다.

Daily Tip

임신이 잘 안 될 때는 우선 부부가 함께 난임 검사를 받아보도록 한다.

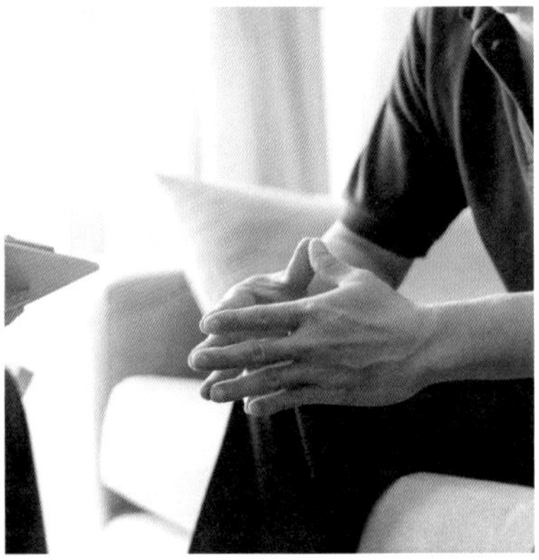

임신을 준비하는

셋째 달

64일

.......년 ....월 ....일

남성 난임 진단 검사

남성이 받는 난임 검사는 여성이 받는 난임 검사를 생각해 볼 때 비교적 간단한 편이라고 말할 수 있다. 문진, 신체검사, 정액 검사 등으로 난임의 원인이 어디에 있는지 우선적으로 알아보고, 필요한 추가 검사를 받거나 치료에 들어간다.

남성 난임 진단은 문진과 신체검사에서부터 시작한다. 난임의 원인을 찾기 위해 전에 내과나 생식계 쪽 병력이 있는지, 수술 경험이 있는지, 약물을 복용하고 있는지 등을 묻고 부부관계, 식습관, 생활 양식, 환경, 운동, 스트레스 등에 관해서도 파악한다. 전체적인 신체검사를 하고 정자를 만드는 생식기인 고환과 부고환을 중심으로 음낭, 음경, 정관 등의 상태를 살핀다. 일례로 정자의 질을 떨어뜨리는 정계정맥류 같은 경우 울퉁불퉁한 정맥이 만져지거나 눈으로 확인되기도 한다.

Daily Tip

정액 검사는 마지막 사정으로부터 3일에서 7일 사이의 금욕 기간을 거쳤다면 어느 때든 병원에 방문해서 진행하면 된다.

남성이 받는 난임 검사

정액 검사는 남성 난임 진단에 가장 중요한 검사다. 정액을 채취해서 정자의 수가 어느 정도인지, 활동성은 좋은지, 생김새는 정상인지, 정액의 양은 충분한지 등을 알아볼 수 있다. 정액은 정액 채취실에서 본인이 받는 방식으로 채취하는데 당일 컨디션에 따라서 검사 결과가 달라질 수 있으니 피로나 스트레스가 쌓인 상태로 검사받지 않도록 일정을 조정하는 것이 좋다. 문제가 있으면 두 번 이상의 재검이 필요할 수 있다.

그 밖에도 기본적인 소변 검사 및 피 검사, 내분비 이상을 확인하는 호르몬 검사와 유전적 원인을 확인하는 유전자 검사, 염색체 검사 등을 시행할 수 있다. 영상 진단 검사인 음낭 초음파 검사로 고환 내부의 이상을 확인하거나 직장 초음파 검사로 전립선, 정낭, 사정관의 이상을 확인하기도 한다. 정액 검사에서 정자가 거의 없거나 아예 없으면 고환 조직검사를 하고, 고환 조직검사에서 문제가 발견되지 않으면 정관조영술로 정자가 나오는 경로의 소통 상태를 검사할 수도 있다. 정관 복원 수술이나 고환 수술을 받은 적이 있다면 정자를 공격하는 항체에 대해 검사해 보기도 한다.

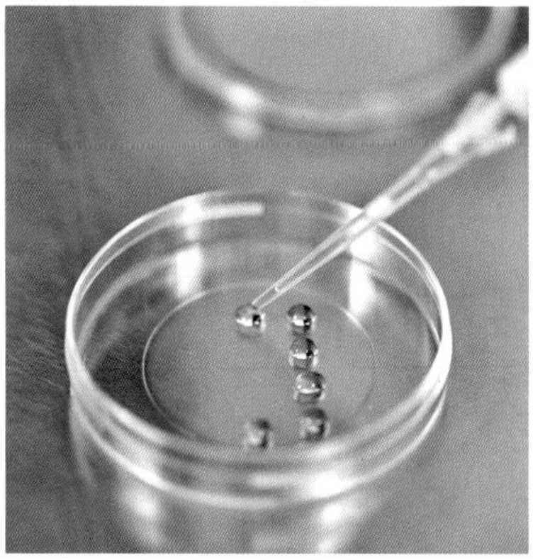

임신을 준비하는

셋째 달

65일

남성 난임의 치료

검사를 통해 난임의 원인이 정확히 파악된 다음에는 적절한 방법으로 치료하는 것이 중요하다. 생식 능력에 해로운 영향을 주는 요소를 차단하고 생활 습관을 바로잡는 것부터 시작해서 내과적 치료, 수술적 치료로 남성 난임을 극복할 수 있다. 원인에 따라서는 보조생식술을 진행하기도 한다.

내분비 질환으로 호르몬에 문제가 있을 때는 호르몬 요법으로 정자와 정액의 상태를 좋아지게 할 수 있다. 고프로락틴혈증, 갑상샘기능저하증, 선천성 부신과형성증 등일 때 호르몬 치료를 한다. 사정 장애가 있을 때도 약물 요법으로 치료할 수 있다.

남성 난임 해결을 위한 방안들

정계정맥류는 남성 난임의 흔한 원인 질환이다. 고환에서 나가는 정맥 혈관이 장애나 역류로 엉키고 늘어난 상태를 말한다. 고환 주변에 혈액이 몰려 온도가 높아지면서 정자를 만들어 내는 데 문제를 일으킨다. 정계정맥류절제술로 해결할 수 있으며 수술 효과가 좋은 편에 속한다.

고환에서 정자는 정상적으로 만들어지지만 정액 검사에서 정자가 없으면 정자의 이동 통로가 막혀 있는 것이다. 이런 때는 현미경을 이용한 정관문합술로 길을 연결해 준다. 매우 정교한 수술이지만 정관이 막혔던 기간이 길지만 않으면 열에 여덟아홉 건은 정자가 다시 이동할 수 있게 된다. 만약 폐쇄된 정자의 이동 통로가 뚫리지 않으면 고환정자채취술로 고환이나 부고환에서 정자를 직접 채취해 인공수정, 시험관아기시술, 세포질내정자주입술 등의 보조생식술을 시도할 수 있다.

고환이나 부고환에서 정자가 아예 만들어지지 않는 경우는 현재까지의 기술을 가지고는 치료가 어렵다. 이런 때는 익명으로 기증받아 정자은행에 동결 보존된 비배우자의 정자를 사용해서 난임 시술을 받는 방법을 고려해 볼 수도 있다.

Daily Tip

정자 공여 프로그램을 이용할 때는 의료진의 충분한 설명과 함께 부부 모두의 동의가 필요하다.

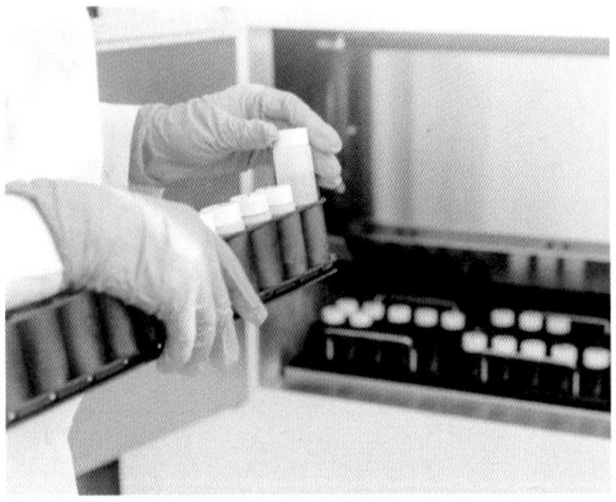

임신을 준비하는

셋째 달

66일

.......................년 ....월 ....일

남성을 위한 자연임신 팁

자연임신 확률을 높이기 위해 가장 먼저 생각해 볼 수 있는 것은 배란일에 맞춰 부부관계 횟수를 늘리는 일이다. 부부관계를 자제하는 것이 정자의 질을 개선하고 임신 확률을 높이는 데 도움이 된다는 생각은 잘못된 것이다.

부부관계를 오랫동안 하지 않았다가 해야 임신 확률이 높다든가 자주 하면 정자가 덜 나온다든가 하는 속설이 있지만 모두 거짓이다. 오히려 금욕 기간이 짧을수록 정자의 수가 많고 운동성이 활발하다. 고환에서 성숙된 정자는 사정될 때까지 기다리는 시간이 길수록 상태가 점점 안 좋아진다. 반면 매일 사정한 후 정자의 모양을 관찰해 보면 머리 부분과 꼬리 부분의 모양이 한결 잘 갖춰져 있다. 비정상적으로 생긴 정자는 난자를 만나도 수정이 잘 안 되고 혹시 수정이 됐다고 해도 염색체 이상으로 자궁 안에 자리를 잡지 못한다.

Daily Tip

실제로 열흘 이상 사정이 없었던 경우 정액 관련 지표가 전반적으로 나빠졌다.

자연임신을 위한 부부관계

따라서 임신을 위해서는 무리가 되지 않는 한 부부관계를 자주 할수록 유리하다. 임신 확률은 배란기의 부부관계 횟수와 비례해서 높아진다. 확률이 가장 높은 배란 5일 전부터 배란 다음 날까지 일주일간의 기간에 열심히 정성을 들여 본다. 병원에서 초음파 검사를 하면 더 정확하게 스케줄을 짤 수 있을 것이다.

하지만 즐거워야 할 부부관계를 스트레스로 만들지는 않도록 주의해야 한다. 밀린 숙제하듯, 독촉에 시달리듯 임신 성공인가 실패인가에만 너무 집착하다 보면 압박감만 늘 뿐이다. 스트레스는 임신에 걸림돌이 된다.

적당한 운동과 건강한 식습관은 성욕과 생식 능력을 유지하는 데 큰 도움이 될 것이다. 술과 담배를 멀리하고 수면 시간도 충분히 갖는 것이 좋다. 고환을 압박하는 속옷이나 바지는 피하고 늘 시원하게 유지하도록 한다.

만약 부부관계가 어렵다고 느낀다면 다음 단계로 인공수정을 시도할 수 있다.

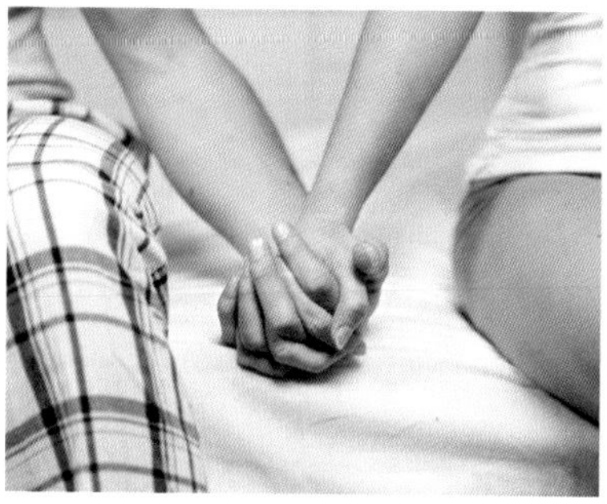

년 월 일

임신을 준비하는

셋째 달

67일

건강한 정자를 위한 생활 습관

건강한 정자를 만들어 내려면 무리하지 않는 선에서 꾸준히 운동하는 것이 좋지만 고환 온도를 높일 정도의 운동은 피해야 한다. 고환 온도가 높아지면 정자 생성률은 떨어지기 때문에 체온보다 약간 낮은 온도로 유지하는 것이 바람직하다.

정자가 원활히 만들어지고 호르몬이 제 기능을 하는 이상적인 환경은 고환 온도가 체온보다 1~2℃ 정도 낮은 상태일 때다. 고환이 위치한 음낭은 배 안쪽이 아닌 바깥쪽에 있다. 이런 신체 구조 덕분에 고환의 온도는 자연스럽게 체온보다 낮게 유지된다.

정자 생성에 방해되는 요인 피하기

정자의 수와 질을 생각해서 고환 온도를 높이지 않으려면 아무래도 평소 속옷이나 바지를 꽉 끼게 입는 것보다는 통풍이 잘되도록 편안한 차림을 하는 것이 좋다. 자전거 타기처럼 직접 압박을 줄 수 있는 운동은 너무 오래 하지 않도록 한다.

혈액순환에 도움이 되는 반신욕이나 사우나를 할 때도 고환이 너무 높은 온도에 오래 노출되지 않도록 주의하는 것이 좋다. 실제로 몇몇 연구에서 40도 넘는 온도에 고환을 일정 시간 이상 노출했을 경우 정자 생성이 일시적으로 멈추는 결과를 확인하기도 했다. 임신을 준비할 때는 정자가 만들어지고 성숙하는 시간까지 고려해서 최소 3개월 전부터 고온에 장시간 노출되는 상황을 최대한 피하는 것이 좋겠다.

그 밖에 일상생활에서 건강한 정자를 만들기 위해 실천할 수 있는 생활법의 기본은 스트레스를 잘 관리하고 적절하게 운동하는 것이다. 임신을 계획 중이라면 반신욕이나 사우나도 너무 오래 하지 않는 게 좋다. 더불어 여러 번 강조하지만 담배와 술을 멀리해야 한다.

Daily Tip

흡연 및 음주는 의심할 여지없이 건강한 정자 생성의, 나아가 건강한 임신의 적이다.

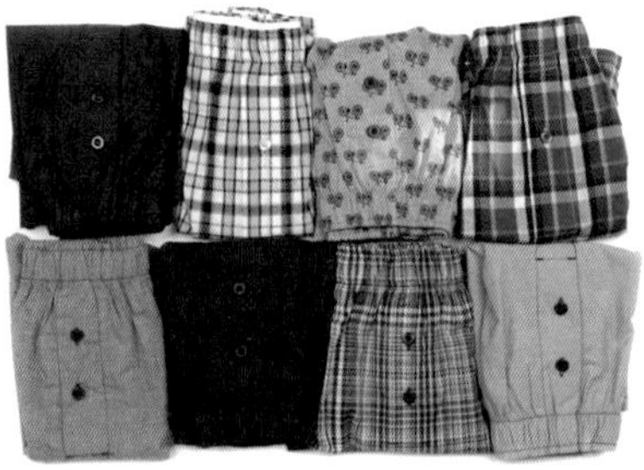

임신을 준비하는

셋째 달

68일

..................년 ....월 ....일

남성 성기능 장애

성기능 장애는 치료받아야 할 질환의 일종이다. 발기부전 또는 사정 장애 같은 남성 성기능 장애는 난임의 원인이 되기도 한다. 성기능 장애를 이겨내고 임신에 이르기까지는 부부간의 많은 애정과 노력이 필요할 수 있겠다.

발기부전이나 사정 장애 등의 성기능 장애로 임신이 어려운 경우도 적지 않다. 최근에는 우리나라에서도 남성 성기능 장애 환자 수가 크게 늘어서 생각보다 많은 부부의 고민거리로 급부상하고 있다.

난임의 원인이 되는 성기능 장애

성기능 장애는 스트레스나 불안감, 우울증 같은 심리적인 문제가 원인이거나 해부학적 구조, 내분비계의 이상, 각종 질환 등의 신체적인 문제가 원인이 돼 나타난다. 현대 사회에서는 환경오염, 음주, 흡연, 나이, 비만, 각종 성인병 등이 남성 성기능 장애로 인한 난임의 중대한 원인이 된다고 알려졌다. 성기능 장애의 치료 방법은 원인에 따라 다르겠지만 보통 정신과적 치료와 호르몬 요법, 약물 요법 등을 사용한다. 현재 가장 흔하게 쓰이는 치료법은 먹는 약물을 이용하는 것이다. 스트레스 관리가 매우 중요하기 때문에 임신 준비 기간에는 스트레스를 피하도록 잘 조절해 줘야 한다. 체중 관리를 위해 식이 조절과 운동을 병행하고 금연 및 금주 역시 기본으로 지켜야 할 수칙이다.

치료하고 관리해도 성기능을 회복하는 데 효과를 보지 못할 때는 인공수정이나 시험관아기시술을 시도한다.

Daily Tip

정자를 채취하기 힘들면 음낭 피부를 절개한 후 고환에서 정자를 채취하는 고환조직정자채취술을 진행하기도 한다.

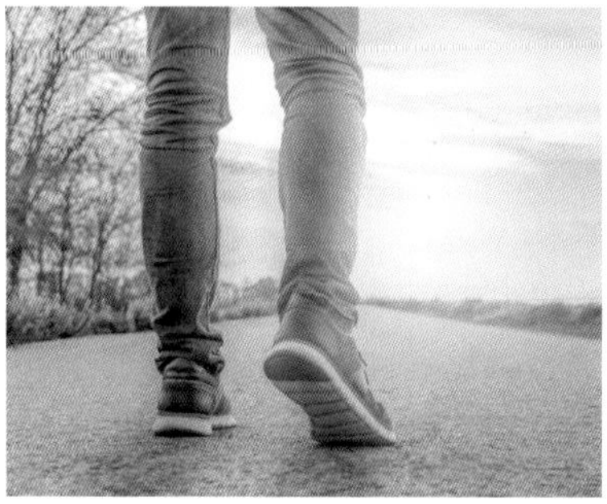

임신을 준비하는

셋째 달

69일

..........년 ......월 ......일

난임의 원인이 되는 남성 비만

남성 비만도 난임의 원인이 된다. 부부 모두 비만이면 자연임신은 더 어려워진다. 임신을 바란다면 여성뿐 아니라 남성도 체중 관리에 신경 쓰도록 한다. 건강한 정자가 만들어지기까지 필요한 시간은 100일. 임신을 계획했다면 가능한 한 빨리 체중 관리를 시작하는 것이 좋다.

최근 몇 년 사이 30대 남성의 비만율이 급격히 증가해서 50%를 훌쩍 넘어섰다. 30대 및 40대 남성 절반이 체질량지수 25 이상으로 비만에 해당한다고 조사되기도 했다. 문제는 남성 비만이 난임으로 이어질 확률 또한 높다는 점이다.

자연임신을 위한 남성 체중 관리

정자는 체온보다 1도에서 2도가량 낮은 환경일 때 잘 만들어진다. 비만인 상태라면 체온 자체가 높아지고 고환 온도 역시 높아져서 정자가 잘 만들어지지 않는다. 실제로 비만도가 높을수록 정자 수는 임신할 수 있을 만큼 충분하지 않은 경우가 많다.

또 한편으로 지방이 너무 많아지면 지방 조직 내부에서 남성호르몬을 여성호르몬으로 변환한다. 이렇게 불균형한 호르몬 상황이 성 기능을 저하시키고 비정상적인 정자를 만들게 한다. 결국 임신이 어려워지는 것이다. 게다가 비만이 가져오는 당뇨병, 고혈압, 고지혈증, 협심증 등의 질환도 생식 능력에 문제를 일으킬 가능성이 크다.

그렇다 보니 남성의 비만 관리는 자연임신의 필수 조건 중 하나다. 정상 체중으로 돌아가면 정자 수는 다시 늘어난다. 평소 유산소 운동과 근력 운동을 꾸준히 해서 체지방을 줄이고 체질량지수를 낮춘다. 물론 과격한 운동이나 과다한 운동량은 오히려 생식 능력에 해가 되니 피한다. 칼로리를 제한한 균형 잡힌 식단을 병행하며 관리하도록 한다.

Daily Tip

비만으로 인한 정자의 손실은 양적으로든 질적으로든 체중 관리만으로 얼마든지 되돌릴 수 있다.

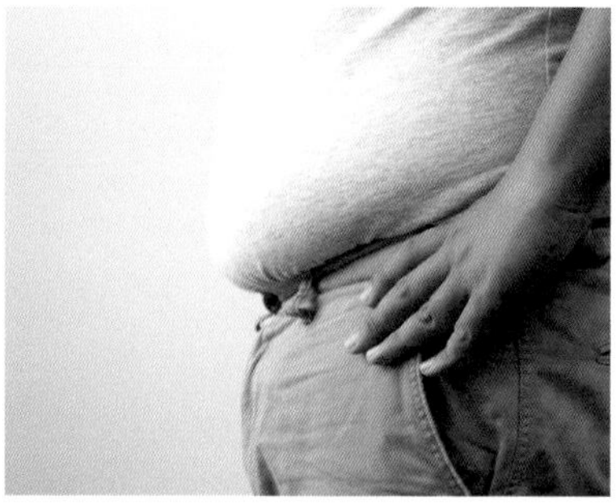

.................년 ....월 ....일

남성 난임 개선에 도움을 주는 아르기닌

단백질을 구성하는 아미노산의 일종인 아르기닌은 강력한 항산화 물질 중 하나이기도 하다. 피로 회복, 노화 방지는 물론이고 정자의 질을 높이는 데 도움을 줄 수 있다. 혈관을 확장시켜 혈압을 완화하고 발기부전을 개선하는 효과를 보이기도 한다.

아르기닌은 대표적인 남성 영양제로 인기를 얻고 있다. 운동 후 몸에서 발생하는 암모니아와 젖산, 지방산 등의 노폐물을 감소시키며 피로도를 낮추고 근육 성장에 효과가 있어 헬스 보충제로 많이 쓰인다. 아르기닌이 만들어 내는 산화질소는 혈관을 확장시켜 혈류를 좋게 하는데, 그렇다 보니 발기부전 개선에 도움을 줘서 정력 강화제로 알려지기도 했다. 정액의 구성 성분이기도 하며 정자의 수를 늘리고 활동성을 높이는 데 중요한 역할을 하기 때문에 임신을 준비하는 입장에서는 복용을 고려해 볼 만하다.

Daily Tip

아르기닌은 보통 4,000mg 안팎의 양을 권장하는데 흡수가 잘 안 되는 편이니 공복 상태에서 먹는 것이 좋다.

생식 세포 분열을 돕는 영양소, 아르기닌

아르기닌은 남성뿐 아니라 여성의 생식 기능에도 이로운 역할을 한다. 혈류가 좋아지면서 자궁이나 난소에 더 원활하게 혈액이 공급된다. 이런 현상이 자궁내막을 튼튼하게 만들어 착상에 도움이 된다. 그래서 시험관아기시술을 할 때 배아의 안정적인 착상을 돕기 위해 아르기닌 복용을 권하기도 한다. 성생활 만족도를 높이는 데 활용할 수도 있다.

아르기닌은 체내에서 충분히 합성되지 않는 영양소여서 식품이나 영양제로 섭취해야 한다. 생선, 육류, 달걀, 유제품, 견과류 등에 많이 들어 있다. 시중에 액상형, 캡슐형, 분말형 등 매우 다양한 형태의 아르기닌 보충제가 판매되고 있기도 하다. 생식 기능 강화 효과가 나타나려면 수개월이 걸릴 수도 있어서 임신 계획 단계에서부터 복용을 권하기도 한다.

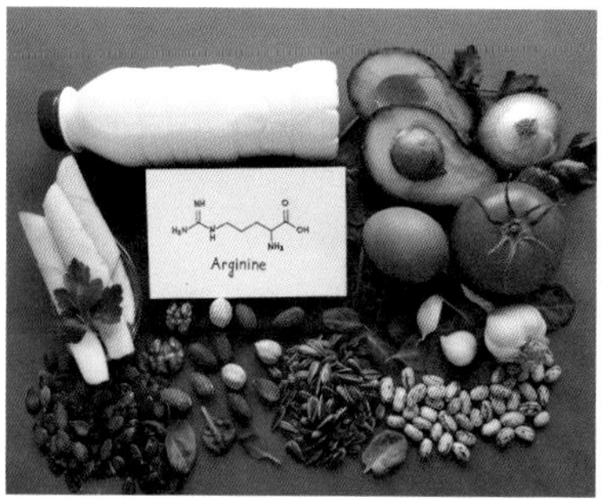

임신을 준비하는

셋째 달

71일

........년 ....월 ....일

정자 동결 보존

정자는 수분량이 적고 세포 크기가 작은 편이며 구성 단백질이 구조적으로 냉기에 강해서 냉동이 쉬운 편이다. 실제로 정자 동결은 난자 동결보다 훨씬 먼저 시작됐다. 과거에는 주로 남성 암 환자의 가임력 보존 방법으로만 쓰이던 정자 동결이 남성 난임이 늘어감에 따라 더 많은 관심을 받고 있다.

남성 암 환자가 항암제나 방사선을 이용한 항암치료를 받을 때는 생식 기능에도 영향을 받는다. 임신이 어려워질 때를 대비한다면 사춘기 이후의 남성은 일반적으로 간단하게 정액을 채취해서 정자를 동결할 수 있다. 채취한 정액을 동결 보호제와 혼합해 저온의 액체질소에서 냉동 보관한다. 상황에 따라서는 마취하에 고환 조직을 채취해서 동결하기도 한다.

Daily Tip

기술이 발전하면서 보관한 지 10년 이상 지난 정자도 해동 후 시험관아기시술을 할 때 임신율에 큰 차이를 보이지 않는다.

남성 가임력 보존, 정자은행

항암치료를 앞두고 있을 때 외에도 인공수정이나 시험관아기시술을 계획하는 중 남편의 해외 출장 등으로 시간을 맞추기 어려울 때 미리 정자를 채취해 보관한다.

최근에는 늦은 결혼과 스트레스나 술, 담배 같은 요인이 건강한 정자가 만들어지는 데 문제를 만들면서 남성 난임이 늘어가는 추세다. 남성의 가임력도 여성과 마찬가지로 35세 이전에는 좋았다가 40세를 넘어서면서부터는 뚜렷한 감소세를 보인다. 그렇다 보니 정자가 더 건강할 때 보존해 두기 위해 병원을 찾는 남성의 수는 조금씩 늘어나고 있다.

배우자와 임신을 시도하기 위해 정자를 보관하는 자가 정자은행과는 달리 공여 정자은행은 건강한 남성의 정자를 공여받아 동결 보관한다. 비폐쇄성 무정자증 같은 남성 요인으로 인한 난임일 때 정자은행을 통해 임신을 시도할 수 있다. 즉 남성이 정자 생산 기능을 잃은 경우 공여 정자은행을 통해 비배우자 간의 인공수정이나 시험관아기시술을 시도한다. 우리나라는 아직 공여 정자은행에 대한 제도적인 논의가 많이 필요한 상황이다.

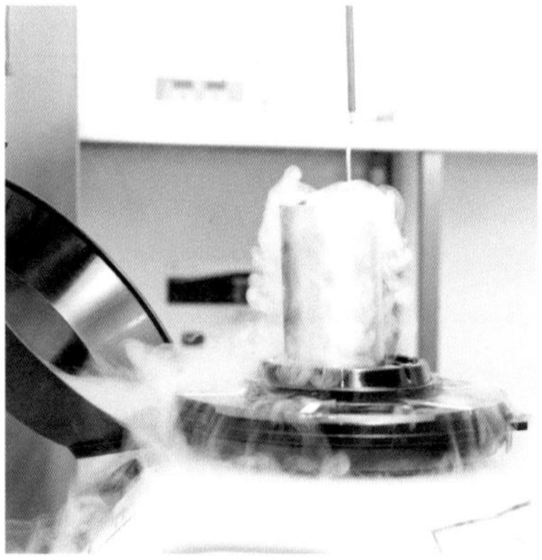

남성 난임 극복을 위한 방법

난임의 원인이 남성에게 있는 경우도 늘고 있는 가운데 임신을 준비하려면 남성의 건강 관리 역시 필수 사항이 됐다. 건강한 정자를 만들어 내려면 적절한 영양 섭취도 중요하고, 산화스트레스를 줄이려는 노력이 필요하다.

체내에 활성산소가 많아지면 산화스트레스가 증가하고, 산화스트레스는 남성의 정자 수를 줄이며 정자의 운동성을 떨어뜨린다. 결국 난임의 원인이 된다는 이야기다. 원인 불명의 남성 난임 상당수는 산화스트레스가 영향을 끼친 것으로 보인다. 음주, 흡연, 복부 비만, 생식기 질환 등이 산화스트레스를 유발해 난임을 불러올 수 있다.

항산화제 섭취

산화스트레스를 조절하려면 체중을 관리하고 음주 및 흡연을 멀리하며 항산화제를 적절히 섭취하는 게 좋다. 활성산소를 억제하는 비타민, 미네랄이 정자의 질을 높이고 건강한 임신에 도달하는 데 도움이 된다.

남성의 경우 엽산과 아연을 포함한 영양제를 임신 계획 단계에서부터 복용하는 것을 권한다. 엽산과 아연 모두 활성산소에 대응하는 항산화 작용으로 산화스트레스를 줄인다. 국내외 여러 연구에서 엽산과 아연을 함께 섭취했을 때 정자 수 증가와 운동성 향상에 도움이 되는 것으로 보고됐다. 아연은 남성의 생식 능력을 돕는 대표적인 무기질 중 하나로 충분히 섭취하면 정자 수가 늘어나고 운동성이 좋아지며 테스토스테론 수치도 높아진다.

비타민C는 대표적인 항산화 비타민으로 정자의 기형을 줄이고 운동성을 향상시킨다. 비타민E 또한 정자의 손상을 방지하고 생식 환경에 필수적인 비타민으로 꼽힌다. 전반적인 가임 능력 향상에 도움이 되는 칼슘을 잘 흡수하려면 비타민D도 충분해야 한다.

최근에는 세포의 활력을 높이고 정자의 운동성을 높이는 코큐텐, 생식 환경 개선에 좋은 것으로 알려진 셀레늄, 전립선 질환을 예방하고 정자의 질을 높이는 라이코펜 등이 난임을 예방하는 항산화제로 추천되고 있다. 아르기닌, L-카르니틴도 남성의 생식 능력을 개선한다.

건강한 정자를 위한 남성의 엽산 섭취

엽산은 임신 준비 영양제 하면 가장 먼저 떠오르는 성분이다. 근래 들어서는 임신을 준비할 때 부부 모두 엽산을 충분히 섭취하는 게 좋다고 알려졌다. 태아의 건강을 위해 남성에게도 미리 엽산제를 복용하도록 권하는 추세다.

비타민 B9로도 불리는 엽산은 아미노산과 DNA의 합성에 꼭 필요한 영양소다. 세포의 분열과 성장에 매우 중요하다. 태아의 신경과 혈관 발달에 지대한 역할을 하기 때문에 임신부가 챙겨야 할 필수 영양소로 꼽힌다. 특히 태아의 신경관 결손을 예방하려면 수정 전 난자와 정자에 엽산이 충분히 저장돼 있어야 해서 임신 확인 후 엽산을 복용하는 것은 늦을 수도 있다.

최근에는 엽산이 건강한 정자를 만들어 내는 데 효과가 있다고 알려지면서 남녀 모두 임신 준비 단계부터 함께 엽산을 먹으라고 권장하고 있다. 실제 연구에서 엽산을 충분히 섭취한 남성의 정자가 비교 집단 남성의 정자에 비해 염색체 이상 발생률이 낮다는 결과가 나타나기도 했다. 생식 관련 역할 외에 엽산이 부족할 경우 심혈관질환으로 사망할 위험이 높아진다는 연구 결과도 있다.

엽산은 녹색 채소나 각종 해조류에 많이 함유돼 있다. 천연 상태의 음식물을 통해서 섭취하면 더 좋겠지만 성인 남성 대부분은 엽산 1일 권장 섭취량 400㎍을 일상적인 식사로 다 채우지 못하니 임신을 준비할 때는 보충제를 복용하는 것이 좋다. 일반적으로 임신 시도 3~6개월 전부터 부부가 함께 엽산을 복용하도록 권한다.

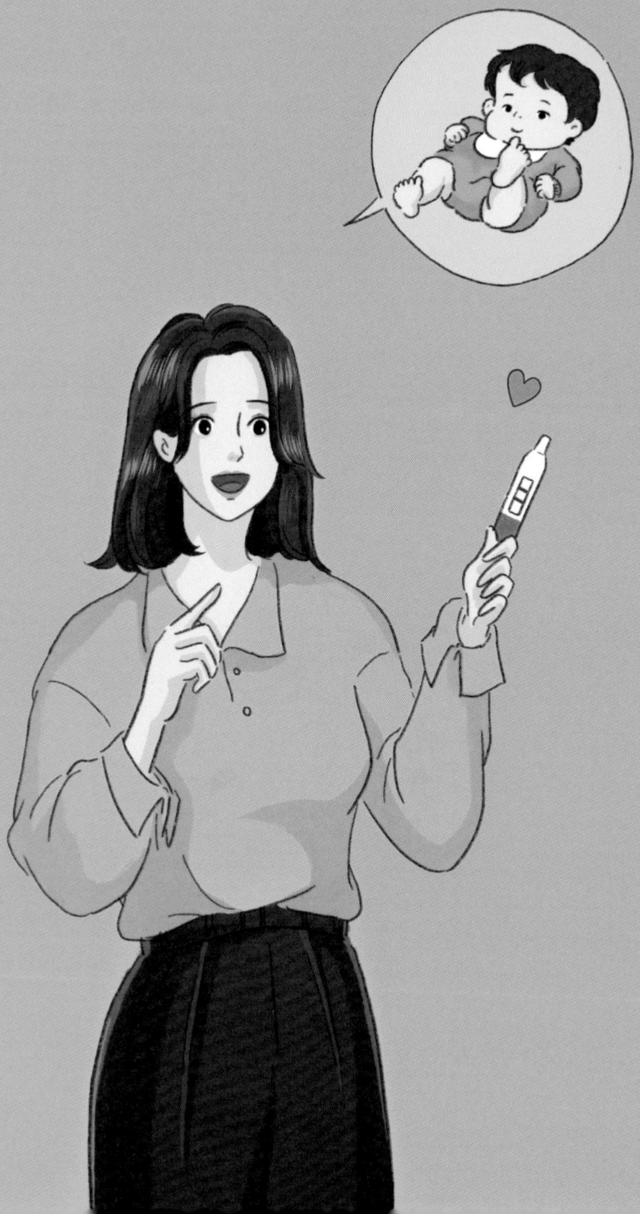

Part 5

임신 초기 증상과 비정상 임신의 징후는 어떻게 다를까?

임신을 준비하는

셋째 달

72일

...............년 ....월 ....일

여러 가지 임신 초기 증상

일반적으로 생리가 예정된 날짜를 넘겨도 소식이 없으면 혹시 임신인 건가 기대하게 된다. 물론 원래도 생리가 불규칙했다거나 스트레스가 많아 늦어지는 것일 수도 있다. 생리 예정일이 일주일 넘게 지났는데도 생리를 하지 않고 다른 임신인 듯한 증상이 있으면 임신테스트기로 확인해 보는 것이 좋겠다.

생리할 때가 됐는데 늦어지면 임신이 아닐까 생각하게 된다. 생리가 멈췄다는 것이야말로 가장 대표적인 임신의 신호다. 또 배란 후 높아진 기초체온이 생리 예정일이 지나도 계속 높은 상태를 유지하고 있으면 임신을 의심할 수 있다. 개인차가 있기는 하지만 그 밖의 여러 임신의 징후도 점점 보이기 시작한다.

임신일까 아닐까, 확인이 필요한 증상들

아주 초기인데도 흔히 나타나는 임신 증상 중 하나는 피로감이다. 특별히 잠이 모자라지 않는 상태에 평소처럼 생활하고 힘들게 움직이지 않아도 쉽게 피곤을 느낀다. 속이 메스껍고 구역질이 나기도 하는데 아침 공복 때는 증상이 더 심하다. 입맛이 통 없고 소화가 잘 안 돼서 음식을 먹기 힘들어지기도 한다. 머리가 아프고 어지럽기도 하며 감기몸살에 걸렸을 때처럼 미열이 있으면서 오한이 들 때도 있다.

소변 때문에 화장실에 갔다 와도 금세 다시 가고 싶고, 변비가 생겨서 고생하기도 한다. 생리를 앞뒀을 때처럼 가슴이 커지고 부은 듯한 느낌이 든다. 가슴 피부 아래에 파랗게 핏줄이 보이기 시작하고 유두 색깔도 진해진다. 질 분비물이 많아지기도 한다.

하지만 이런 증상만으로는 임신이라고 확신할 수 없다. 상상임신처럼 실제로 임신하지 않았는데도 임신 때와 거의 비슷한 변화가 일어나는 경우도 있다. 이 상상임신은 초음파 검사에서 자궁에 아기가 없는 것을 확인하게 되면 임신 증상이 사라진다.

Daily Tip

만일 간절하게 임신을 바라고 있던 때에 임신이 아니었다고 알게 되면 상심할 수도 있겠지만, 이런 때일수록 스트레스나 우울감에 매몰되지 않고 안정을 취하는 게 중요하다. 시간이 좀 더 필요한 것이다.

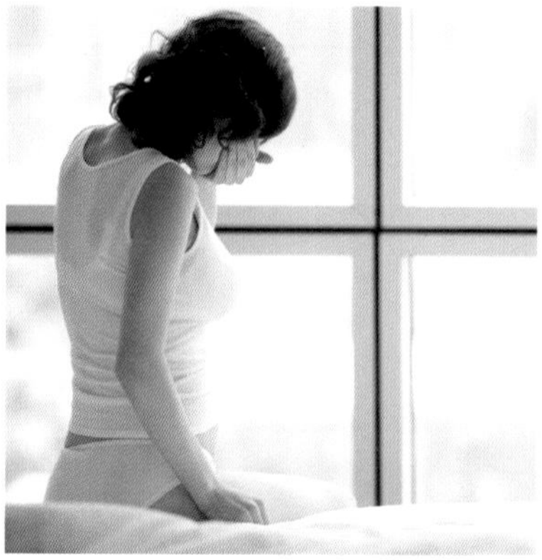

임신테스트기란

임신이 아닐까 싶은 증상들이 나타나면 임신테스트기로 간단히 검사해 볼 수 있다. 아기가 자궁에 자리 잡고부터는 임신을 진단할 수 있는 호르몬이 만들어져서 임신테스트기로 임신 여부를 알 수 있는 것이다.

수정란이 착상하면 임신 진단 호르몬이 분비돼 소변에서 검출되는데, 임신테스트기는 이 호르몬에 반응해서 임신인지 아닌지를 표시한다. 약국은 물론 마트나 편의점, 인터넷 쇼핑몰에서도 쉽게 구할 수 있는 임신테스트기를 써서 병원에 가기 전 간단하게 임신 확인이 가능한 것이다. 임신테스트기는 체외진단용 의료기기이기 때문에 식품의약품안전처에서 의료기기로 허가 및 인증된 제품인지 확인하고 구매한다.

Daily Tip

임신 진단 호르몬의 양이 정확한 반응을 보이기에 충분하지 않은 이른 시기에는 테스트 결과가 음성이어도 임신이 아니라고 단정 짓기 어렵다.

임신을 간단하게 확인할 수 있는 임신테스트기

임신 초기 소변으로 나오는 임신 진단 호르몬의 양이 너무 적을 때는 임신테스트기의 진단 결과에 오류가 생길 수 있다. 따라서 배란 후 2주 정도가 지난 생리 예정일 이후에 맞춰서 검사하면 좀 더 정확하다.

확실한 테스트 결과를 얻으려면 임신 진단 호르몬이 농축돼 수치가 높은 아침 첫 소변으로 검사한다. 설명서대로 잘 따라 했을 때 선이 두 줄 보이면 임신이라는 뜻이다. 혹시 선이 아주 희미하게만 보이면 이틀쯤 지나 다시 검사해 본다.

보통 95% 이상의 정확도를 보인다고는 하지만 잘못된 검사 시기나 방법, 시약 자체의 오류로 결과가 틀릴 수도 있다. 임신이 아니라고 나왔어도 확실하지 않으면 혹시라도 아기에게 해를 끼칠 환경에 노출되지 않도록 조심하는 게 좋다. 계속 생리가 없고 임신 증상이 보이면 병원에서 정확히 확인하도록 한다. 드물지만 임신이 아닌데 두 줄을 보이는 경우도 있는데, 배란 유도제나 자궁외 임신, 융모성 질환 및 비임신성 종양 때문에 양성이 나오기도 한다. 또 자연유산이나 출산 이후에도 호르몬이 완전히 감소되지 않아 두 줄이 나타날 수 있다.

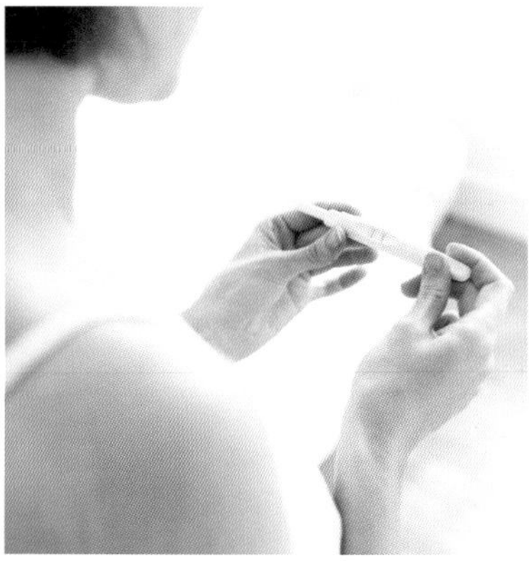

임신을 준비하는

셋째 달

74일

년 월 일

임신테스트기 더 알아보기

임신 여부를 쉽게 알 수 있는 임신테스트기는 요즘 얼리임신테스트기와 애프터임신테스트기 크게 두 종류로 나뉜다. 일반적인 임신테스트기인 애프터임신테스트기에 비해 조기 진단용인 얼리임신테스트기는 좀 더 빠르고 민감하게 임신을 확인할 수 있다.

임신 자가진단 시약인 임신테스트기는 제조사마다 소변을 적시는 시간이나 결과를 확인하는 시간에 조금씩 차이가 있으니 설명서대로 시간을 잘 지키도록 한다. 임신 초기에는 임신 진단 호르몬인 hCG 농도가 높은 아침 첫 소변으로 테스트해야 보다 정확한 결과를 볼 수 있다. 테스트할 때 테스트 후 오랜 시간이 지나서야 나타나는 줄은 오염된 결과일 가능성이 커서 의미가 없다.

Daily Tip

특히 배란을 유도하는 주사를 맞았다면 얼리임신테스트기가 잘못 판정할 수도 있으니 좀 더 기다렸다가 애프터임신테스트기로 확인하는 것이 좋다.

다양한 종류의 임신테스트기

보통 애프터임신테스트기는 소변에 hCG 농도가 25mIU/ml일 때 임신으로 판정한다. 이에 비해 얼리임신테스트기는 소변에 hCG 농도가 10mIU/ml 혹은 15mIU/ml면 임신으로 판정한다. 참고로 임신이 아닐 때 hCG 농도는 5mlU/ml 미만. 애프터임신테스트기로 임신을 판정하는 두 줄을 확인하려면 다음 생리 예정일 이후, 즉 배란일로부터 14일 이후 가능하다. 얼리임신테스트기는 배란일 혹은 부부관계일로부터 8일~10일 이후에 임신을 확인할 수 있다. 며칠을 더 기다려야 하지만 정확도는 애프터임신테스트기가 아무래도 더 높을 수밖에 없다.

외형적으로는 플라스틱 케이스가 있는 스틱형 임신테스트기와 케이스 없는 스트립 타입의 임신테스트기로 나눠 볼 수 있다. 스틱형 임신테스트기는 보관이 쉽고 스트립형은 경제적이라는 장점이 있다. 또 디지털 표시창이 있는 형태의 임신테스트기가 출시 중이기도 하다. 어떤 타입이든 선호하는 형태의 임신테스트기를 사용하면 되겠다.

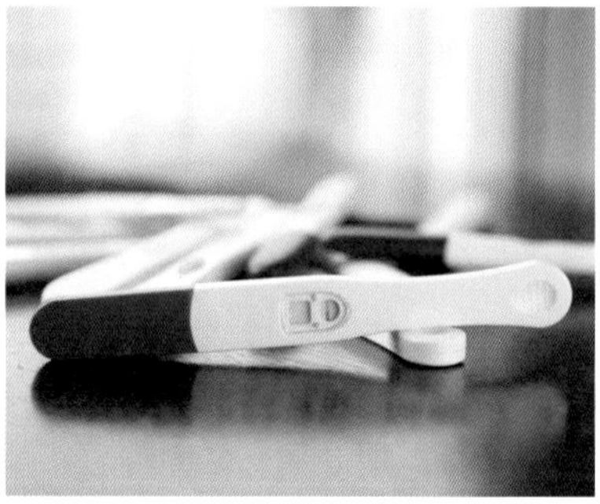

임신을 준비하는

셋째 달

75일

.......................년 ....월 ....일

임신 여부를 진단하는 검사

임신테스트기로 양성이라고 나오면 병원에서 검진을 받는다. 피 검사 및 초음파 검사로 임신 여부를 정확하게 파악할 수 있다. 간혹 자궁외 임신이나 계류유산 같은 위험한 상황에 처하는 경우도 있으니 검진을 미루는 것은 바람직하지 않다. 만약 임신이 맞다면, 여러모로 큰 변화가 눈앞에 찾아온 것이다.

임신테스트기에 소변으로 검사해 보니 두 줄이 선명하게 나타났다면 임신인지 아닌지 더 정확히 알기 위해 병원에 방문해 본다. 병원에서 하는 소변 검사 또는 피검사는 임신테스트기와 마찬가지로 임신 진단 호르몬(hCG)을 소변 또는 피에서 검사하는 것이다. 소변으로는 임신 진단 임신 진단 호르몬(hCG)의 농도를 알 수 없지만 피검사로는 임신 진단 호르몬(hCG)의 농도를 알 수 있어 임신 진단에 객관적이고 정확한 판단을 할 수 있다.

Daily Tip

임신 초기에는 보통 더 일찍, 정확하게 임신을 확인할 수 있는 질 초음파로 임신을 진단한다.

병원에서 임신을 확인하는 검사들

피 검사 역시 혈액 내 임신 진단 호르몬 농도를 재서 임신 여부를 진단한다. 소변 검사보다 정확도가 높은 데다가 초음파 검사에서 아기집이 보이지 않는 상황일 때도 정상 임신인지 비정상 임신인지 판단할 수 있다. 보통 수정 후 2주가 지나면 정확한 결과를 얻을 수 있다.

임신을 확인하는 초음파 검사는 질 초음파와 복부 초음파 두 가지 방법이 있다. 질 초음파는 질을 통해 자궁과 난소를 본다. 초음파 기계로 자궁에 직접 접근해서 검사하기 때문에 해상도가 좋고 자세히 볼 수 있다. 복부 초음파는 배에 초음파 기계를 대고 검사한다. 넓은 범위를 전체적으로 볼 수 있고 좀 더 편안하게 검사를 받을 수 있지만 임신 초기에는 임신낭을 볼 수 없는 경우도 있다. 생리 예정일이 일주일 지난 임신 5주 정도면 질 초음파로 임신낭 여부를 확인할 수 있으며 6주경에는 태아의 존재를, 7주경에는 태아의 심장 박동을 관찰할 수 있다. 임신 11주에서 13주 사이에는 대개 질 초음파와 복부 초음파를 같이 보고, 임신 14주 이후에 복부 초음파를 주로 보게 된다.

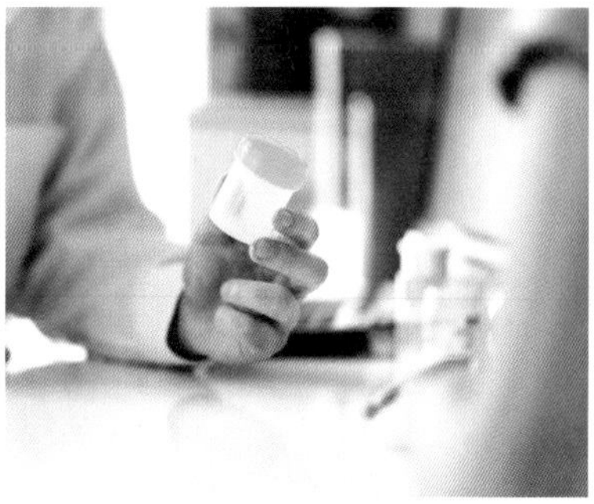

임신을 준비하는
셋째 달
76일

...........년 .....월 .....일

임신 초기의 출혈

수정란이 자궁벽에 착상할 때 출혈이 생길 수 있다. 이런 출혈을 착상혈이라고 한다. 착상혈도 생리 때처럼 배가 아플 수 있긴 하지만 평소 생리량보다는 훨씬 적은 게 일반적이다. 출혈이 많거나 배가 심하게 아프면 위험 신호이니 병원에 가야 한다.

착상혈은 자궁내막에 수정란이 착상할 때 생기는 약간의 출혈을 말한다. 대부분 아직 임신 사실을 알기 전인 수정 후 열흘에서 2주 사이 일어난다. 그래서 생리라고 착각하거나 뜻밖의 출혈에 당황할 수도 있다. 보통 착상혈은 분홍색 또는 갈색 출혈이 속옷에 묻어나거나 소변에 비치는 정도. 생리혈과 비교하면 양이 적고 출혈이 오래가지 않는다. 이 착상혈을 경험하는 임신부는 열 명 중 한두 명꼴로 많지는 않은 편이다.

Daily Tip

특히 배가 심하게 아프거나 당길 때, 출혈을 꼬박 하루 넘게 하거나 출혈량이 너무 많을 때는 반드시 병원에서 진찰을 받도록 한다.

착상혈일까? 혹시 위험 신호는 아닐까?

하지만 전체적으로 임신 중에 출혈이 일어나는 일은 드물지 않다. 착상혈처럼 문제가 되지 않는 경우부터 유산의 징후나 자궁외 임신처럼 심각한 문제인 경우까지 출혈의 원인은 꽤 다양하다.

출혈이 있어도 통증이 없고 출혈량이 적을 때는 일단 안정을 취하면서 지켜보는 게 좋다. 그러나 임신 초기에 배가 아프면서 출혈량이 많으면 아기와 엄마가 위험하다는 징후일 가능성이 크다. 출혈 색깔도 선홍색이면 출혈량이 많고 현재도 피가 나오고 있다는 것을 시사한다. 갈색 혈은 고였던 피가 나오는 것이므로 양이 적다. 갈색 혈이라고 괜찮고 선홍색 혈이라고 꼭 위험한 것은 아니다. 그러므로 아직 안정기라고 할 수 없는 임신 12주 이내에 출혈 상태가 심상치 않으면 병원 진찰을 받는 게 좋다. 어떤 경우는 유산의 징후인 출혈이 아닌, 자궁경부에 용종이 있어 임신 호르몬의 자극으로 출혈이 있을 수도 있다. 출혈이 있다고 해서 다 유산이 되는 것은 아니니 너무 불안해하지 말고 진찰을 받는 것이 좋다.

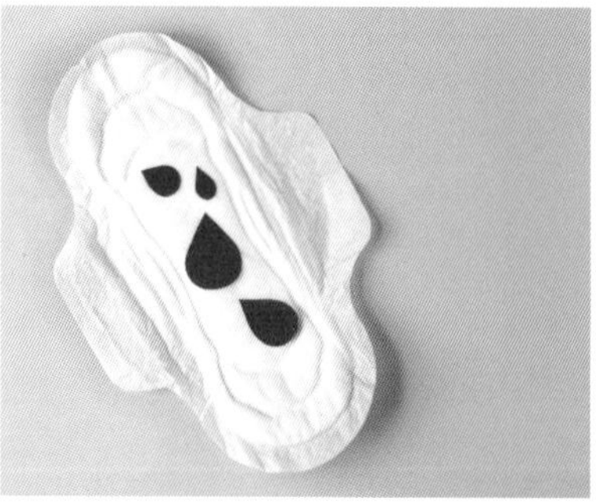

..............년 ....월 ....일

임신 초기의 자연유산

생각보다 많은 여성이 자연유산을 겪는다. 임신 확인 후 특히 임신 초기에는 안정을 취하고 위험 요소를 차단하는 것이 중요하다. 정기검진은 꼬박꼬박 받도록 하고 출혈이나 복통이 있으면 바로 병원을 찾도록 한다.

아직 자궁 밖에서 살 수 있을 만큼 크기 전 아기를 잃는 것을 자연유산이라고 한다. 임신부 다섯 명 중 한 명이 자연유산을 겪을 정도로 꽤 많이 일어나는 일이다. 자연유산 열에 여덟은 임신 12주 전에 발생하는데, 대부분 염색체 이상이 그 원인이다. 부모 나이가 많을수록 유산율은 증가한다.

Daily Tip

임신 초기에 갑자기 피가 나오면서 아랫배가 아프면 우선 유산인지 의심해 보고 진료를 받아야 한다.

불안정한 임신 초기

자연유산에는 절박유산, 계류유산, 완전유산, 불완전유산이 있다. 임신부도 아기도 아직 불안정해서 언제 어떤 일이 일어날지 모르는 임신 초기, 절박유산은 질 출혈과 함께 복통 같은 유산 징조가 있지만 아직 임신을 유지할 수 있는 상태를 이야기한다. 대부분은 안정돼 임신 유지가 가능하다.

계류유산은 태아가 보이는데 심장박동이 없는 경우를 말한다. 처치 없이 기다릴 경우 출혈이 많아지거나 응급 수술을 해야 할 수도 있으니 빨리 치료하는 것이 좋다. 약물로 자궁을 수축시켜 저절로 배출되게 하는 치료법 또는 자궁 안 임신낭, 심장이 멈춘 태아, 임신낭을 지지하고 있던 내막을 긁어내는 소파술을 시행할 수 있다.

완전유산은 임신낭과 임신낭을 지지하고 있던 자궁내막이 자연적으로 완전하게 자궁 밖으로 배출돼 배출 후 초음파로 관찰한 내막의 두께가 얇아 내막을 긁어내는 소파술이 필요치 않은 경우를 말한다. 불완전유산은 임신낭과 임신낭이 있던 자궁내막이 자연적으로 자궁 밖으로 배출됐지만 배출 후 초음파로 관찰한 내막의 두께가 두껍고 초음파 음영이 복합적이어서 소파술이 필요하다.

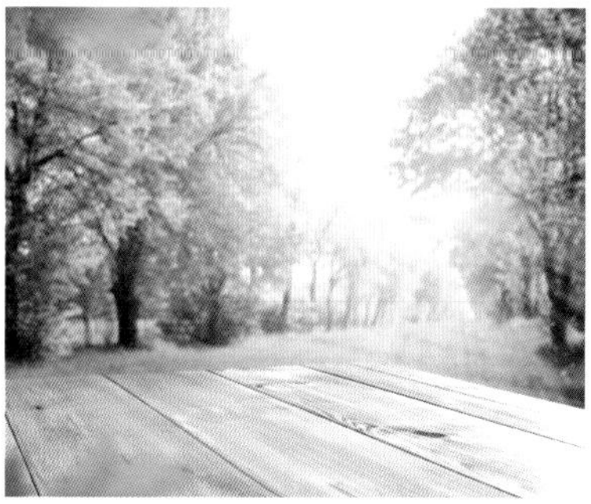

임신을 준비하는

셋째 달

78일

년 월 일

화학적 임신, 화학적 유산

수정란이 자궁에 제대로 착상하지 못하고 아주 초기에 임신 수치만 나오다가 출혈과 함께 몸 밖으로 배출되는 것을 화학적 유산이라고 한다. 임신테스트기로는 두 줄이 나왔지만 초음파 검사로 아기집이 보이지 않고 임신 반응 검사에서 낮은 수치의 결과를 보인다.

착상 후 임신테스트기로 두 줄을 확인했지만 초음파로 아기집을 확인하기 전 자라는 것을 멈춰 보이지 않으면 화학적 임신이라고 한다. 다시 말해 임신테스트기나 피 검사 같은 화학적인 방법으로만 확인된 임신이라는 이야기다. 화학적 임신에 이어서 생리와 비슷하거나 좀 더 많은 양의 출혈이 일어나는데 이것이 화학적 유산이다.

임신테스트기 두 줄인데 임신이 아니라면

화학적 유산의 원인은 정확하지 않고, 수정란의 염색체 이상이나 면역 이상이 원인일 수 있다. 염색체 이상이 있는 수정란은 보통 제대로 착상되지 않거나 착상을 하고도 자라는 데 문제가 생긴다. 화학적 유산이 안 되더라도 나중에 유산될 확률이 높다. 그 밖에도 호르몬 이상, 자궁의 문제로 화학적 유산이 일어난다.

사실 임신테스트기를 쓰지 않고는 화학적 유산을 알아차리기 어렵다. 생리 예정일 즈음에 출혈이 나타나 생리가 시작됐다고 생각하고 지나칠 수 있다. 출혈이 발생할 때 생리통 같은 묵직한 아랫배 통증을 느끼기도 한다.

화학적 임신 후 피 검사로 호르몬 수치가 비임신 범위까지 떨어지면 자연적으로 임신이 종결된 것으로 본다. 생리가 끝난 후 초음파 검사로 자궁내막이 제대로 떨어져 나갔는지 확인할 수 있다.

Daily Tip

화학적 유산은 다른 유산 때와는 달리 생리가 끝난 후 미루지 않고 바로 임신을 준비해도 된다. 건강 상태에 따라 다를 수 있으니 주치의와 상의해서 임신을 시도한다.

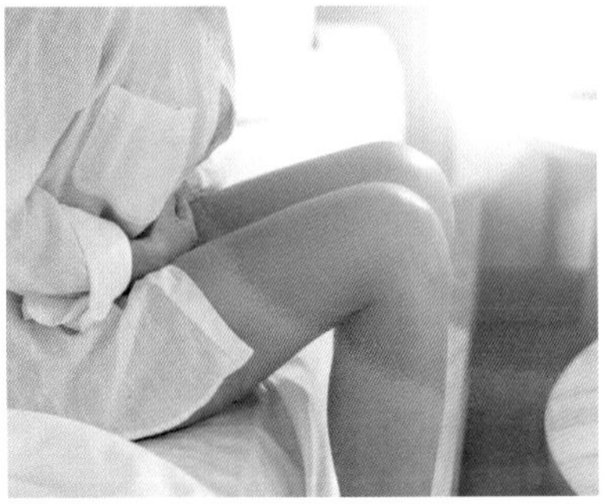

임신을 준비하는

셋째 달

79일

........년 ......월 ......일

자궁 밖에서 일어난 착상, 자궁외 임신

난관에서 만난 난자와 정자가 수정란이 된 다음에는 난관을 따라 이동해서 자궁 안에 착상한다. 그런데 난관에 손상이 있어 자궁으로 이동하는 데 문제가 생기면 다른 곳에 착상하고 만다. 자궁이 아닌 곳에 수정란이 자리 잡으면 정상적으로 자랄 수 없어서 임신이 유지될 수 없다.

수정란이 자궁 안으로 이동하지 못하고 다른 곳에 착상한 것을 자궁외 임신이라고 한다. 난소나 자궁경부에, 드물게는 배 속 다른 곳에 착상하기도 하지만 자궁외 임신 대부분은 난관에서 착상이 일어난다. 난관은 비좁아서 아기가 정상적으로 자랄 수 없다. 무엇보다도 점점 커 가다가 난관이 파열될 수 있어서 매우 위험하다.

Daily Tip

자궁외 임신 경험이 있으면 다음 임신 때 다시 자궁외 임신이 될 확률이 높으니 주의를 기울여야 한다.

자궁외 임신의 증상과 치료

자궁외 임신 역시 처음에는 보통의 임신 때처럼 생리가 끊긴다. 임신테스트기로 확인하면 두 줄이 나온다. 사람마다 증세는 다양한데 초반에는 별 증상이 없다가 어지럼증과 아랫배가 묵직한 증상에 배가 심하게 아프면서 하혈을 하기도 한다. 배 속에서 심각한 출혈이 일어나고 위험한 상태가 될 수도 있으니 자궁외 임신을 의심할 만한 증상이 있으면 바로 진찰을 받아야 한다. 증상이 아직 나타나지 않았어도 일단 생리를 건너뛰거나 임신테스트기로 두 줄, 양성 반응이 나온다면 빨리 산부인과 진료로 정상 임신을 확인하고 자궁외 임신을 감별하는 것이 중요하다.

자궁외 임신을 진단하면 상태에 따라 약물 치료나 수술을 한다. 요즘에는 개복 수술보다는 복강경 수술을 많이 한다. 빨리 발견할수록 난관도 살릴 수 있고, 난관이 파열되더라도 즉시 처치하면 괜찮다. 한쪽을 절제해도 다른 한쪽의 난관이 남아 있으면 자연임신이 가능하다.

자궁외 임신 치료를 마쳤다면 수술 후에는 3개월 정도, 약물 치료 후에는 4개월에서 6개월 정도 여유를 가지고 다음 임신을 시도하는 것이 좋다.

자궁외 임신이 일어나는 부위

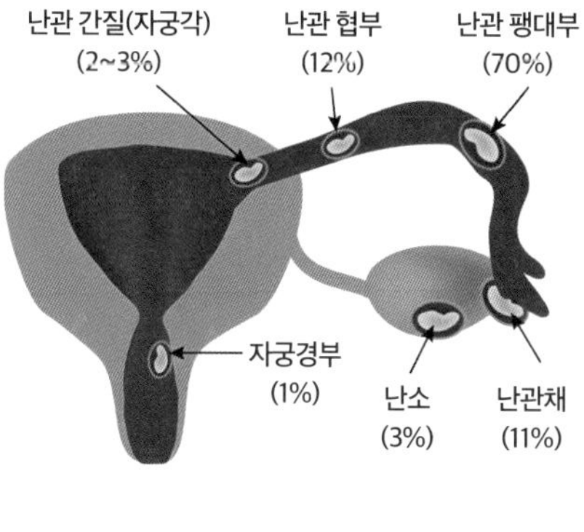

..........년 ....월 ....일

출산 예정일 계산하기

임신을 준비하며 아기가 태어나는 시기가 대략 어느 정도쯤인지 알면 좀 더 계획적으로 출산에 대비할 수 있다. 간단히 생각해서 임신 전 마지막 생리 시작일로부터 280일째가 출산 예정일이다. 즉 마지막 생리 시작일을 기준으로 이번 달에 임신에 성공하면 아이가 언제쯤 태어날지 가늠해 볼 수 있겠다.

출산 예정일은 임신 전 마지막 생리 시작일로부터 280일이 되는 날이다. 아기는 대부분 이 출산 예정일 기준 2주 전후 이내에 태어난다. 생리 주기가 28일로 규칙적이라면 임신 전 마지막 생리 14일 후 정자와 난자가 만나 수정이 이뤄지고 자궁에 착상하게 된다. 그렇다 보니 부부관계 후 아기가 태어나기까지 실제 걸리는 시간은 280일에서 14일을 뺀 266일 정도다.

이번 달 임신하면 아기는 언제 태어날까?

임신에 성공했을 때 아기가 언제 태어날지 예측해 보려면 마지막 생리 시작일을 기준으로 쉽게 계산할 수 있다. 출산 예정일 표에서 마지막 생리 시작일을 찾으면 바로 오른쪽 흰색 줄에 해당하는 날짜가 출산 예정일이다. 간단히 마지막 생리 시작일 기준으로 월에 3을 빼거나 3보다 작으면 9를 더하고, 일에는 7을 더하는 네겔레의 법칙으로 계산해도 되겠다.
인공수정을 한 시험관아기일 경우 난자를 채취한 날을 2주로 잡으면 된다. 다시 말해 인공수정을 한 날에서 2주를 뺀 날이 마지막 생리 시작일이라고 보고 계산한다. 3일 배양 배아를 이식했다면 이식일에서 3일을, 5일 배양 배아를 이식했다면 이식일에서 5일을 뺀 게 난자 채취일이며, 역시 난자 채취일에서 2주를 빼면 마지막 생리 시작일이다. 시험관 시술로 임신을 하는 경우는 생리일과 관계없이 난자 채취일로 출산 예정일을 계산하면 되므로 항상 정확하다.
이미 임신이 됐다면 초음파 검사로 더 정확하게 출산 예정일을 알 수 있다. 최근에는 초음파 기계가 충분히 발달해 생리가 불규칙한 경우 임신 7주에서 9주 사이에 초음파로 아기의 크기를 재서 출산 예정일을 결정하는 것이 마지막 생리일로 출산 예정일을 계산하는 것보다 더 정확하다.

Daily Tip

출산 예정일 표

1월	10월	2월	11월	3월	12월	4월	1월	5월	2월	6월	3월	7월	4월	8월	5월	9월	6월	10월	7월	11월	8월	12월	9월
1	8	1	8	1	6	1	6	1	5	1	8	1	7	1	8	1	8	1	8	1	8	1	8
2	9	2	9	2	7	2	7	2	6	2	9	2	8	2	9	2	9	2	9	2	9	2	9
3	10	3	10	3	8	3	8	3	7	3	10	3	9	3	10	3	10	3	10	3	10	3	10
4	11	4	11	4	9	4	9	4	8	4	11	4	10	4	11	4	11	4	11	4	11	4	11
5	12	5	12	5	10	5	10	5	9	5	12	5	11	5	12	5	12	5	12	5	12	5	12
6	13	6	13	6	11	6	11	6	10	6	13	6	12	6	13	6	13	6	13	6	13	6	13
7	14	7	14	7	12	7	12	7	11	7	14	7	13	7	14	7	14	7	14	7	14	7	14
8	15	8	15	8	13	8	13	8	12	8	15	8	14	8	15	8	15	8	15	8	15	8	15
9	16	9	16	9	14	9	14	9	13	9	16	9	15	9	16	9	16	9	16	9	16	9	16
10	17	10	17	10	15	10	15	10	14	10	17	10	16	10	17	10	17	10	17	10	17	10	17
11	18	11	18	11	16	11	16	11	15	11	18	11	17	11	18	11	18	11	18	11	18	11	18
12	19	12	19	12	17	12	17	12	16	12	19	12	18	12	19	12	19	12	19	12	19	12	19
13	20	13	20	13	18	13	18	13	17	13	20	13	19	13	20	13	20	13	20	13	20	13	20
14	21	14	21	14	19	14	19	14	18	14	21	14	20	14	21	14	21	14	21	14	21	14	21
15	22	15	22	15	20	15	20	15	19	15	22	15	21	15	22	15	22	15	22	15	22	15	22
16	23	16	23	16	21	16	21	16	20	16	23	16	22	16	23	16	23	16	23	16	23	16	23
17	24	17	24	17	22	17	22	17	21	17	24	17	23	17	24	17	24	17	24	17	24	17	24
18	25	18	25	18	23	18	23	18	22	18	25	18	24	18	25	18	25	18	25	18	25	18	25
19	26	19	26	19	24	19	24	19	23	19	26	19	25	19	26	19	26	19	26	19	26	19	26
20	27	20	27	20	25	20	25	20	24	20	27	20	26	20	27	20	27	20	27	20	27	20	27
21	28	21	28	21	26	21	26	21	25	21	28	21	27	21	28	21	28	21	28	21	28	21	28
22	29	22	29	22	27	22	27	22	26	22	29	22	28	22	29	22	29	22	29	22	29	22	29
23	30	23	30	23	28	23	28	23	27	23	30	23	29	23	30	23	30	23	30	23	30	23	30
24	31	24	1	24	29	24	29	24	28	24	31	24	30	24	31	24	31	24	31	24	31	24	31
25	1	25	2	25	30	25	30	25	1	25	1	25	1	25	1	25	1	25	1	25	1	25	1
26	2	26	3	26	31	26	31	26	2	26	2	26	2	26	2	26	2	26	2	26	2	26	2
27	3	27	4	27	1	27	1	27	3	27	3	27	3	27	3	27	3	27	3	27	3	27	3
28	4	28	5	28	2	28	2	28	4	28	4	28	4	28	4	28	4	28	4	28	4	28	4
29	5			29	3	29	3	29	5	29	5	29	5	29	5	29	5	29	5	29	5	29	5
30	6			30	4	30	4	30	6	30	6	30	6	30	6	30	6	30	6	30	6	30	6
31	7			31	5			31	7			31	7	31	7			31	7			31	7
1월	11월	2월	12월	3월	1월	4월	2월	5월	3월	6월	4월	7월	5월	8월	6월	9월	7월	10월	8월	11월	9월	12월	10월

마지막 생리일자 ○월 ○일
+9 +7

출산 예정일 = □월 □일

임신을 준비하는

셋째 달

81일

......년 ......월 ......일

임신과 면역

면역이란 우리 몸이 스스로를 보호하기 위해 가동하고 있는 방어 시스템이다. 외부에서 들어온 물질에 대항해 싸우는 면역 체계가 임신을 하면 바뀌게 된다. 면역력을 억제한 면역관용 상태가 돼서 태아를 거부하지 않고 받아들일 수 있게 되는 것이다.

면역학적 측면으로 볼 때 태아는 엄마 몸의 입장에서 고이 받아들일 수 없는 존재다. 정자와 난자가 만나서 만들어진 수정란의 절반은 엄마에게서 전해진 것이지만 또 절반은 아빠로부터 전해진 것이다. 엄마에게는 엄마 몸과 다른 이물질이나 마찬가지인 것이다. 이런 상황에서 엄마 몸이 태아를 거부하지 않고 받아들이려면 엄마의 면역 체계가 관용을 베풀어야 한다. 면역력을 약화시킨 면역관용 상태가 돼서 태아를 받아들일 수 있게 되는 것이다.

Daily Tip

면역 과잉 상태여서 면역 세포가 자신의 조직을 공격하며 생기는 루프스나 류머티스 같은 자가면역질환은 임신으로 면역력이 약해지면서 자가면역질환이 일시적으로 좋아지는 경우도 있다.

임신 과정에서의 면역관용

반복 유산의 상당수가 이 면역관용이 잘 이뤄지지 않은 채로 태아에게 과도한 면역 반응을 보이면서 일어난다. 면역 체계가 태아를 외부 이물질로 인식해 거부하고 공격하는 현상이 발생한다. 따라서 면역학적 요인에 따른 반복 유산을 막기 위해서는 과도한 면역 반응을 억제할 필요가 있다. 이런 경우 자가면역성 질환을 치료하기 위해 사용하는 면역글로불린 주사를 써서 면역력 일부를 억제시키는 방법으로 착상 및 임신을 도울 수 있다.

임신에 성공하면 배아 및 태아가 착상해서 잘 자랄 수 있도록 면역관용이 일어나 면역력이 전반적으로 떨어진다. 그렇다 보니 임신 중에는 세균이나 바이러스의 공격에 취약해질 수밖에 없다. 각종 감염 질환에 쉽게 걸리고 그간 몸속에서 숨죽이고 지내던 바이러스가 활동을 시작하기도 한다. 특히 피부질환이나 종양이 악화될 수도 있다.

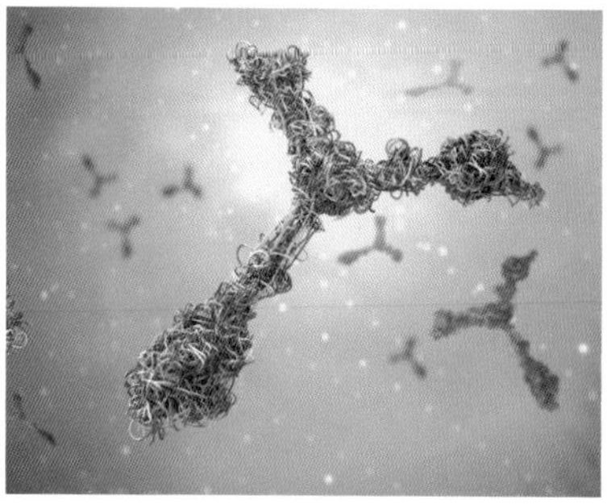

임신을 준비하는

셋째 달

82일

시험관아기시술의 안전성

통계적으로 볼 때 시험관아기시술로 태어난 아기도 건강하게 잘 크는 경우가 대부분이다. 시험관아기시술로 임신했어도 기본적으로는 자연임신과 다르지 않다고 생각하면 된다.

시험관아기시술을 할 때는 좋은 배아를 선별해 이식한다. 이런 선별 과정이 있으니 비정상적인 아이로 자랄 확률은 낮을 것이라고 생각할 수 있다. 하지만 통계를 봤을 때 시험관아기시술로 임신한 경우와 자연임신으로 임신한 경우 비정상적인 아기가 태어날 확률은 별다르지 않았다. 따라서 시험관아기시술로 임신한 다음에는 자연임신과 다를 것 없이 산전검사를 해야 한다.

시험관아기시술로 태어난 아기, 자연임신 아기와 다른 점이 있을까?

반대로 시험관아기시술로 임신했을 때 아기에게 문제가 있을 확률 역시 자연임신과 크게 다를 바 없다. 시험관아기시술로 태어난 아기를 성인이 될 때까지 추적한 결과 선천기형 발생 빈도가 자연임신과 비슷했으며, 신체 발육이나 지능, 심리적인 면에서도 큰 차이가 없는 쪽으로 보고되고 있다. 자연유산 확률도 자연임신 때의 유산율과 비슷하다.
몇몇 문제는 자연임신과 단순 비교가 어렵다는 점도 고려해야 한다. 시험관아기시술 자체의 문제라기보다는 시험관아기시술을 하는 여성이 대부분 난자의 질을 보장받을 수 없는 고령이 많다는 점을 감안해야 한다. 또 정자에 이상이 있는 경우 자연수정이 안 되지만 미세조작을 통해 수정을 시키므로 난임 유전자가 전달될 가능성이 있다. 임신 성공률을 높이기 위해 여러 개의 수정란을 이식해서 쌍둥이를 임신하게 되면 조산을 하거나 저체중아가 태어날 확률이 커진다. 그 밖에 난임 치료 과정에서 불안과 스트레스가 영향을 줄 수도 있다는 점을 고려해 볼 수 있겠다.

Daily Tip

건강한 배아를 골라서 착상시키는 시험관아기시술이지만 자연임신 때와 마찬가지로 산전검사가 필수다.

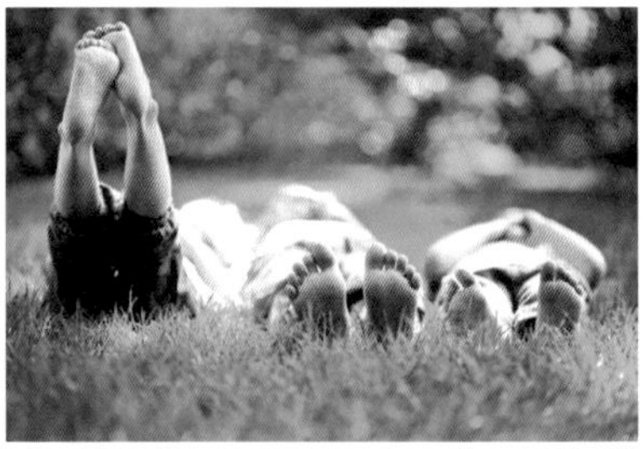

임신을 준비하는

셋째 달

83일

.... 년 ...... 월 ...... 일

착상전유전검사 이후의 산전검사

착상전유전검사는 정상 배아만 선별해 자궁에 착상시켜서 임신 성공률을 높이고 건강한 아이를 임신할 수 있도록 한다. 그러나 배아의 세포 몇 개만을 대상으로 검사하기 때문에 임신이 된 후 양수검사, 비침습적산전검사(NIPT) 같은 별도의 확진 검사로 결과를 다시 확인한다.

배아는 태아가 되는 부분과 태반이 되는 부분으로 구분된다. 착상전유전검사는 배아의 모든 세포가 아닌 태반이 되는 일부 세포를 채취해서 검사한다. 그렇기 때문에 완벽한 진단에 한계가 있다. 또 정상 세포와 이상 세포가 섞여 있는 모자이시즘의 경우 착상전유전검사에서 정상 세포만 추출돼 염색체 이상을 놓칠 수도 있으니 임신이 됐다면 산전에 염색체 검사로 다시 확인해야 한다.

Daily Tip

착상전유전검사를 위해 떼어내는 세포는 이후 태반이 되는 배아의 바깥쪽 부분이다. 따라서 착상전유전검사가 태아의 발달에는 영향을 주지 않는다고 보고되고 있다.

착상전유전검사를 통한 임신, 별도로 산전검사를 해야 할까?

어떤 종류의 착상전유전검사를 했는지에 따라서 필요한 산전검사에 차이가 있다. PGT-A의 경우 자연임신과 동일하게 산전검사를 시행한다. PGT-SR 또는 PGT-M의 경우는 임신 16주 이후에 양수검사로 태아의 염색체 이상을 확인한다.

드물지만 태반 세포와 태아 세포의 유전자가 다른 경우도 있다. 따라서 염색체 확인을 위해 융모막융모검사(Chorionic Villi Sampling, CVS)를 하는 것은 권하지 않는다. 원칙은 16주 이후에 양수검사를 하는 것이다. 모자이시즘 배아를 이식했을 때도 반드시 양수검사로 태아의 염색체 이상 여부를 확인하도록 한다.

모자이시즘 배아는 세포를 배양하는 과정에서 문제가 생겨 이상이 나타난 것일 수도 있다. 혹시 실제 염색체 이상이 있더라도 세포 분열을 하면서 비정상 세포는 죽고 정상 세포만 분열돼 정상으로 교정되는 경우가 많다. 따라서 모자이시즘 50% 이하인 배아는 정상으로 교정될 가능성이 매우 높다고 보고 정상 배아가 없으면 모자이시즘 배아를 이식하기도 한다. 양수검사로 태아의 염색체에 이상이 없다는 것을 확인하고 실제로 건강하게 태어나는 경우가 대부분이다.

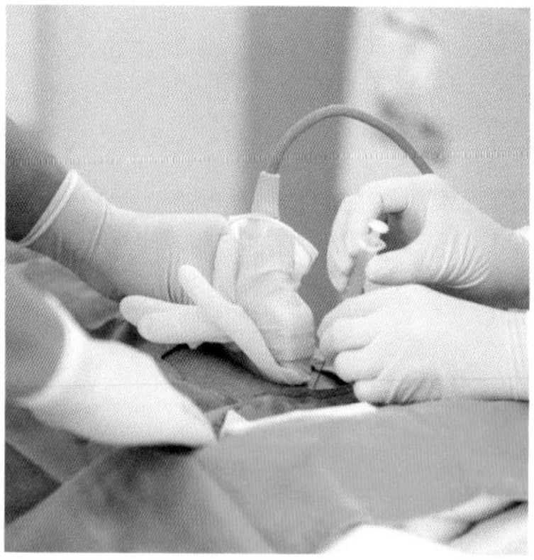

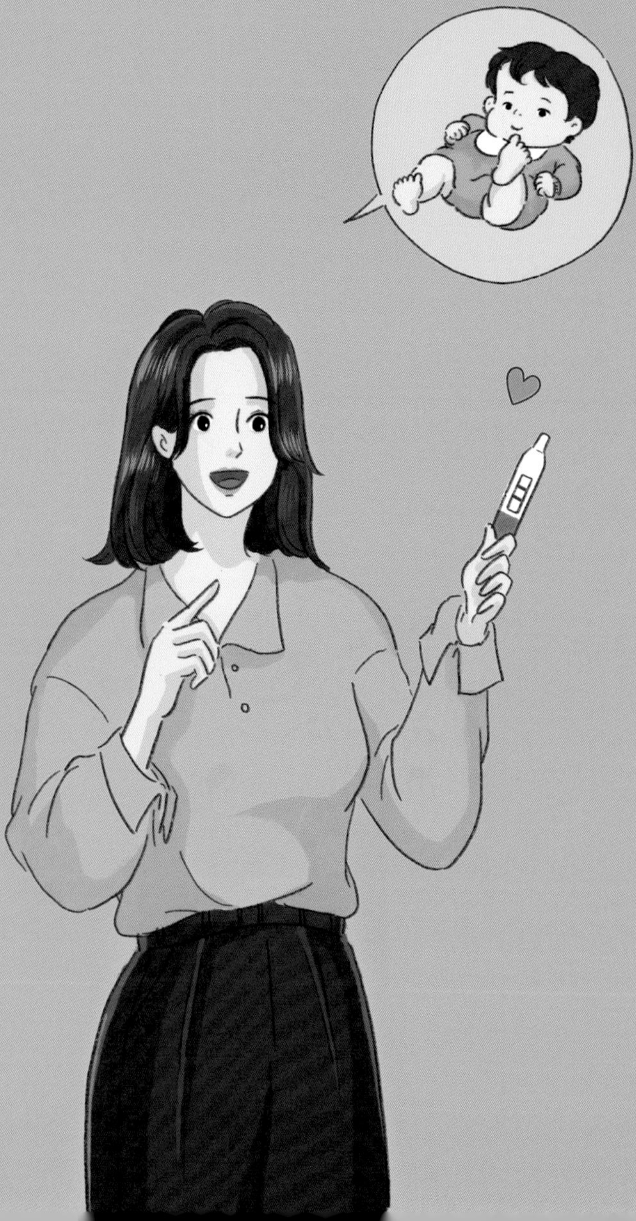

Part 6

임신 준비에 영향을 미칠 수 있는 자궁질환

임신을 준비하는

셋째 달

84일

.......................년 ....월 ....일

생리 주기 부정출혈이 있다면

생리할 때가 아닌데 출혈이 나타나는 당황스러운 경험은 많은 여성이 몇 번쯤 겪어 본 생각보다 흔한 현상이다. 이런 출혈이 일시적이고 다시 정상적으로 생리 주기가 돌아왔다면 큰 걱정은 하지 않아도 괜찮겠지만, 부정출혈이 생긴 원인이 임신에 문제가 되는 경우도 있다.

정상적인 생리가 아닌데 나타나는 질 출혈을 부정출혈, 부정기 자궁출혈 또는 비정상 자궁출혈이라고 한다. 대개는 호르몬의 불균형에 의해 나타나지만 기질적인 원인, 다시 말해 눈에 보이는 원인에 의해 부정출혈이 생길 수도 있다. 일단 기질적인 원인, 폴립, 근종 및 자궁선근증, 자궁내막증식증, 자궁내막증, 자궁 내 감염 등의 산부인과 질환이 부정출혈의 원인이라면 각각의 원인 질환에 맞는 처치로 치료가 가능하다.

Daily Tip

정상적인 생리가 아닌데 출혈이 있으면 출혈의 원인이 곧 난임의 원인이 될 수도 있으니 그냥 지나치지 말고 산부인과 검진을 꼭 받도록 한다.

비정상 자궁출혈의 원인

호르몬 변화에 의한 출혈인 기능성 자궁출혈은 자궁 또는 자궁내막의 구조적인 이상과 상관없는 자궁출혈을 뜻한다. 기질적인 원인 질환 없이 생식 내분비계의 문제가 호르몬 불균형을 일으켜 나타난다. 월경과다 및 부정출혈의 절반 정도를 기능성 자궁출혈이 차지할 만큼 흔한 원인이라고 할 수 있다. 기능성 자궁출혈의 80%는 배란이 정상적으로 일어나지 않아 생기며, 배란성 기능성 자궁출혈은 주로 30대에게 나타나고 생리 주기가 규칙적이다.
비정상적인 자궁출혈이 심하면 철결핍빈혈, 만성 피로는 물론 불안감과 우울감까지 불러오기도 한다. 배란이 일어나더라도 자궁내막이 충분히 증식하지 못하고 얇아져 착상이 어려워지니 특히 임신을 계획 중이라면 정확한 진단 및 치료가 매우 중요하다. 또 부정출혈이 계속되면서 생리불순일 때 난소의 기능 문제가 동반될 수도 있으니 서둘러 진료를 받아야 한다. 출혈의 원인 파악을 위해서 만성질환 여부, 영양 장애, 스트레스나 약물 복용 상황 등을 알아보고 초음파 검사, 자궁경 검사, 자궁난관조영술, 자궁경부 조직검사, 자궁내막 조직검사 등이 필요할 수도 있다.

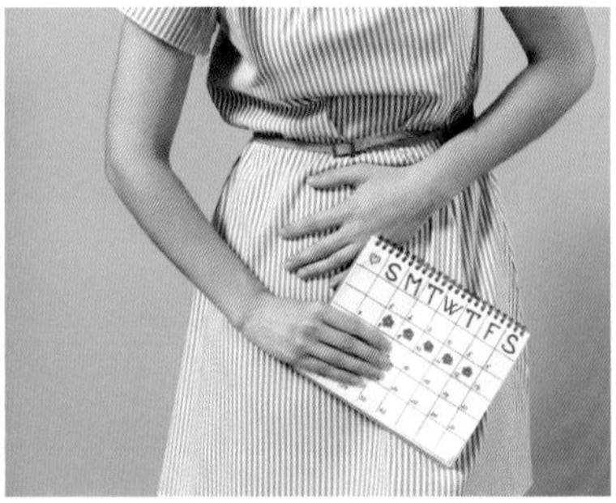

임신을 준비하는

셋째 달

85일

.... 년 ..... 월 ..... 일

자궁근종과 임신

가임기 여성 열 명 중 두세 명에게서 발견될 정도로 흔한 것이 자궁근종이다. 대개 별 증상 없이 모르고 지내다가 건강검진이나 임신 초기 초음파 검사 때 발견하는 경우가 많다. 생리량이 많아지거나 생리 기간이 아닐 때 비정상적인 자궁 출혈 증상을 보이기도 한다.

자궁근종은 자궁의 근육 세포가 이상 증식해서 생기는 양성 종양이다. 자궁근종이 왜 생기는지는 아직 정확히 알려지지 않았지만 호르몬이나 유전적인 요인이 관련돼 있다고 보인다. 체내 호르몬 작용이 활발한 가임기에 흔히 생기고 나이가 들어 호르몬이 줄면 근종은 더 이상 커지지 않거나 작아진다.

자궁근종의 치료

자궁근종이 어디에 생겼는지에 따라 유형을 나눠 볼 때 자궁내막을 향해 자라는 형태의 점막하근종은 착상률을 낮추고 초기 유산에 영향을 준다고 알려졌다. 그러나 자궁 근육층이나 장막층에 생기는 근종이 난임의 원인이라고 잘라 말하기 어렵다. 자궁근종이 있어도 대부분은 문제없이 임신하고 출산할 수 있다.

자궁근종의 치료는 근종의 위치와 크기, 개수, 증상 등을 고려해서 결정한다. 5cm 이하의 근종이 특별히 동반되는 증상을 보이지 않으면 보통은 별다른 치료 없이 지켜본다. 하지만 크기가 작더라도 점막하근종이거나 생리가 빈혈을 일으킬 정도로 양이 많거나 악성 종양으로 의심된다면 수술적 치료를 하는 경우도 있다. 또한 시험관아기시술 때 자꾸 착상이 안 되는 이유가 근종 때문이라고 판단되면 수술을 결정하기도 한다.

자궁근종을 절제하는 수술은 개복 수술, 복강경 수술이나 로봇 수술 중 더 적합한 쪽을 선택하면 된다. 고강도 초음파로 근종을 태우는 하이푸 시술이나 근종에 삽입한 바늘로 고주파를 쏘아서 괴사시키는 자궁근종 용해술과 같은 비수술적 치료법은 비교적 간단하지만 근종이 매우 크거나 많으면 한계가 있다. 원칙적으로 임신 전에 하이푸 시술이나 자궁근종용해술을 하는 것은 권장하지 않는다. 임신 전 시술로 제거하거나 크기를 줄일 수 있을지 몰라도 자궁에 손상을 줄 염려가 있다. 그렇게 되면 임신에도 좋지 않은 영향을 미칠 수 있는 것이다.

Daily Tip

자궁근종의 크기 및 종류, 위치에 따라 치료 계획을 세운다. 특히 임신을 준비한다면 시술하기 전 난임 전문의 또는 산과 전문의와 정확한 상담이 필요하다.

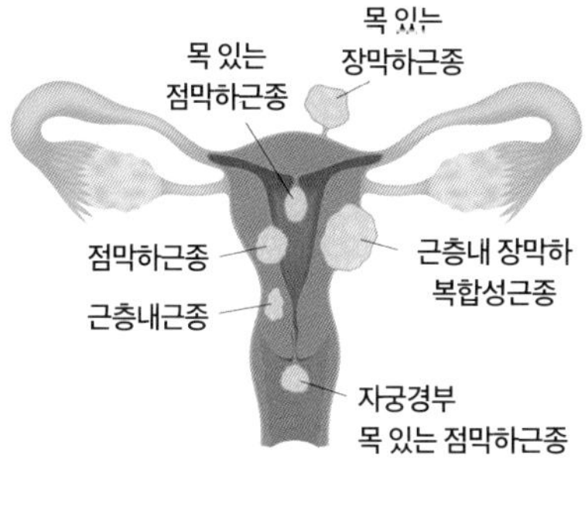

임신을 준비하는

셋째 달

86일

.......................년 ....월 ....일

자궁 밖의 자궁내막 조직, 자궁내막증

최근 젊은 여성들 사이에서 자궁내막증이 늘고 있다. 자궁내막증은 임신 전 과정에 걸쳐서 영향을 주고 문제가 될 수 있어서 주의가 필요하다. 생리통, 골반통을 비롯한 자궁내막증 의심 증상이 있으면 반드시 빠른 시일 내에 진단을 받고 치료를 받도록 한다.

자궁내막증은 자궁 안쪽에 있어야 할 자궁내막 조직이 자궁 밖에서 자라는 질환을 말한다. 생리 때 생리혈이 난관을 통해 복강으로 역류해서 주로 골반 쪽에 염증 반응을 일으키며 생기는 것으로 보인다. 작은 염증으로 나타나기도 하지만 난소에 큰 주머니 모양의 혹이 생기거나 장기에 심한 유착을 보이기도 한다. 이러한 골반 유착이 난임의 원인이 되기도 한다.

임신에 방해가 되는 자궁내막증

자궁내막증은 가임기 여성 열 명 중 한 명에게 볼 수 있는 질환으로 특히 출산 경험이 없는 30대, 40대 여성에게서 많이 발병한다. 건강보험심사평가원에 따르면 2021년 자궁내막증 전체 환자 중 30대와 40대가 차지하는 비율은 71%에 이른다.

심한 생리통이나 골반 통증이 있으면 자궁내막증이 아닌지 의심해 볼 수 있다. 생리가 자주 있거나 부정출혈이 있는 여성은 더 위험하다. 초기에는 증상이 없더라도 자궁내막증이 진행될수록 자궁과 연결된 난소와 난관 부위에 만성적인 염증과 유착을 만들 수 있다. 배란에서 수정, 배아의 이동, 착상에 이르기까지의 모든 과정에서 임신을 방해할 수 있으므로 임신 계획이 있다면 반드시 검사를 받아 보는 것이 좋다.

보통 난소에 자궁내막증에 의한 4cm 이상의 낭종이 있으면 수술적 치료를 한다. 최근에는 기구와 기술이 발전해서 개복 수술이 아닌 배꼽 쪽 한 곳만 절개하는 복강경 수술을 주로 시행한다.

Daily Tip

난소에 생긴 자궁내막증 수술 후에는 난소 기능이 떨어질 수 있어서 나이와 자궁내막증의 상태, 난소의 기능 등을 종합적으로 고려해서 인공수정이나 시험관아기시술 같은 난임 시술을 먼저 진행할 수 있다.

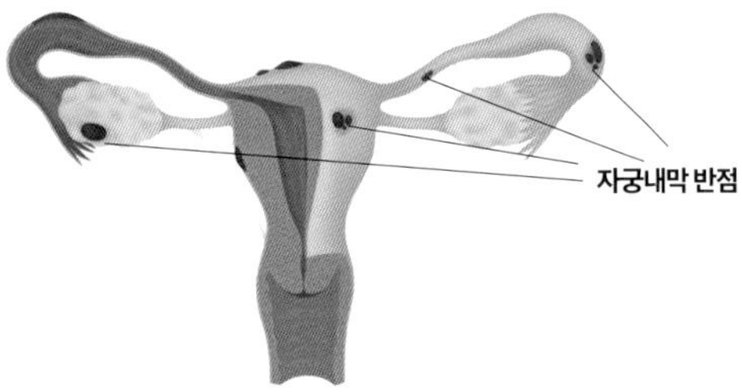

임신을 준비하는

셋째 달

87일

.... 년 ...... 월 ...... 일

자궁이 커지는 이상 증상, 자궁선근증

자궁선근증은 비정상적인 자궁내막 조직이 자궁 근종으로 침범하면서 자궁의 크기가 커지는 증상이다. 자궁선근증이 있으면 빈혈을 동반하는 생리량 과다와 심한 생리통, 골반통 등이 나타난다. 대개 40대 이상 여성에게 많이 생기지만 최근에는 출산 경험이 없는 젊은 여성에게도 많이 나타나 난임의 주요 원인이 되고 있다.

자궁내막증의 일종이라고 할 수 있는 자궁선근증은 자궁내막 조직이 자궁 근육층으로 파고 들어가 비정상적으로 증식해서 자궁이 붓고 커지는 질환이다. 자궁이 커져 있고 자궁내막 조직이 이상 증식을 했다는 점에서 자궁근종과 자궁선근증은 서로 비슷해 보인다. 생리량이 많아지고 생리통과 골반통이 증상으로 나타난다는 점도 같다. 그러나 자궁선근종과 자궁근종은 완전 다른 질환이다. 자궁근종은 자궁 내 근육층에 생긴 양성 종양이 혹처럼 뚜렷하게 보여서 자궁을 보존한 채 수술로 제거할 수 있다. 반면 자궁선근증은 자궁의 근육층 전반에 퍼져 자궁벽이 두꺼워진 상태로 경계가 모호한 만큼 수술을 해서 따로 제거하기가 힘들다.

Daily Tip

임신 계획이 있다면 어떤 방법으로 치료할지 전문의와 충분히 상의하고 먼저 자궁선근증 치료를 진행할지 임신 시도 후에 치료할지 우선순위를 정한다.

자궁근종보다 심각한 자궁선근증

자궁선근증은 자궁근종보다 훨씬 심한 생리 과다와 생리통을 일으키는 경우가 많다. 생리 과다나 생리통을 호소하는 여성이 내진을 했을 때 자궁이 커져 있으면 자궁선근증을 의심할 수 있다. 질식 초음파 검사 또는 자기공명영상(MRI) 검사를 통해 자궁선근증을 진단한다.

예전에는 통증이 심하면 진통제나 호르몬제를 쓰는 약물적 치료를 하다가 악화되면 개복 수술로 자궁을 직출하는 치료를 했다. 요즘에는 고강도 초음파를 종양에 집중해 태워서 괴사시키는 하이푸 시술이나 선근증 절제술을 시행하기도 한다. 그렇지만 임신을 염두에 두고 있다면 신중한 치료가 필요하다. 임신 준비 중에는 하이푸 시술이 자궁에 영향을 주어 임신 중 합병증을 초래할 수도 있어서 원칙적으로 권장하지 않는 치료법이다. 임신 준비 과정에서 선근증을 치료하기 위해서는 어떤 치료를 할지 난임 전문의나 산과 전문의와 상의 후 결정하는 것이 좋다.

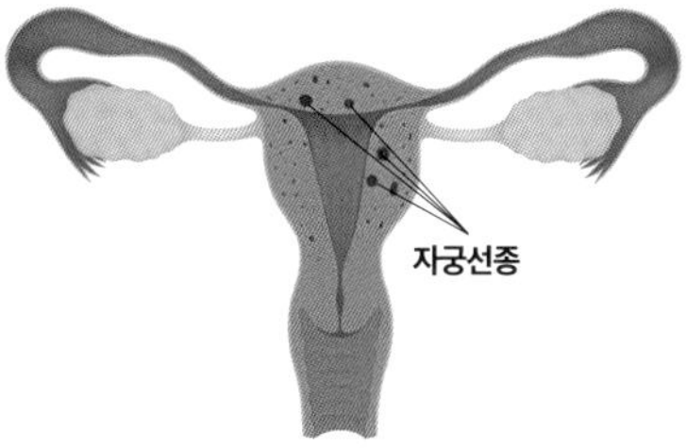

임신을 준비하는

셋째 달

88일

........년 ....월 ....일

재발률 높은 감염성 질환, 골반염

골반염은 자궁에서 번식하던 세균이 자궁내막과 난관, 복강에 퍼져 염증을 일으키는 질환이다. 흔한 질환이고 항생제로 치료할 수 있지만 제때 치료하지 않으면 난임의 원인이 될 수 있다. 아랫배에 묵직한 통증이 있으며 질 분비물이 늘어나면 바로 검사를 받고 적절한 치료를 받아야 한다.

골반염은 여성 열 명 중 한 명 이상이 경험할 정도로 흔한 질환이다. 주로 20대, 30대 여성에게서 나타나는데 생식기관에 유착을 비롯한 손상을 일으켜 난임이나 자궁외 임신 같은 합병증을 불러올 수 있다.

임질균, 클라미디아균 같은 성병 원인균이나 드물게는 대장균, 장내구균, 폐렴구균 등이 골반염의 원인이 된다. 세균성 질염이나 자궁경부염의 치료가 늦어졌을 때, 유산 후나 자궁 내에 피임 장치를 삽입했을 때도 골반염에 걸릴 수 있다. 일단 한번 골반염에 걸리면 재발할 가능성이 큰 편이다.

Daily Tip

기본적으로 위생을 관리하는 것은 물론 세균에 대한 신체의 저항력을 높이도록 충분한 영양과 휴식이 필요하다.

방치하면 난임의 원인이 되기도 하는 골반염

골반염의 대표적인 증상은 골반을 중심으로 아랫배부터 복부 전체에 퍼지는 묵직한 통증이다. 급성으로 골반염이 오면 열이 나고 질 분비물이 늘며 생리가 불규칙해지기도 한다. 배뇨 시 불편함을 느끼기도 하고 오한, 구토를 동반하기도 한다. 염증이 악화되면 임신 능력을 떨어뜨릴 위험이 커지기 때문에 되도록 빨리 치료해야 하는데, 만성 골반염인 경우도 있어서 정기검진이 중요하다.

골반염이 의심되면 내진 및 피 검사로 전체적인 염증 정도를 파악하고 질 분비물 배양 검사로 감염 여부를 확인하며 추가적으로 초음파 검사나 복강경 검사, 자궁내막 조직검사를 한다. 세균 감염이 확인되면 부부가 함께 치료를 받는다. 초기 단계라면 원인균에 대한 항생제 복용으로 치료할 수 있지만 치료 시기를 놓쳤다면 입원 후 항생제를 투여해 치료할 수도 있다. 농양과 염증이 항생제에 반응이 없고 유착이 생겼다면 수술로 제거하기도 한다.

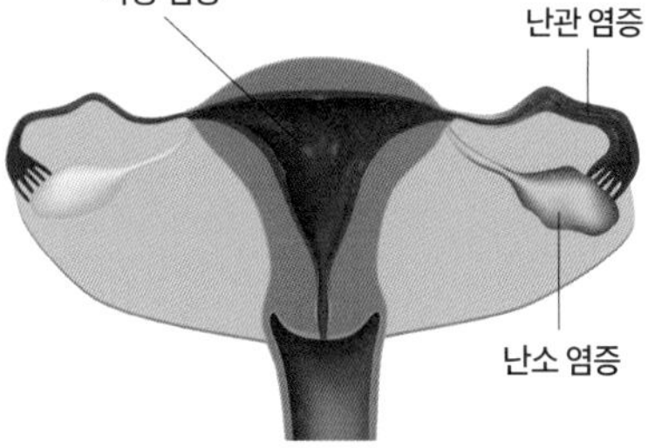

임신을 준비하는

셋째 달

89일

..........년 .....월 .....일

흔하지만 무시할 수 없는 여성 질환, 질염

질염은 매우 흔한 여성 질환 중 하나다. 혹시 분비물의 색깔이 짙을 때는 세균에 의한 질염일 수 있으므로 진료를 받아보도록 한다. 질염이 자연임신에 방해가 되는 염증 내지 심한 합병증을 불러올 수도 있으니 감염되지 않도록 조심하는 것이 좋다. 질염이 생겼다면 조기에 진단해 치료받는 것이 중요하다.

임신 중에는 분비물이 늘어나 균이 번식하기 쉽고 면역력이 떨어져 질염에 걸리기 쉽다. 아기 때문에 약을 함부로 쓸 수도 없어서 치료가 잘 안 되거나 치료 후에 재발하는 경우도 많다. 임신을 준비한다면 질염을 예방하고 조기에 치료하는 것이 중요하다. 질염이 생식기에 염증을 일으켜 임신에 방해가 되기도 한다.

Daily Tip

당뇨나 항생제 장기 복용은 질염에 걸리기 쉽게 만든다. 비위생적인 습관이나 환경, 꽉 끼는 속옷이나 독한 세정제도 질염의 원인이 될 수 있으니 주의해야 한다.

임신 준비에 필수적인 질염 예방과 치료

질염에 걸리면 분비물의 상태에 변화가 생긴다. 예를 들어 칸디다 질염은 흰색의 끈적한 분비물을, 트리코모나스 질염은 노란색이나 초록색의 거품과 악취가 있는 분비물을 보인다. 세균성 질염일 때는 생선 비린내가 나는 회색 분비물이 관찰된다. 곰팡이균인 칸디다 알비칸스 때문에 생기는 칸디다 질염은 심한 가려움증을 동반한다. 임신 중에도 흔히 걸릴 수 있지만 여러 가지 치료 약이 있고 효과도 좋은 편이다. 트리코모나스 질염은 기생충의 일종인 트리코모나스가 주로 성 접촉을 매개로 옮겨 걸린다. 임신 중 걸리면 조산과 저체중아 출산의 위험이 있지만 되도록, 특히 임신 초기에는 약을 쓰는데 제한이 있어 임신 전에 부부가 함께 치료를 마치고 임신해야 한다.

유레아플라스마를 비롯한 균에 감염돼 생기는 세균성 질염은 질 내 유익균이 없어지면서 세균과의 균형이 깨져서 나타난다고 할 수 있다. 성병이 아니기 때문에 전염되지는 않는다. 임신 중 세균성 질염은 조산 및 저체중아 출산의 위험을 높인다. 요즘 가드네렐라에 의한 질염은 흔히 볼 수 있다. 가드네렐라 질염은 칸디다나 트리코모나스 질염의 증상과 비슷하고, 면역이 떨어지거나 정상적인 질내 환경이 파괴되는 경우 나타난다. 항생제로 잘 치료되고, 임신 출산에 큰 영향은 없다.

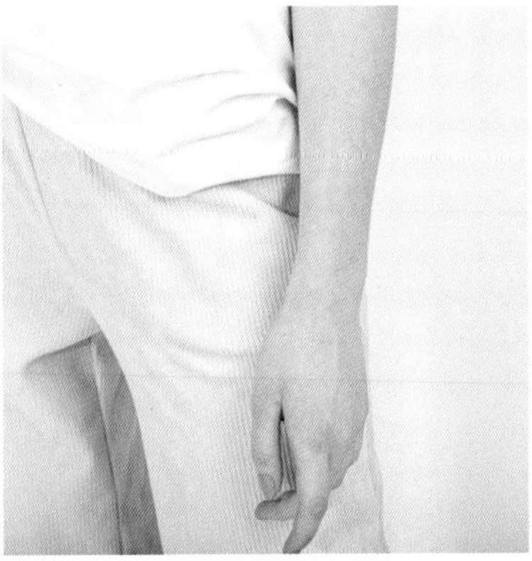

임신을 준비하는
셋째 달
90일

.... 년 ..... 월 ..... 일

자궁내막의 이상 증식, 자궁내막증식증

자궁내막증식증은 자궁내막이 비정상적으로 많이 증식돼 두꺼워지는 질환이다. 자궁내막증식증 증상으로 생리 기간이 길어지거나 생리량이 많아지고, 부정출혈이 나타나기도 한다.

수정란이 착상해 성장하고 임신을 끝까지 유지하려면 적당한 두께의 자궁내막이 중요한 역할을 한다. 얇은 자궁내막이 난임의 원인이 되기도 하지만 자궁내막 두께가 너무 두꺼운 것도 문제가 된다. 자궁내막이 비정상적으로 많이 증식돼 두께가 두꺼워지는 자궁내막증식증은 생리량이 많고 부정출혈 같은 증상이 나타나며 자궁내막암으로 발전할 수 있으니 치료와 관리가 필요하다.

Daily Tip

세포의 형태에 따라 자궁내막증식증이 자궁내막암으로 진행할 수도 있어서 정확한 진단과 적절한 치료를 받는 것이 중요하다.

자궁내막이 비정상적으로 두꺼워지는 자궁내막증식증

자궁내막은 난포호르몬의 영향을 받아 증식하고 황체호르몬의 영향을 받아 내막이 떨어지면서 안정된다. 난소의 기능 이상이나 혹, 약물 등으로 난포호르몬이 많이 만들어지면 자궁내막은 과도하게 자라게 된다. 게다가 배란 장애로 황체호르몬이 나오지 않고 생리불순이 생기면 자궁내막이 떨어지지 않은 채로 계속 자라서 자궁내막이 두꺼워진다.

자궁내막증식증 진단을 내릴 때는 자궁내막 소파술이나 자궁경 검사로 자궁내막 조직을 채취해 자궁내막 조직검사를 한다. 부정출혈이 있으면 초음파로 체크해 보고, 초음파상 자궁내막이 두꺼워져 있다고 하면 조직검사를 해 본다. 자궁내막이 많이 두껍지 않아도 부정출혈이 반복해서 나타난다면 조직검사가 필요할 수 있다. 자궁내막증식증이라고 진단되면 증식 억제제를 사용한 약물 치료를 하거나 미레나와 같이 호르몬을 함유하고 있는 자궁 내 장치를 삽입해 호르몬 분비를 조절한다.

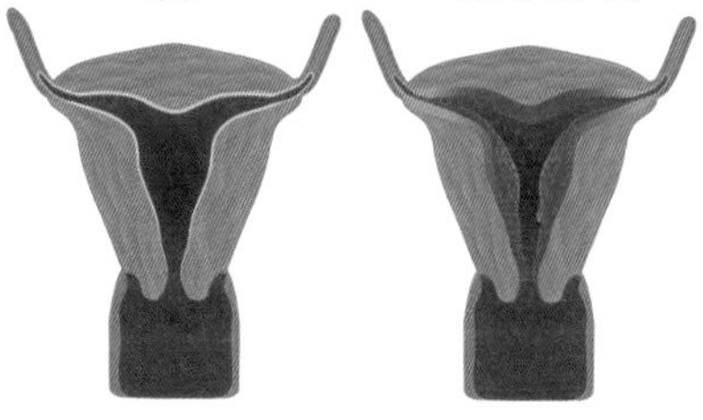

임신을 준비하는

넷째 달

91일

........년 ....월 ....일

임신 준비 중 자궁내막용종이 발견됐다면

임신을 준비하며 여러 검사를 하는 과정에서 자궁내막용종을 발견하기도 한다. 자궁내막의 조직이 부분적으로 과도하게 증식해 자궁 안쪽에 돌기 모양으로 튀어나온 자궁내막용종은 가임기 여성에게서 꽤 흔하게 나타난다. 임신 준비 중에는 임신에 문제가 생길지 아닐지에 따라 수술 여부를 결정한다.

가임기 여성에게서 매우 흔하게 볼 수 있는 자궁내막용종이지만 임신 준비 중 초음파 검사에서 자궁내막용종이 있다는 결과를 받아들면 생각이 많아질 수밖에 없다. 임신에 방해가 되지는 않을까, 수술을 해야 할까 고민되기도 한다.

Daily Tip

출혈이 있거나 자궁내막용종 크기가 크거나 임신에 실패한 경우 등 여러 가지 개인적인 상황을 고려해서 주치의와 상의 후 제거할지를 결정한다.

자궁내막용종, 꼭 수술해야 할까?

자궁내막용종은 임신을 방해할 수도 있지만 방해하지 않을 수도 있다. 임신 준비가 한창일 때 자궁내막용종이 발견됐다면 반드시 당장에 제거해야 하는 것은 아니다. 그러나 자궁내막용종 때문에 생리량이 지나치게 많다거나 부정출혈이 있다면 임신에 좋지 않은 영향을 줄 수도 있다. 이런 증상이 있다면 자궁경을 이용한 제거술을 고려한다.

자궁경은 직경 5mm의 내시경 카메라를 말한다. 카메라를 직접 넣어서 자궁강 안을 관찰할 수 있다. 자궁경을 이용하면 초음파로 발견하지 못한 문제를 발견할 수도 있고 발견한 문제점을 직접 제거하고 교정할 수 있다.

하지만 자궁내막용종은 생리와 함께 자연스럽게 없어지기도 한다. 또 자궁내막용종이 암으로 발전할 확률은 10% 미만으로 매우 적다. 그래서 제거하는 수술 없이 경과만 관찰하는 경우도 많다. 다만 1년 이상 임신에 성공하지 못했다면 자궁내막용종이 난임의 원인일 수 있으니 제거를 고려할 필요가 있다.

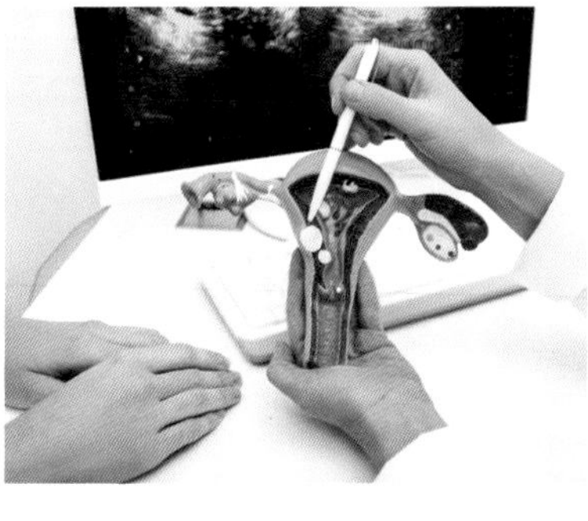

임신을 준비하는

넷째 달

92일

......년 ......월 ......일

성병을 검사하는 STI 검사

성병의 원인균을 검사하는 STI 검사는 임신을 준비하면서 꼭 해야 하는 검사다. 성 접촉으로 감염되는 성병이 난임의 원인이 되기도 한다. 특히 임산부가 성병에 감염되면 태아에게 악영향을 줄 수도 있다. 그렇기 때문에 STI 검사를 하고 성병에 감염된 것으로 진단되면 적극적으로 치료해야 한다.

성 접촉을 통해 전파되는 질병을 통틀어 성병, 성매개감염병이라고 한다. 성병을 일으키는 원인균으로는 박테리아, 바이러스, 원충류, 기생충 등 30여 종이 있다. 이 중 12종류를 PCR 기법으로 검사하는 것이 STI(sexually transmitted infection) 검사다. 질 분비물, 정액, 소변 등을 검체를 채취해서 PCR 기법으로 유전 정보 물질을 증폭시킨 다음 비교 대상과 일정 비율 이상 일치하면 양성으로 판정한다. STI 검사로 확인할 수 있는 12종의 균은 트리코모나스, 마이코플라스마 2종, 클라미디아, 임질, 유레아플라스마 2종, 단순포진 2종, 매독, 가드네렐라, 칸디다이다.

Daily Tip

최근 5년간 국내에서 가장 많이 발생한 성병균은 STI 검사에 포함된 클라미디아, 단순포진, 임질 순이었다.

임신 준비 필수, 성매개감염병 검사

성 접촉을 매개로 한 감염병은 질염을 일으키는 다양한 원인 중 하나다. 질염의 증상은 균에 따라 다양해서 증상이 없는 경우에서부터 질염을 넘어 자궁경부염, 골반염이 오는 경우까지 있다. 골반염이 오면 자궁, 나팔관과 난소 주변에 유착과 손상이 생기면서 난임이나 자궁외 임신 같은 합병증을 일으키기도 한다. 특히 클라미디아와 임질은 난임의 원인이 될 수 있어 진단이 되면 꼭 치료해야 하는 대표적인 질환이다. 이 때문에 STI 검사는 임신을 준비하면서 반드시 해야 하는 필수 검사라고 할 수 있다.

또한 임신 중이라도 성병에 감염될 수 있기 때문에 증상이 있거나 무증상이라도 의심이 되면 STI 검사를 해 보는 것이 좋다. 임신 중 감염이 되면 균에 따라 조산이나 조기양막파수의 원인이 될 수도 있기에 치료가 필요하다. 미국질병통제관리센터(CDC)에서는 임신을 하면 클라미디아, 임질, 매독, HIV, 간염에 대해 검사할 것을 권고하고 있다.

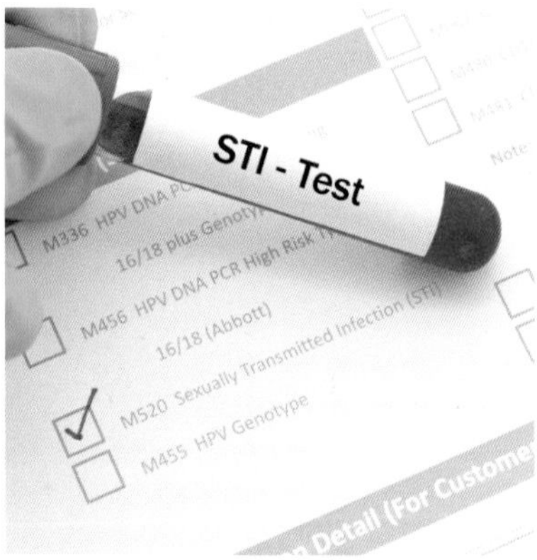

임신을 준비하는

넷째 달

93일

인유두종바이러스 감염으로 인한 자궁경부상피내종양

자궁경부상피내종양은 인유두종바이러스 감염으로 비정상 세포가 자궁경부의 상피층에 침범한 것을 말한다. 비정상 세포가 상피의 모든 층을 침범하면 자궁경부상피내암으로, 자궁경부 내부로 침범하면 자궁경부암으로 진단한다.

자궁경부상피내종양의 주요 원인은 인유두종바이러스 감염이다. 자궁경부의 외부는 아주 얇은 상피층으로 이뤄져 있는데 인유두종바이러스 감염으로 비정상 세포가 상피의 모든 층을 침범하면 자궁경부상피내암이라고 한다. 인유두종바이러스가 기저막을 뚫고 자궁경부 내부까지 침범하면 자궁경부암이다. 원인균인 인유두종바이러스에 감염돼도 자궁경부 내 바이러스만 보유하고, 자궁경부 세포의 변형이 일어나지 않는 경우가 많다. 또한 바이러스가 자연 소실되는 경우도 많다. 그러나 추적검사를 하지 않는 경우 암으로 발전할 수 있어 꾸준히 관리해야 한다.

Daily Tip

자궁경부암은 다른 암과 달리 수년에서 수십 년에 걸쳐 천천히 진행된다. 예방이 가능하니 인유두종바이러스 백신을 꼭 접종하도록 한다.

백신이 있는 유일한 암, 자궁경부암

자궁경부상피내종양이 의심되면 자궁경을 통해 경부를 확대해 관찰하고 병변이 발견되면 자궁경부를 원뿔 모양으로 잘라내는 원추절제술을 한다. 간단한 수술이라 바로 일상생활이 가능하지만 절제 부위가 회복되기까지의 한 달 이상은 조심하는 것이 좋다. 절제를 많이 하면 자궁경부무력증이 생겨 임신했을 때 유산 및 조산 가능성이 커지니 원추절제술을 받기 전에 임신 계획에 대해 전문의와 충분히 상담해야 한다. 인유두종바이러스는 백신이 출시돼 있고 예방 효과도 높다고 알려져 있다. 성경험 전에 접종을 완료할 경우 자궁경부상피내종양 예방효과가 90% 이상이라고 보고된다. 최근에는 45세 미만 기혼 여성에게도 예방 효과가 입증됐다고 발표됐다. 국가에서는 만 20세 이상 여성이 2년에 한 번 무료로 자궁경부세포진검사를 받도록 하고 있다. 비교적 간단한 검사와 백신으로 자궁경부암을 발견하고 예방할 수 있다.

자궁경부암 진행 추이

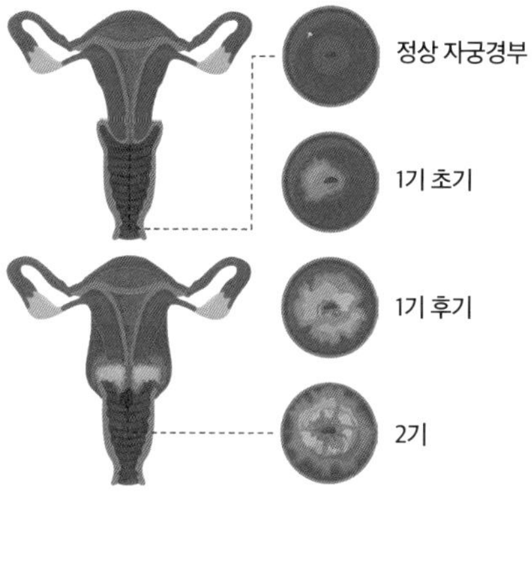

.......................년 ....월 ....일

자궁경부암을 일으키는 인유두종바이러스

인유두종바이러스가 자궁경부에 감염되었다고 해서 자궁경부암이 항상 발생하는 것은 아니다. 그렇지만 자궁경부암은 대부분 인유두종바이러스로 인해 생긴다. 특히 고위험군 인유두종바이러스에 감염됐다면 철저한 추적관찰이 필요하다.

인유두종바이러스(Human Papilloma Virus, HPV)는 자궁경부암을 일으키는 바이러스다. 자궁경부암뿐만 아니라 호흡기, 눈, 항문, 성기 주변 등에 사마귀 형태의 병변을 일으키는 바이러스로 알려져 있다.

인유두종바이러스는 어떤 바이러스인가

인유두종바이러스는 종류가 많아 번호를 붙여 부르는데, 자궁경부암과 상피내암의 원인이 되는 고위험군과 자궁경부 양성 병변에서 발견되는 저위험군 바이러스로 나눌 수 있다. 고위험군 바이러스에는 16, 18, 31, 33, 35, 39, 45, 51, 52, 56, 58, 59, 68번 등이 있고 저위험군 바이러스에는 6, 11, 34, 40, 42, 43, 44, 54, 61, 70, 72, 81번 등이 있다. 그중에서도 16번은 자궁경부암에서 가장 흔한 종류이며 18번은 예후가 안 좋은 자궁경부 선암에서 자주 발견된다. 그래서 만약 16번과 18번에 감염되었다고 나오면 철저하게 추적관찰검사를 해야 한다.

추적관찰검사로는 자궁경부 세포진 검사(Pap 검사)와 인유두종바이러스 검사를 주기적으로 해야 한다. 인유두종바이러스에 감염이 되면 젊은 여성일수록 자연 소실이 되지만, 10~20%는 바이러스에 지속적으로 감염되면서 자궁경부암 전 단계로 발전할 수 있기 때문이다.

특히 어린 나이에 관계를 시작했거나 여러 명의 파트너와 성접촉을 한 경우, 임신과 관련된 면역이 저하되는 환경이나 흡연 및 각종 성병에 노출된 경우 등은 유전학적 감수성을 취약하게 만들어 인유두종바이러스가 암으로 발전할 가능성을 높인다. 따라서 더 철저하게 검사하고 주의를 기울여야 한다.

Daily Tip

만약 자궁경부 세포진 검사에서도 이상 소견을 보이고 인유두종바이러스 검사에서도 고위험군으로 나오면 부인과 암을 전문으로 하는 전문의에게 질확대경검사(colposcopy)를 통한 조직검사를 받는다.

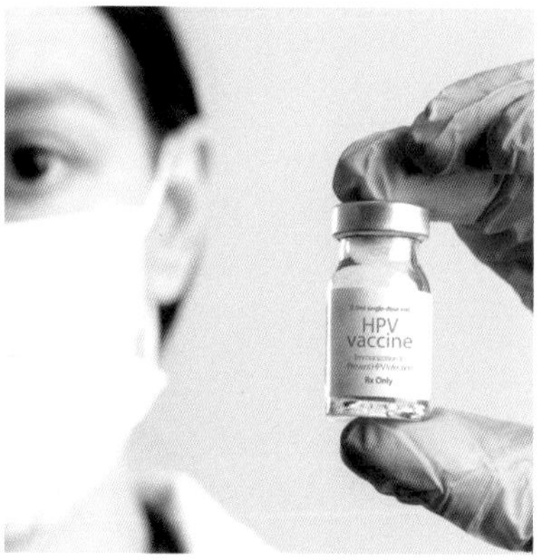

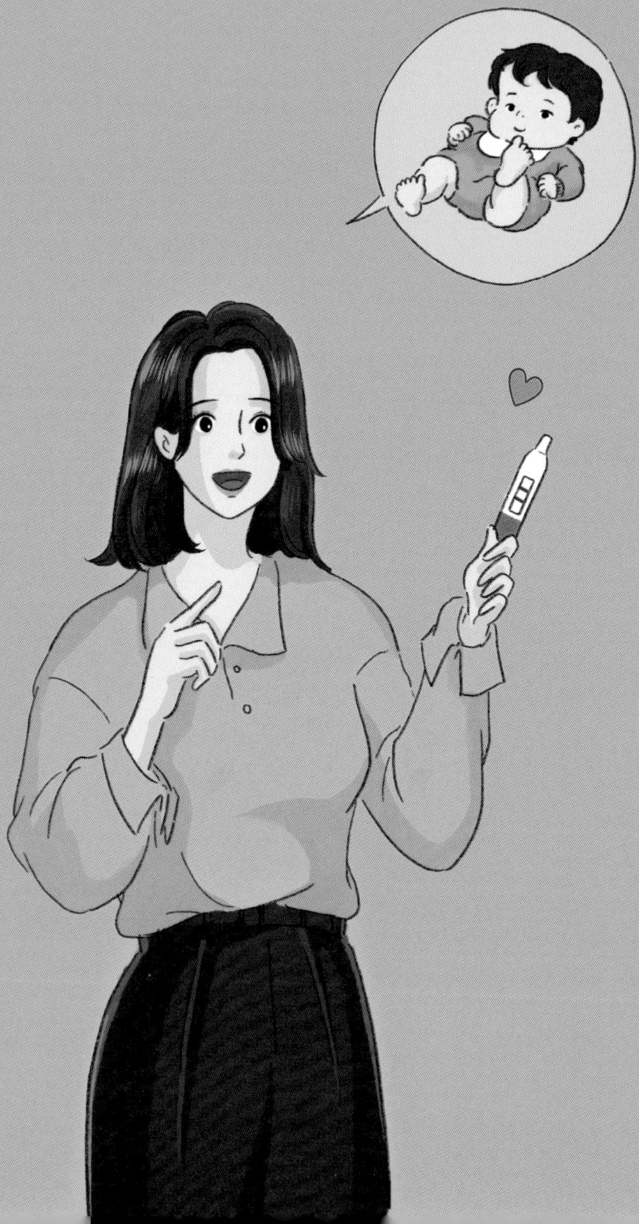

Part 7

난임은 언제,
어떻게 판단할까?

난임의 정의

아이를 갖겠다고 마음먹은 다음부터는 자연임신이 생각보다 어렵다고 절감할 수도 있다. 피임 없이 부부관계를 하고 있는데 1년이 지나서도 임신이 안 된 상태를 난임이라고 이야기한다. 사회적, 경제적 요인으로 결혼 및 출산 연령이 높아지면서 난임으로 병원을 찾는 부부는 점점 많아지는 추세다.

생리 주기가 정상적이라면 한 달에 한 번 생리를 한다. 한 달에 한 번 하는 생리는 특별한 경우를 제외하고는 한 달에 한 번 배란이 이뤄진다는 뜻이다. 다시 말하면 한 달에 한 번 아이를 가질 기회가 있다는 의미다. 각 배란 주기에 임신할 가능성은 20~25% 정도로 본다. 기회를 놓치지 않고 꾸준히 노력한다면 1년 안에 열 쌍 중 일곱 쌍, 여덟 쌍의 부부는 임신이 된다. 그러나 1년 동안 피임을 전혀 하지 않고 부부관계가 정상적이었는데도 임신이 안 된 부부는 난임이라고 볼 수 있다.

Daily Tip

우리나라에서 난임 치료를 받는 40대 여성은 10년 사이에 두 배나 많아졌다.

점점 늘어가는 난임 부부

요즘은 여성 나이 기준 35세 이상이면 6개월을 기준으로 자연임신을 시도해 보고 임신이 되지 않으면 난임 치료에 들어간다. 이렇게 열 쌍 중 두 쌍 이상의 부부가 난임으로 진단받는다. 난임으로 진단되면 일단 병원에서 왜 임신이 안 되는지 검사를 받아야 한다.
신체적으로 볼 때는 생식 능력이 최고에 달하는 20대가 임신에 가장 적절한 나이다. 그렇지만 현실적으로는 30대, 40대 출산 비중이 늘 수밖에 없다. 건강보험심사평가원 통계에 따르면 2021년 난임 환자 수는 25만 2,288명으로 4년 전인 2017년 20만 8,703명에 비해 4만여 명이 증가했다. 2021년에 정부의 난임 의료비 지원을 받아 태어난 아기는 2만 1,219명으로 전체 신생아 12명 중 한 명꼴이었다. 출산율은 해마다 줄고 있지만 난임 시술을 통한 출산은 늘어나고 있는 것이다.

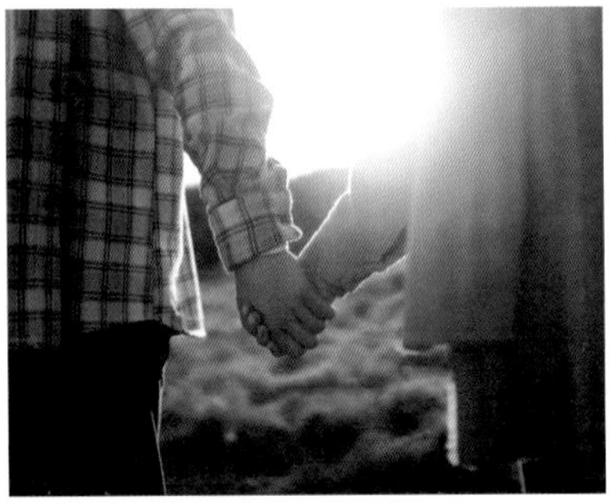

임신을 준비하는

넷째 달

96일

.............................년 ....월 ....일

난임 병원 첫 방문

아기를 기다리는 시간이 길어질수록 걱정이 앞서기도 하지만 막상 검사를 받으려면 어떻게 해야 할지 막막하다. 난임의 원인을 파악하고 치료하려면 무엇보다 먼저 정확한 검사가 필요하다. 기약 없이 미루지 말고 병원을 방문해 보도록 한다.

난임 검사를 받고 치료하는 데는 시간이 소요된다. 생리 주기에 맞춰 검사하고 치료하려면 하루 이틀이 아닌 몇 달 단위의 시간이 금세 가기도 한다. 병원에 다니기 시작했다고 바로 임신이 되는 것도 아니다. 인내와 노력이 필요한 여정이다. 이런 시간을 조금이라도 단축하려면 병원 방문을 미루지 말아야 한다. 고민만 하지 말고 하루라도 빨리 검사를 받도록 한다. 임신 능력은 시간을 지체할수록 점점 떨어진다고 생각하면 된다.

Daily Tip

난임 검사는 대체로 불편한 정도이지 통증을 걱정할 수준은 아니다. 긴장할 필요 없이 편안한 마음으로 검사에 임하면 된다. 의료진을 믿고 성실히 따르는 것이 중요하다.

처음 난임 검사를 받으려고 한다면

난임 검사를 위해서는 난임을 전문으로 다루는 병원을 찾는 것이 좋다. 결혼 기간이 충분한데도 임신이 안 됐다면, 특히 나이가 많을수록 우선 난임 전문 병원을 찾는 것이 좋다. 일반적인 산부인과 진찰만으로는 난임의 원인을 알아내기 어려워 전문 병원에서 구체적인 난임 검사를 받아야 한다. 난임은 부부 공동의 문제로 난임 검사는 부부가 함께 받으며, 병원을 방문할 때 생리 주기를 잘 체크해 두고 두세 달 분의 배란테스트 결과를 가지고 가면 진료 효율을 높이는 데 도움이 될 수 있다.

한편으로는 난임 검사와 치료를 하면서 소요될 비용도 확인해 둬야 한다. 치료 기간이 생각보다 길어질 수도 있고 검사에 따라서 보험이 적용되지 않는 경우도 많다. 미리 경비가 어느 정도일지 가늠해 볼 필요가 있다.

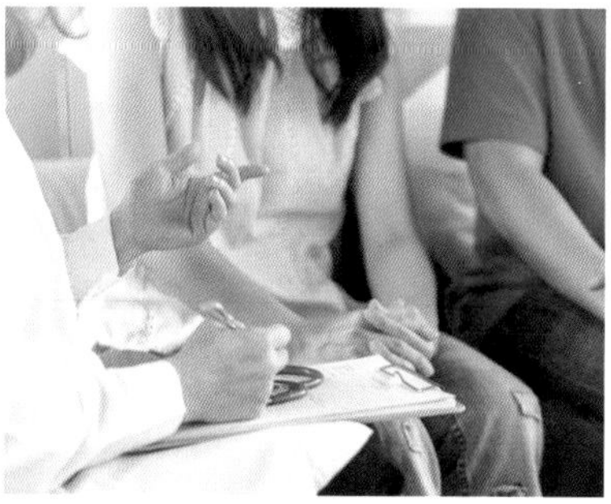

임신을 준비하는

넷째 달

97일

.... 년 ..... 월 ..... 일

난임 상담 전 체크 사항

임신이 늦어지는 원인을 찾기 위해 병원에 처음 방문하면 평소 세세히 생각하지 않았던 부분을 포함한 많은 질문에 제대로 답을 하지 못할 수도 있다. 이러한 사항들을 먼저 정확하게 파악해 두면 진료와 진단에 도움이 될 것이다.

병원에서 받게 될 질문들

- 결혼 후 피임을 한 적이 있는가
- 임신을 위해 노력한 기간은 어느 정도인가
- 부부관계 횟수는 어느 정도인가
- 부부관계에 문제가 있거나 통증이 있지는 않은가
- 현재 복용 중인 약이 있는가
- 과거에 다른 이유로 수술이나 입원 치료를 받은 경험이 있는가
- 난임 검사 및 치료 경험이 있는가
- 생리를 처음 시작한 것은 언제인가
- 생리 주기와 기간은 어떠한가
- 생리량과 생리통의 양상은 어떠한가
- 임신 및 출산 경험이 있는가
- 만약 유산 경험이 있다면 유산 후 생리에 변화가 있었는가
- 남성의 경우 성장 과정 중 고열이 나는 병을 앓은 적이 있는가
- 성병을 포함한 비뇨기계 치료 경험이 있는가
- 평상시 음주와 흡연은 어느 정도 하는가

Daily Tip

병원에 따라 홈페이지에서 문진표를 작성하거나 다운받게 돼 있기도 하다. 확실한 답변은 난임의 원인을 찾고 치료 계획을 세우는 데 도움이 될 수 있다.

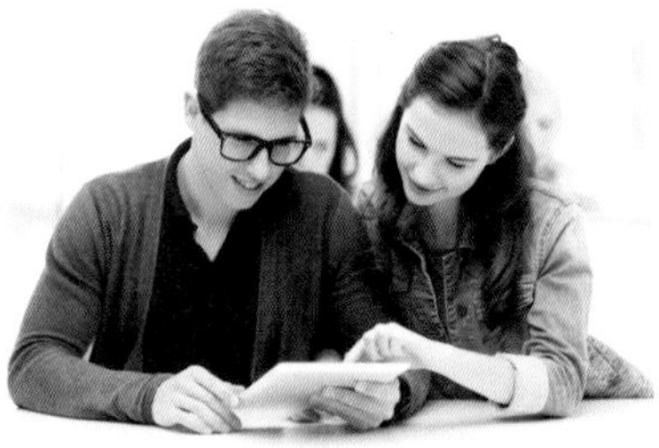

임신을 준비하는

넷째 달

98일

____년 ____월 ____일

임신 준비 검사와 난임 검사의 차이

임신 준비 검사와 난임 검사는 개념 자체가 다르다. 임신 준비 검사는 몸 상태가 아기를 갖기에, 임신을 유지하기에 적절한지를 보는 검사다. 난임 검사는 정상적인 부부관계에도 임신이 어려울 때 자연임신이 되지 않는 원인을 찾기 위한 검사다.

임신 준비 검사는 건강하게 아기를 출산할 수 있는지, 임신에 적절한 몸인지 확인하는 검사다. 임신을 하고 태아를 유지하기 위해 필요한 항체나 호르몬 등을 검사한다. B형간염, 풍진 등의 항체가 없다면 예방접종으로 항체를 만들고, 임신을 위한 호르몬이 부족하면 약이나 보충제로 수치를 맞추며 임신을 준비한다.

임신 준비 검사와 난임 검사는 다르다

난임 검사는 임신을 위해 노력했지만 임신이 되지 않을 때 왜 자연임신이 되지 않는지 원인을 찾기 위해 하는 검사다. 난임 전문 병원을 방문해 배란, 수정, 착상 등 일련의 생식 과정 중에서 어떤 부분에 문제가 있는지를 알아볼 수 있다. 기본 검사인 피 검사와 배란 초음파 검사, 자궁난관조영술, 남성 정액 검사 등이 난임 검사에 해당한다. 호르몬 상태를 체크하고 생식기관의 이상 여부를 확인하며 난소의 나이, 정자의 상태가 알고 싶다면 난임 검사를 진행하는 것이다.
최근 임신을 준비하면서 난임 검사도 바로 진행하려는 경우를 많이 본다. 난임이 아닌데 자궁난관조영술을 하고 정액 검사, 호르몬 검사를 하는 것은 과잉진료라고도 할 수 있다. 단순히 과잉이라기보다는 난임이 아닌데 너무 많은 정보를 알게 되면서 또 다른 걱정을 만들어 문제다. 예를 들어 정액 검사에서 문제가 있다 해도 반드시 난임인 것은 아닌데 스트레스와 걱정이 지나쳐 부부관계에 해가 되기까지 한다. 또 난임 치료를 너무 일찍 시작하는 것이 오히려 좋지 않은 결과를 가져올 수 있다. 충분한 자연임신 시도 기간을 거치지 않은 채로 과배란을 하고 부부관계 날짜 맞추기를 하다가 실제 시도 기간 6개월에 임신이 안 되면 시험관 아기시술을 하게 된다. 만약 시술에도 두세 차례 실패한다면 임신 시도 1년도 안 돼 이미 지쳐버리는 상황이다. 따라서 난임도 아닌데 임신 준비 단계에서 난임 검사를 미리 하는 것은 권장하지 않는다.

Daily Tip

난소 기능 검사 정도는 임신 준비 기간에 해 보는 것이 도움이 될 수 있겠다. 그리고 나이가 35세 이상인 경우는 늦지 않게 난임 검사를 하도록 한다.

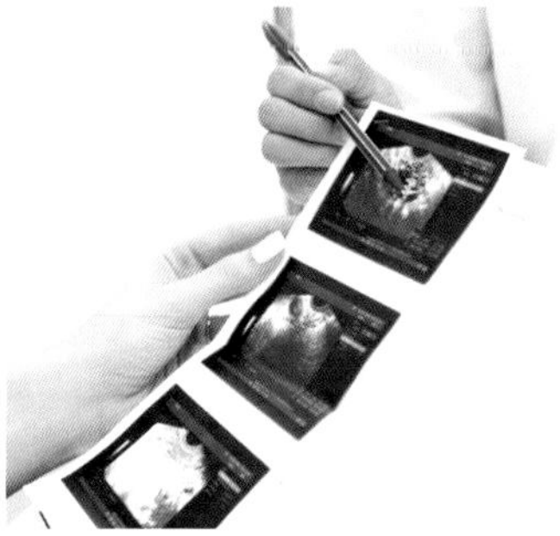

임신을 준비하는

넷째 달

99일

년 월 일

난임 검사의 종류(피검사)

모든 생식 활동은 호르몬의 영향을 받는다. 임신 준비로 병원에 방문했을 때 기본적으로 가장 먼저 하는 검사가 바로 호르몬 수치를 보기 위한 피 검사다. 프로게스테론, 에스트로겐, LH와 같은 호르몬은 임신에 중요한 역할을 한다. 이 호르몬들의 역할을 알면 검사 결과에 대해서도 좀 더 잘 이해할 수 있을 것이다.

난포자극호르몬(Follicle-Stimulating Hormone, FSH)은 원시난포가 자라서 성숙하도록 키워주는 역할을 한다. 난포기 초기에는 많이 분비되다가 난포기 후반에는 분비량이 줄어든다. 황체형성호르몬 수치가 급등할 때 난포자극호르몬 역시 확 증가했다가 다시 줄어든다.

황체형성호르몬(Luteinizing Hormone, LH)은 성숙 난포가 황체가 되도록 만든다. 난포를 부풀려서 터트려 배란을 시키고 황체로 변하게 하는 것이다. 여성의 황체형성호르몬은 난자를 자극해 에스트라디올 같은 호르몬의 생성을 촉진한다.

Daily Tip

배란기에는 황체형성호르몬의 분비량이 급증하는데 이런 때에는 소변에서도 감시된다. 배란테스트기의 원리가 바로 이 황체형성호르몬의 농도를 체크하는 것이다.

FSH, LH, 에스트로겐, 프로게스테론

에스트로겐(estrogen)은 보통 여성호르몬이라고도 불린다. 2차성징이 나타나는 데 큰 역할을 하며 생리 주기를 조절하고 배란 전 자궁내막을 발달하게 한다. 대개 사람 몸에서 에스트론(estron, E1), 에스트라디올(estradiol, E2), 에스트리올(estriol, E3) 세 가지 형태로 존재하는데, 그중 에스트라디올이 가장 강력해서 실질적으로 역할을 하는 에스트로겐이라 할 수 있다.

프로게스테론(progesterone)은 주로 황체에서 만들어지는 호르몬으로 자궁내막을 발달시켜 착상을 준비한다. 임신이 되면 1개월간 프로게스테론이 분비되면서 임신 유지를 돕고 그 이후에는 태반에서 분비한다. 수정이 일어나지 않으면 황체가 더는 프로게스테론을 분비하지 않아서 자궁내막이 떨어져 나가며 다시 생리가 시작된다.

주요 생식 호르몬

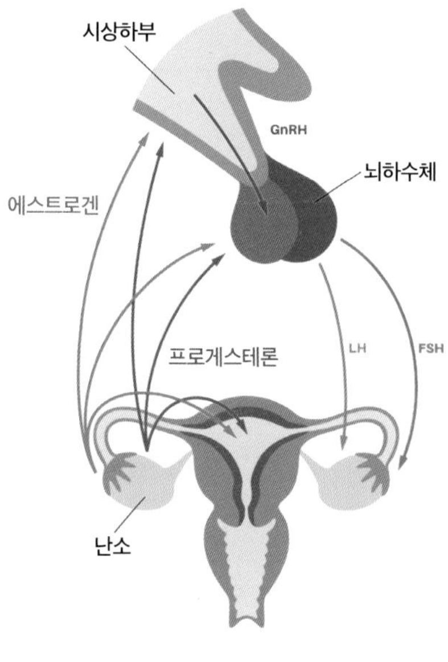

임신을 준비하는

넷째 달

100일

...........................년 ....월 ....일

생리 주기에 따른 호르몬 분비

여성의 몸은 생리 주기 전반기 동안 배란될 난자를 받아들일 준비를 하면서 에스트로겐 수치가 높아진다. 황체형성호르몬이 급증하며 배란이 일어나고 생리 주기 후반기에는 프로게스테론이 우세 호르몬이 된다.

생식 호르몬과 자궁 및 난소의 변화

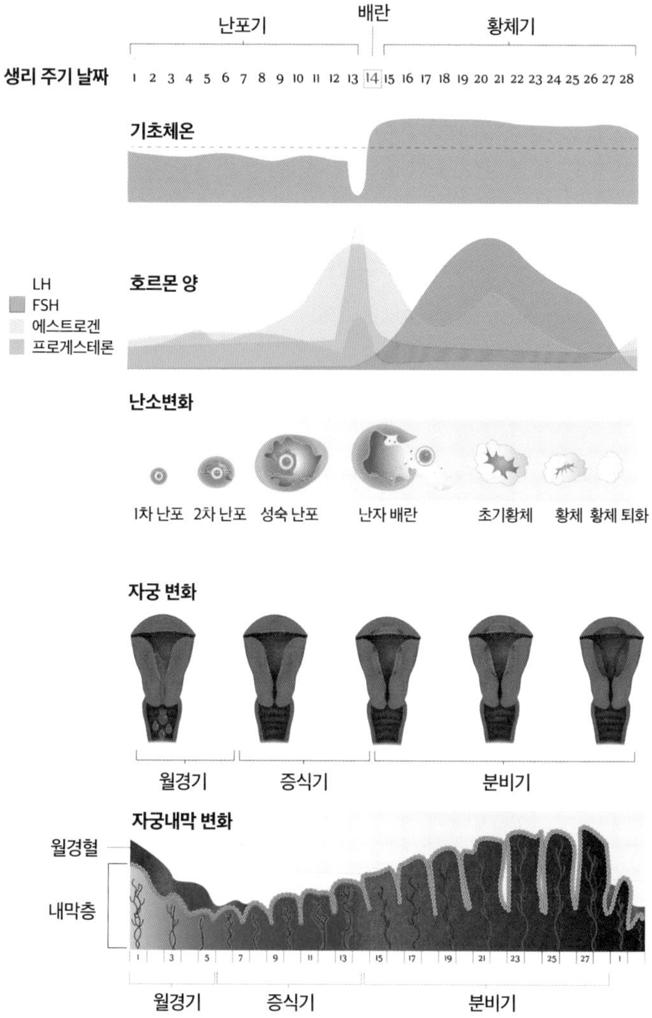

Daily Tip

만약 수정이 일어나면 한동안은 프로게스테론 농도가 매우 높아진다. 반대로 수정이 일어나지 않으면 에스트로겐과 프로게스테론 수치 모두 낮아지면서 생리를 시작하게 된다.

..........년 ......월 ......일

항뮬러관호르몬 검사

난소기능저하는 특별한 증상을 내보이는 게 아니라서 자각하기 어렵다. 그러므로 관련 검사를 통해 난소의 기능을 확인해 본다. 최근에는 간단한 채혈만으로 검사가 가능한 항뮬러관호르몬 검사가 난소의 기능을 검사하는 몇몇 방법 중에서도 주목받고 있다.

흔히 난소 나이 검사라고도 하는 항뮬러관호르몬(Anti-Mullerian Hormone, AMH) 검사는 난자의 양을 반영한다. 항뮬러관호르몬이란 난소 내 작은 난포들의 세포에서 분비되는 호르몬이다. 이 호르몬이 많이 분비된다는 것은 난소 안에 배란될 난포가 많은 것이고 적게 분비된다는 것은 배란될 난포가 적다는 의미다. 이렇게 혈액 내의 항뮬러관호르몬 수치를 통해 지금 자신의 난소에 남아 있는 난자 개수를 예측할 수 있다.

Daily Tip

항뮬러관호르몬 검사 결과에 따라 임신에 대한 계획을 미리 세울 수 있다. 난소의 기능을 정밀하게 평가해 난임 치료 방향을 판단하거나 상황에 따라 난자 동결 여부를 고려할 수도 있다.

난자의 양을 체크하는 난소 나이 검사

난소 기능이 떨어지는 속도는 사람마다 다르지만 나이가 들면서 난포는 개수가 감소하며 난소도 점차 기능이 떨어지게 마련이다. 항뮬러관호르몬 수치 또한 나이가 들수록 평균치가 떨어진다. 저하된 난소 기능은 회복하기 힘들어서 앞으로 임신, 출산에 생각이 있다면 평소에 난소 건강을 챙기는 것이 중요하다. 그러므로 임신 시기를 계획하거나 난임 치료가 필요한지 알아보기 위해 항뮬러관호르몬 검사로 난소의 기능을 점검해 보면 좋다. 당장 임신 계획이 없더라도 다낭성난소증후군 같은 질환이 있지는 않은지, 생리가 완전히 멈추는 때는 언제쯤일 것인지 판단하고 대비할 수 있다.
생리 주기와 상관없이 채혈만으로 검사가 가능한 것은 항뮬러관호르몬 검사의 장점이다. 의학적으로는 AMH 수치가 1ng/ml(밀리리터당 나노그램) 이하일 때 난소기능저하로 판단한다.

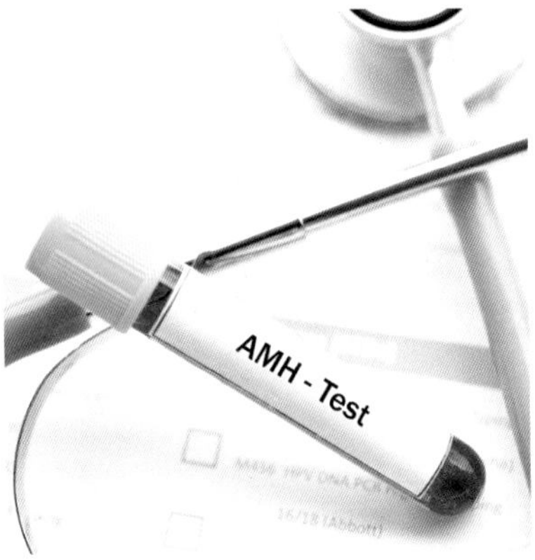

임신을 준비하는

넷째 달

102일

..........년 ....월 ....일

난소기능저하

대개 만 35세 이후에는 난자의 질이 떨어지고 임신율도 떨어진다. 난소의 건강은 임신과 출산은 물론 여성 건강에 매우 중요하다. 호르몬을 생산해 내는 중요한 기관이라 난소 나이가 여성 건강 전반에 영향을 줄 수 있는 것이다.

난자는 여자아이가 엄마 배 속에 있을 때부터 만들어진다. 6주에서 8주 된 태아일 때부터 난자가 만들어지기 시작하고 20주쯤에는 난자 개수가 평생 최고치를 기록한다. 태어나면서부터 난자 수가 감소하기 시작해서 평균적으로 50세에 가지고 있던 난자를 소진한다. 즉 더는 배란이 되지 않기 때문에 생리가 완전히 없어지게 된다. 평균 수명은 늘고 있지만 여성이 생리를 마치는 나이는 평균 50세로 큰 변화가 없는 편이다.

Daily Tip

당장 임신 계획이 없는데 난소기능저하가 의심되면 더 나빠지기 전에 가임력 보존을 위한 난자냉동을 고려해 볼 수 있다.

난소에도 나이가 있다

난소의 기능은 나이가 들면서 점점 떨어지는 것이 정상이다. 난소 나이 검사라고도 하는 항뮬러관호르몬 수치 역시 나이가 들면서 떨어진다. 그런데 항뮬러관호르몬 수치가 본인 나이 평균보다 낮다면 난소기능저하를 의심한다. 특히 나이와 상관없이 수치가 1ng/mL 이하이면 난소기능저하(decreased ovarian reserve)라고 진단한다. 난소기능저하는 쉽게 말해서 난소의 나이가 많다고 표현할 수 있다.

규칙적으로 생리를 하고 난임이 아니라면 난소기능저하로 진단받았다고 하더라도 당장 자연임신 확률이 떨어지는 것은 아니다. 단 난소 나이가 많으면 조기난소부전의 가능성이 높아질 수 있다. 생리가 완전히 멈추게 되는 나이는 보통 50세쯤이지만 난소기능저하가 의심되는 여성은 그 이전일 확률이 높다. 난소기능저하가 시험관아기시술 등의 임신율을 떨어뜨릴 수도 있다. 과배란 약물을 써서 난자를 여러 개 배란하게 할 때 같은 용량의 약물을 사용해도 난소의 기능이 좋으면 여러 개의 난자가 나오지만 난소기능저하면 한두 개만 얻을 수 있다. 질 좋은 배아를 만들기 어려워져 시험관아기시술의 성공률이 떨어지는 것이다.

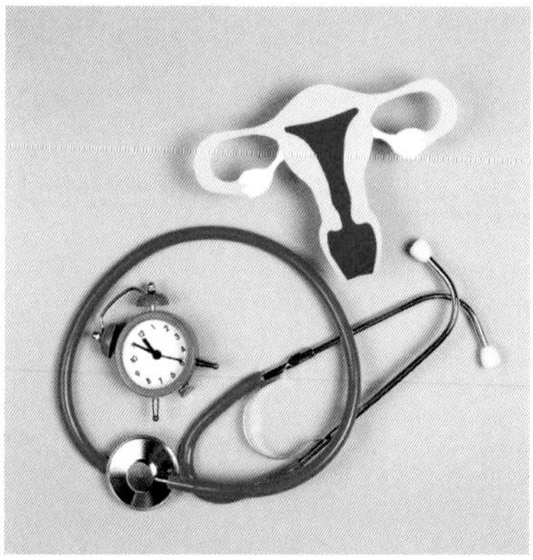

임신을 준비하는

넷째 달

103일

....년 ....월 ....일

AMH 수치와 조기폐경

조기폐경은 40세 이전에 생리가 완전히 끊기는 것을 말한다. 임신을 희망하는 입장에서 조기폐경을 진단받으면 상심이 클 수밖에 없다. 일반적으로 1%의 유병률을 보이는 조기폐경이 최근 들어 30대 이하 젊은 층 여성에게서 의외로 적지 않게 발생하며 문제로 떠오르고 있다.

40세 이전에 생리가 없어지는 조기폐경은 6개월 이상 생리가 없으면서 피 검사에서 FSH(난포자극호르몬) 수치 25IU/L 이상이 4주 이상의 기간을 두고 두 번 이상 반복되는 상태로 정의할 수 있다. 최근에는 여성의 난소 기능과 생식 능력을 판단할 수 있는 AMH(항뮬러관호르몬) 검사가 활발하게 진행되면서 AMH 수치가 0.1 미만이면 생리를 하고 있어도 폐경이라고 생각하기도 한다.

Daily Tip

난임 치료를 하는 과정에서는 AMH 수치가 낮다면 임신율이 낮아질 수 있다. 이 점을 미리 알아 두고 신속하게, 적극적으로 임신을 시도하기를 권한다.

임신을 준비하고 있는데 조기폐경이 걱정이라면

AMH 검사 결과 수치가 본인 나이 또래보다 낮게 나온다면 조기폐경의 위험도가 증가한다고 알려졌다. 따라서 임신을 준비하는 동안 AMH 검사를 해 보고 평균보다 많이 낮다면 임신을 서둘러 준비하는 것이 좋다.

만약 생리를 규칙적으로 하는 여성이 AMH 수치가 낮다면 폐경을 걱정할 필요는 없다. AMH 수치가 낮아도 생리를 규칙적으로 한다면 한 달에 한 번 배란이 일어나는 것은 AMH 수치가 높은 여성과 마찬가지다. 그러므로 자연임신에 성공할 확률은 감소하지 않는다.

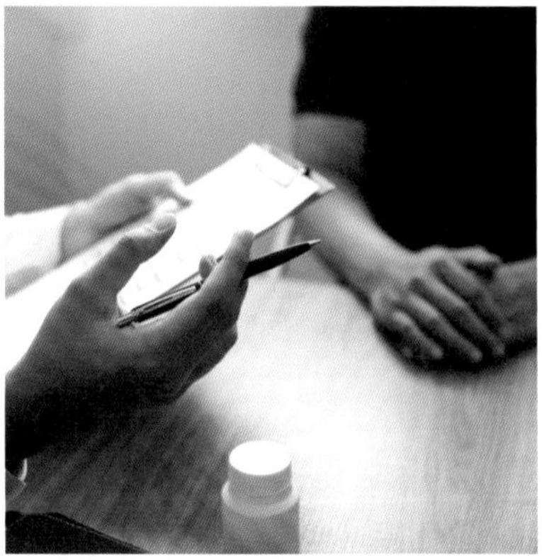

년 월 일

조기난소부전

여성은 평균 50세 전후에 생리가 끊긴다. 그런데 요즘 들어 조기난소부전으로 생리가 30대에, 심하게는 20대에 끊기는 여성이 늘고 있다. 조기난소부전이면 더 이상 배란이 되지 않아서 임신이 힘든 상태가 된다.

난소가 더는 기능을 못 해서 40세 이전에 생리가 끊어지는 조기난소부전(Pre Ovarian Failure)은 여성 백 명 중 한 명에게서 볼 수 있는 질환이다. 생리가 없어져도 일부는 생리를 다시 하거나 임신이 되기도 해서 예전에 쓰던 '조기폐경'이라는 말보다는 난소의 기능 저하를 뜻하는 난소부전이란 용어를 쓰는 게 더 적합할 것이다.

Daily Tip

얼굴이 화끈거리고 붉어지며 식은땀이 나고 잠을 잘 못 자는 갱년기 증상이 나타나면 조기난소부전을 의심해 보고 병원 진료를 받아야 한다.

생리 간격에 이상이 생긴다면

조기난소부전이면 안면 홍조, 두근거림, 불면증, 현기증, 우울증, 피로와 무력감, 집중력 저하 등의 증상이 나타난다. 생리 간격이 짧아지거나 건너뛰다가 마지막에는 생리가 아예 없어진다. 에스트로겐을 비롯한 여성호르몬이 분비되지 않아 질이 위축되고 건조해져서 질염에 걸리기 쉽고 부부관계 시 통증이 생길 수 있다. 멀리 보면 골다공증이나 심혈관 질환에 걸릴 위험성도 커져서 의사의 지시에 따라 호르몬 치료를 해야 한다. 부작용을 최소화하고 동반되는 다른 질환을 조기에 진단하도록 정기검진을 받아야 한다.

조기난소부전이 온 열 명 중 한 명은 염색체 이상, 즉 유전적 원인이기 때문에 염색체 검사와 유전자 검사가 필요하다. 수술이나 항암제, 방사선 치료 등이 원인이 될 수도 있다. 또 자가면역실환이 영향을 줄 수 있어서 부신, 갑상선 등에 대해 자가면역 항체를 검사한다.

조기난소부전일 때는 무엇보다도 빨리 대처하고 치료할수록 결과가 좋다. 자궁의 건강 상태를 수시로 점검하고 예방을 위해 규칙적인 생활과 균형 잡힌 영양 섭취에 힘쓰면서 과도한 스트레스는 피한다. 이미 난소의 기능이 정지해 임신이 어렵다면 난자 기증을 받는 방법도 있다. 산부인과 전문의와 상의하고 윤리적, 법적인 문제까지 고려해서 결정을 내리도록 한다.

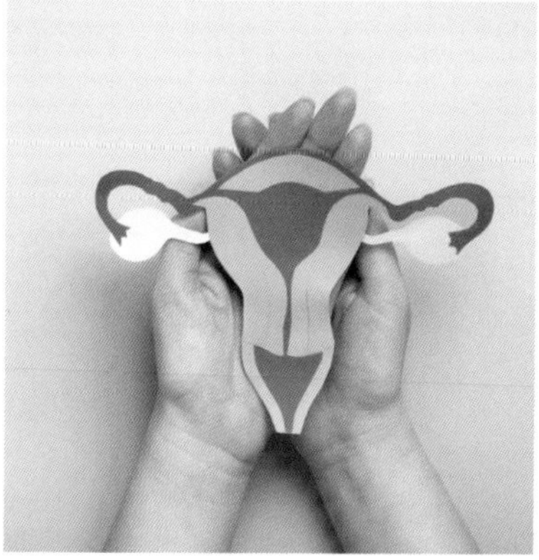

임신을 준비하는

넷째 달

105일

........................년 ....월 ....일

프로락틴; 고프로락틴혈증과 난임

고프로락틴혈증은 뇌하수체에서 분비되는 유즙분비호르몬 프로락틴이 너무 많이 생산되는 것이다. 수유 상태가 아닌데도 프로락틴 수치가 비정상적으로 높으면 배란 장애가 일어난다. 남녀 모두에게 난임을 유발할 수 있지만 진단 및 치료가 비교적 어렵지 않은 증상이다.

병원에 방문해서 난임 검사를 하면 피 검사를 통한 프로락틴 수치가 포함돼 있다. 유즙분비호르몬인 프로락틴(prolactin)은 뇌하수체에서 분비되는데 주로 출산 후 모유 수유를 할 때 유즙을 만들어 낸다. 프로락틴이 많이 분비되면 모유 수유를 하는 여성의 생리가 중단되듯 자연적인 피임 상태를 만든다. 다시 말해 프로락틴 과다 분비가 생식샘자극호르몬분비호르몬을 억제해 난소의 에스트로겐 합성을 방해해서 배란이 제대로 되지 않는다. 두통을 동반하거나 드물게는 시력 장애를 일으키기도 한다.

Daily Tip

고프로락틴혈증은 여성뿐 아니라 남성에게도 생식샘 기능을 저하하는 원인이 된다. 남성의 프로락틴 수치가 높으면 테스토스테론 합성이 억제되고 정자 수가 줄어들 수 있다.

배란 장애를 일으키는 고프로락틴혈증

고프로락틴혈증의 대표적인 원인으로는 약물과 뇌하수체 종양을 꼽을 수 있다. 수면제, 신경안정제, 항우울제, 항경련제 같은 중추신경계에 작용하는 약물이나 위장약, 항히스타민제, 피임약 등의 약물이 프로락틴 분비에 영향을 미칠 수 있다. 또 뇌하수체에 종양이 생겨서 고프로락틴혈증이 나타나기도 하니 CT나 MRI 촬영을 해서 뇌하수체를 검사해야 한다. 종양의 크기와 증상의 정도에 따라 치료가 달라지는데 대체로 양성 종양이기 때문에 약물로 치료가 가능하다.

고프로락틴혈증이 진단된 모든 사람이 치료가 필요한 것은 아니다. 생리불순 같은 증상이 있을 때 약물 치료를 시작하고, 임신을 하면 중단한다. 치료제로는 브로모크립틴 성분의 팔로델이라는 약이 오랫동안 사용되고 있다. 최근에는 반감기가 길어 일주일에 두 번만 복용해도 되는 카버락틴이라는 이름의 카버골린 제제도 많이 쓰인다. 약물 치료로 프로락틴 수치를 회복하면 대부분의 환자가 정상적으로 배란을 시작한다.

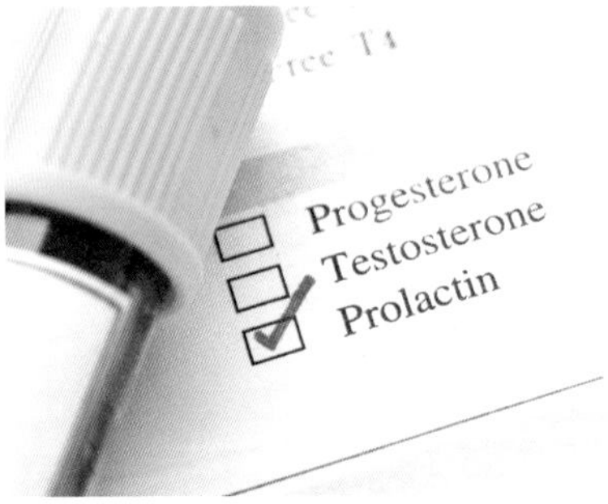

임신을 준비하는

넷째 달

106일

..................년 ....월 ....일

갑상샘 질환과 난임

갑상샘은 목 앞부분 목젖 바로 아래쪽에 있는 나비 모양의 기관이다. 갑상샘에서 나오는 호르몬은 체온을 유지하고 신진대사를 조절하는 역할을 한다. 이 갑상샘호르몬이 너무 적게 분비되거나 너무 많이 분비되면 배란이 불규칙해지고 임신이 어려워진다.

갑상샘기능저하증은 혈액 속 갑상샘호르몬이 부족해서 생긴다. 심하면 생리가 멈추고 배란에 이상이 생기면서 임신이 어렵다. 또 갑상샘기능저하증을 치료하지 않고 임신하면 유산이나 조산, 선천성 기형, 저체중아 출생 등의 위험이 커진다. 따라서 갑상샘기능저하증이 의심되면 먼저 검사를 받는 것이 좋다. 증상으로는 맥박이 느려지고 혈압이 낮아지며 체중이 늘고 변비가 나타난다. 피로와 근육통, 관절통, 우울감도 갑상샘기능저하증의 증상에 속한다.

Daily Tip

갑상샘에 문제가 있지는 않은지 미리 확인하고 그에 따른 임신 계획을 세우도록 한다. 만약 외과 수술을 받았거나 방사성 요오드 치료를 받았다면 주치의와 상의해 임신을 시도하는 것이 좋다.

갑상샘기능저하증, 갑상샘기능항진증

갑상샘기능저하증의 가장 흔한 원인인 하시모토갑상샘염은 여성이 잘 걸리며 가족력이 있을 수 있다. 일종의 자가면역질환으로 갑상샘을 파괴하는 항체가 생산되는 병이다. 갑상샘호르몬을 투여해서 치료할 수 있으며 갑상샘호르몬은 임신 전이나 임신 중에 부작용을 일으키지 않는다.

갑상샘기능항진증은 갑상샘호르몬이 과다하게 분비돼 생긴다. 배란이 불규칙해져서 임신 확률을 낮추고 반복 유산을 일으키기도 하며 임신 중에는 태아의 성장과 발육에 영향을 줄 수 있다. 심박수가 증가하고 호흡이 빨라지며 체중이 감소한다. 불면증이 생기기도 하고 더위와 불안감을 느끼며 심하면 안구 돌출 증상이 나타나기도 한다.

갑상샘기능항진증의 가장 흔한 원인은 자가면역질환인 그레이브스병이다. 항갑상샘 약물을 써서 치료하면 갑상샘이 호르몬을 너무 많이 생산하고 분비하지 않도록 막아 준다. 임신 전이나 임신 중에도 안전하게 사용할 수 있다.

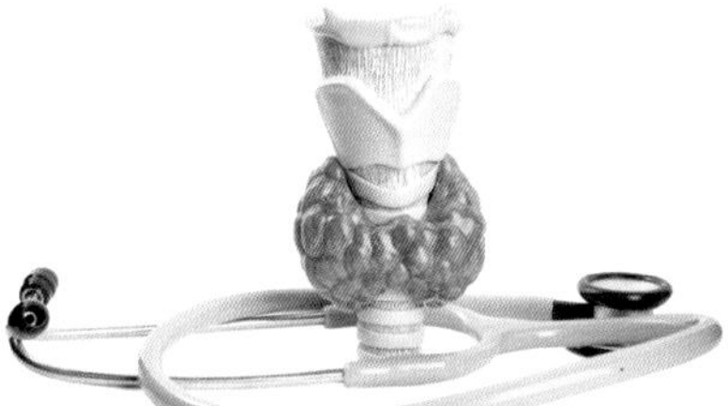

임신을 준비하는

넷째 달

107일

......년 ......월 ......일

난임 기본 검사, 자궁난관조영술

난임으로·병원에 방문하면 기본적으로 피 검사를 이용한 호르몬 검사와 난관이 막히지는 않았는지 확인하는 자궁난관조영술을 한다. 자궁난관조영술의 검사 결과에 따라 임신 시도 방법이 달라진다. 그만큼 중요한 난임 검사 필수 항목이다.

원래 임신은 난소에서 배란된 난자가 난관에서 정자와 만나고 수정란이 되는 데서부터 시작이다. 난관이 막혀 있다면 난자와 정자가 만날 길이 없어 자연임신이 불가능하다. 그렇다 보니 난관이 잘 뚫려 있는지 확인하는 자궁난관조영술(Hysterosalpingogram, HSG)은 난임 검사 중에서도 매우 중요하다.

Daily Tip

자궁난관조영술은 인공수정 및 시험관아기시술 정부 지원을 받으려면 필수적으로 시행해야 하는 검사이기도 하다.

자궁난관조영술로 확인하는 난임의 원인

자궁난관조영술을 진행할 때는 자궁 안쪽으로 조영제를 주입한 다음 엑스레이 촬영을 해서 조영제가 복강 내로 잘 빠져나가는지 확인한다. 자궁 및 난관의 모양과 막힌 곳은 없는지를 검사하는 것이다. 자궁 안에 용종이 있다거나 자궁내막 중간이 서로 들러붙어 있는 상태인 자궁내막 유착이 있는지도 확인할 수 있다. 결국 여러 면에서 착상을 방해할 만한 여지가 있는지 보는 검사다.

자궁난관조영술은 생리 중이면 자궁내막증이나 감염의 위험이 있고 배란 이후면 임신 중일 가능성이 있어서 생리가 완전히 끝난 후, 정확히는 생리 시작일로부터 일주일에서 열흘째인 날 사이에 하는 것이 원칙이다. 경우에 따라서는 검사 전 금식이 필요하다. 검사 시간은 10분 정도 걸린다. 검사 후에는 일시적인 감염이나 통증이 나타날 수 있다.

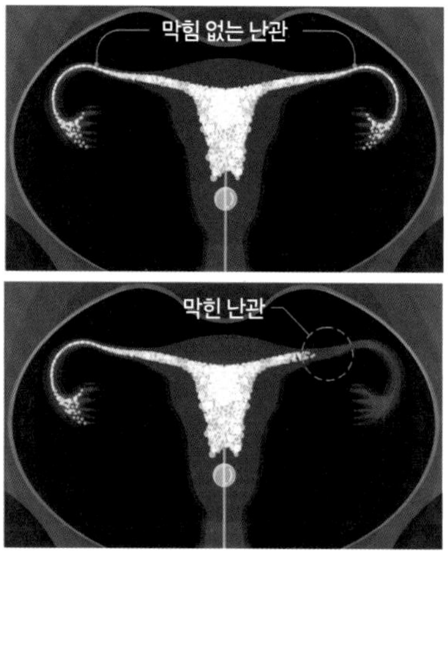

자궁난관조영술에서 조영제가 잘 빠져나가지 못하고 머물러 있는 부분이 있으면 상황에 따라 뚫어 주는 시술을 한다. 막힌 난관에 염증으로 점액이나 분비물이 고이면 역류해서 착상을 방해하기 때문에 절제 수술이 필요할 수 있다.

자궁난관조영술을 해야 하는 이유

난임 문제로 병원에 다니다 보면 대부분 자궁난관조영술을 받는다. 그동안 받은 피 검사나 소변 검사에 비하면 생소한 데다가 통증이 있다니 더 긴장하게 되고 피하고 싶은 마음이 들기도 한다. 그러나 자궁난관조영술은 자연임신 가능 여부를 가늠하는 매우 중요한 검사다.

난관 즉 나팔관은 난자와 정자가 만나는 장소다. 자연임신은 먼저 난소에서 배란된 난자를 나팔관이 잘 가지고 간 다음, 부부관계 때 질에 사정된 정자가 열심히 헤엄쳐 가서 나팔관에 자리 잡은 난자와 만나야 성공할 수 있다. 난임의 원인 중 약 20~30%는 나팔관이 막히거나 기능을 못 하기 때문이다. 자연임신에 성공하려면 정자와 난자가 서로 만나는 곳까지 길이 잘 개통돼 있어야 한다.

Daily Tip

난임으로 진단됐다면 자궁난관조영술은 피할 수 없는 검사이기도 하다. 검사 전 진통제를 복용하거나 진통 주사제를 써서 충분히 통증을 줄일 수 있으니 앞서 걱정하지 않아도 괜찮다.

아프다는 자궁난관조영술, 꼭 해야 할까

나팔관이 잘 뚫려 있는지 보는 자궁난관조영술은 자연임신이 가능한지 확인하는 아주 중요한 검사다. 임신에 어떤 문제가 있는지 제대로 알기 위해서는 꼭 필요한 검사인 것이다.

자궁난관조영술을 할 때는 자궁경부를 통해 조영제를 넣어서 조영제가 자궁에서 나팔관으로 빠져나가는 모습을 엑스레이로 촬영한다. 검사할 때 아랫배에 생리통처럼 뻐근한 불편감이 느껴질 수 있어서 검사 전에 미리 진통제를 먹기도 한다.

만약 나팔관이 막혀 있으면 자궁강 내로 투여한 조영제가 자궁을 늘어나게 하면서 통증을 느낄 수 있다. 막혀 있는 나팔관 때문에 늘어난 자궁이 제자리를 찾지 못한 상태를 오래 지속하면서 통증을 유발하는 것이다. 하지만 나팔관이 잘 개통돼 있다면 일시적으로 늘어난 자궁은 곧 제자리를 찾는다. 그래서 통증이 오래가지 않는다.

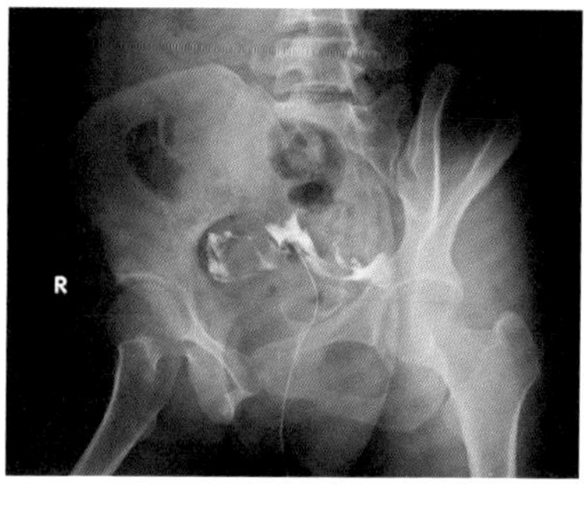

임신을 준비하는

넷째 달

109일

난관 개통 여부를 확인하는 자궁난관조영초음파

자궁난관조영술 외에도 자궁난관조영초음파 검사로 난관이 이상 없이 개통돼 있는지를 확인할 수 있다. 자궁난관조영초음파 검사는 엑스레이 촬영을 하는 자궁난관조영술에 비해 검사 시간이 짧고 통증이 적다는 장점이 있다.

난소에서 배란된 난자가 정자와 만나고 수정란이 돼서 자궁에 안착하려면 난관이 잘 뚫려 있어야 한다. 난관이 잘 뚫려 있는지 확인하는 검사에는 자궁난관조영술(HSG) 외에도 자궁난관조영초음파(HyCoSy) 검사가 있다.

자궁난관조영술과 자궁난관조영초음파 검사의 차이

자궁난관조영초음파 검사는 특수 조영제를 자궁 안쪽으로 주입한 후 질 초음파로 검사를 진행한다. 난관이 막혀 있는지 아닌지는 물론 자궁강 내 구조와 자궁벽, 난소의 형태, 난포의 크기까지 함께 살펴볼 수 있다. 자궁 용종이나 근종의 병변도 확인 가능하다. 자궁난관조영술에 비해 투여하는 조영제의 양이 적기 때문에 비교적 통증이 적고 정확도 역시 좀 더 높다. 초음파를 사용하는 검사로 방사선 노출 위험이 없다는 것 또한 장점이라고 할 수 있다. 영상의학과에서 진행되는 자궁난관조영술과 달리 외래에서 산부인과 주치의가 직접 검사하면서 난관의 개통 여부와 자궁 유착 및 기형, 자궁강 내 종양 등등을 확인한다.

자궁난관조영초음파 검사도 자궁난관조영술과 마찬가지로 임신 가능성이 없는 배란 이전에 하는 것이 좋다. 보통 생리가 완전히 끝난 후, 생리 시작일로부터 일주일에서 열흘째인 날 사이에 진행한다. 20분 정도 걸리는 간단한 검사로 따로 입원할 필요는 없지만 회복실에서 일정 시간 안정을 취한 다음 귀가하도록 한다.

Daily Tip

자궁난관초음파 검사 결과가 애매하게 보이는 경우 추가로 자궁난관조영술이 필요할 수도 있다.

자궁난관조영초음파

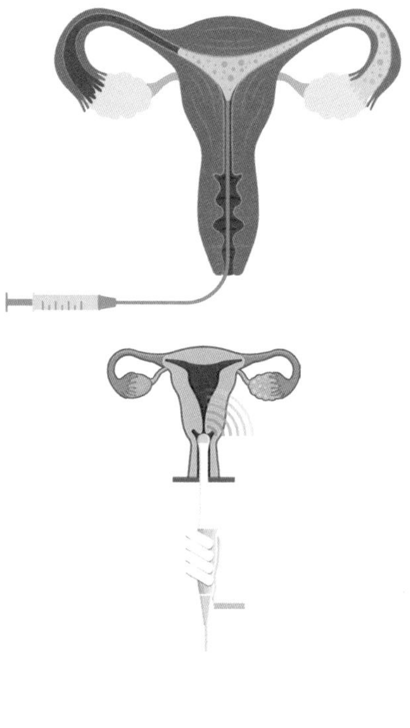

년 월 일

난관 요인으로 생기는 난임, 난관수종

난관은 난자와 정자가 만나 수정이 이뤄지는 중요한 곳이다. 난관이 막혀 물이 차고 부풀어 오르면 난자와 정자가 이동하는 통로 역할에서부터 문제가 생겨 난임으로 이어질 수 있다. 임신을 위해서는 난관절제술이나 난관성형술로 난관수종을 치료하거나 시험관아기시술을 한다.

난관수종은 난관 끝이 막혀 난관액이 나가지 못하고 안에 쌓이면서 만들어진 물주머니를 말한다. 난관에 염증이 생기거나 자궁내막증 혹은 골반염 등으로 유착이 일어나서 나타나는 경우가 많다. 이렇게 생긴 물주머니는 부풀어 오르고 수종액이 자궁으로 역류하게 된다. 난관이 난자와 정자가 이동하는 통로로서의 기능을 하지 못하고, 역류한 물이 자궁에 고여 배아의 착상을 방해해서 난임의 원인이 된다. 수종액 성분 자체가 착상에 안 좋은 영향을 주기도 하고 역류하는 흐름이 물리적으로 배아를 씻겨 내려가게 할 수도 있기 때문이다. 자궁외 임신 위험도 커지기 때문에 임신을 위해서는 난관수종을 먼저 치료해야 한다.

난임의 원인

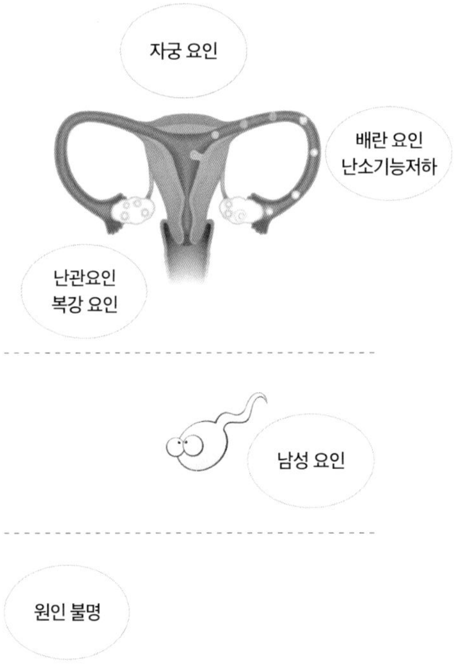

난관수종을 치료하는 난관절제술과 난관성형술

난관수종의 물 역류가 심할 때는 소변 같은 느낌의 액체가 질을 통해 흘러나오기도 한다. 생리 주기에 영향을 주고 만성적인 골반 통증을 동반하기도 한다. 주로 자궁난관조영술을 통해 진단되는데 난관수종이 있으면 조영제가 빠져나가지 못한 채로 고여 있는 모습이 보인다. 난관 한쪽만 난관수종일 수도 있고, 양쪽 모두 난관수종일 수도 있다.

난관수종의 대표적인 치료법으로는 복강경 수술인 난관절제술과 난관성형술이 있다. 난관절제술은 난관을 완전히 잘라 내는 수술이다. 유착이 심하면 난관을 부분 절제하거나 묶거나 막는 결찰술을 할 수도 있다. 난관성형술은 난관 끝 막힌 부분을 뚫어서 안에 고인 물을 빼고 난관을 보존하는 수술이다. 난관이 심하게 부풀지 않았고 어느 정도 복원 가능한 형태일 때 시행할 수 있다. 부부가 젊고 난소 기능이 좋은 편이며 다른 큰 문제가 없다면 난관성형술 후 6개월에서 2년 정도의 기간을 두고 자연임신을 시도해 본다.

난관폐색

난관은 자궁과 가까운 쪽이 막힐 수도 있고 자궁과 먼 쪽이 막힐 수도 있다. 자궁과 가까운 쪽이 막힌 것을 난관폐색, 먼 쪽이 막혀서 물이 차는 것을 난관수종이라고 보통 이야기한다. 자궁과 가까운 쪽이 막힌 난관폐색은 치료할 방법이 없어서 난관 양쪽이 다 막혀 있다면 자연임신은 원칙상 불가능하다. 따라서 이때는 시험관아기시술로 임신을 시도해야 한다. 만약 한쪽 난관만 막혀 있다면 일단은 자연임신 또는 인공수정을 시도할 수 있다. 다만 양측이 다 뚫려 있을 때보다 임신율은 저하될 수 있다.

Daily Tip

양쪽 난관을 모두 절제해야 한다면 임신은 시험관아기시술로 시도한다. 난관수종이 있을 때보다 절제했을 때 시험관아기시술의 성공률은 더 높아진다.

__________년 ______월 ______일

자궁 요인으로 인한 난임

복강경이나 자궁경을 활용해 자궁 요인으로 인한 난임을 진단하고 치료할 수 있다. 좀 더 정확한 진단 검사가 가능하고 개복 수술의 부담 없이 빠르게 회복할 수 있다는 장점이 있다. 피부에 흉터가 거의 남지 않는다는 점도 복강경 수술과 자궁경 수술의 이점이다.

자궁내막은 아기가 착상하는 중요한 기관이다. 자궁내막에 혹이 있거나 유착이 있으면 임신을 방해할 수 있다. 초음파 검사상 자궁 내 용종이나 유착이 진단된다면 자궁내시경을 통한 제거를 고려한다.
자궁 내에 존재하는 혹은 용종 또는 근종으로 대부분 부드러운 혹인 용종인 경우가 많다. 용종은 비교적 흔한 질환으로 임신 계획이 없고 부정출혈 등의 증상이 없다면 경과를 지켜봐도 괜찮다. 하지만 용종 자체가 임신을 방해할 수 있기 때문에 임신을 시도한다면 자궁내시경을 통한 용종 제거를 고려해야 하며 그 시점에 대해서는 주치의와 상의해야 한다.
사실 용종이 있다고 모두 임신이 안 되는 것은 아니다. 다만 앞서 말한 것처럼 용종이 임신을 방해할 수 있기 때문에 잘 살펴봐야 한다.

Daily Tip

혹시 용종이 있는 상태에서 임신이 된다면 아기에게는 아무런 영향이 없으니 걱정하지 않아도 된다.

난임을 일으키는 대표적인 자궁 이상, 자궁내막용종과 유착

난임을 일으키는 또 다른 대표적인 자궁 문제는 자궁 내 유착이다. 유착은 조직이 붙어 있다는 뜻이다. 자궁내막 앞뒷면이 서로 붙어 있으면 자궁내막이 충분히 두꺼워지지 못하고 착상을 방해할 수 있다. 이러한 유착은 잦은 소파수술, 자궁강 내 결핵 등 자궁내막을 자극하는 외부적 원인으로 발생한다고 알려졌다. 유착 또한 착상을 방해하기 때문에 초음파 검사 결과 유착이 의심된다면 자궁내시경으로 유착을 제거해 내막이 정상으로 회복하도록 한다.
자궁내시경은 직경이 얇은 카메라를 자궁 내에 삽입한 후 자궁내막을 직접 관찰하는 방법이다. 주치의가 직접 카메라로 보면서 병변을 조심스럽게 제거해 자궁내막을 정상으로 회복시킨다. 시술 시간은 길어야 20분이며 수면 마취 후에 시행한다.

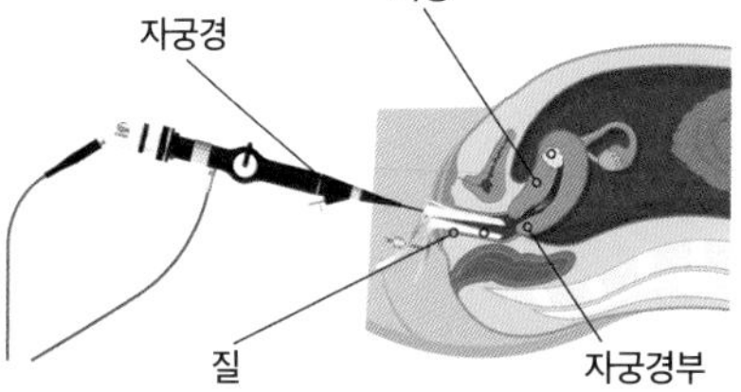

임신을 준비하는

넷째 달

112일

년 월 일

선천성 자궁 기형

선천적으로 자궁 기형이 있는 환자 네 명 중 한 명은 무월경, 난임, 반복 유산 등의 문제를 겪는다. 자궁 기형의 종류나 정도에 따라 외과 수술을 시행하기도 한다. 대개 자궁경 수술로 진행되는 자궁 기형의 치료가 유산율을 크게 줄여 줄 수 있다.

자궁이 처음 만들어지는 과정에서 여러 종류의 기형이 생기기도 하는데, 이러한 선천성 자궁 기형은 드물지 않게 볼 수 있다. 내진이나 자궁난관조영술, 자궁 초음파, 복강경 검사, 자궁경 검사, MRI 등으로 진단이 가능하다. 자궁 기형이면 착상이 잘 안 될 수 있고 임신 초기에 자연유산 확률이 높으며 조산의 위험이 크다.

Daily Tip

자궁 기형이 있어도 자연임신이 불가능한 것은 아니며 기형의 종류에 따라서는 출산 때까지 별 이상 없이 임신을 잘 유지할 수도 있다.

선천적인 자궁 이상에 따른 치료

선천성 자궁 기형의 치료는 자궁 기형의 종류와 정도에 따라 결정하는데 최근에는 개복을 하지 않는 자궁경을 이용한 수술적 치료를 많이 한다. 특히 난임과 주로 관련 있는 자궁 기형은 자궁내막이 섬유 조직 막으로 나뉘어 있는 중격자궁으로, 유산이나 조산 위험이 크고 임신 예후가 좋지 않아 수술이 필요하다. 자궁경 수술로 자궁 사이 막을 제거한 후에는 대부분 정상적으로 임신하고 출산할 수 있다.

자궁의 외형이 하트 모양으로 보이는 쌍각자궁이나 자궁의 한쪽만 발달한 단각자궁은 거의 수술이 필요하지 않지만 임신에 대한 문제가 반복된다면 수술을 하기도 한다. 자궁의 몸통과 경부가 둘인 중복자궁 역시 유산이 반복되면 두 개의 자궁을 하나로 합쳐주는 수술을 할 수도 있지만 수술 없이도 괜찮을 수 있으니 주치의와 잘 상의하도록 한다. 자궁 윗부분이 자궁 안쪽으로 두꺼워져 움푹하게 들어간 형태인 궁형 자궁은 임신이나 유산에 크게 영향을 미치지 않는다.

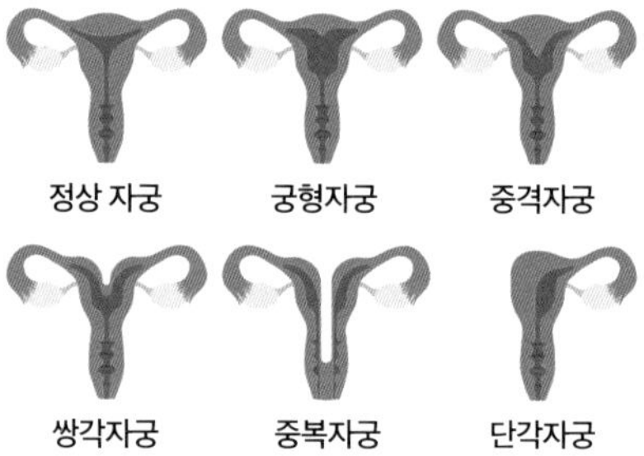

임신을 준비하는

넷째 달

113일

......년 ......월 ......일

원인 불명의 난임

난임의 원인은 다양한데 명확히 구분하기 어렵거나 여러 원인이 복합적인 경우가 많다. 또 착상 과정은 아직 밝혀지지 않은 분야가 많다. 따라서 난임 중에서도 원인을 정확히 파악할 수 없는 난임이 생각보다 많은 비율을 차지지하고 있다.

임신이 잘 안 되는 듯해서 병원에 방문하면 호르몬 검사를 위한 피 검사, 난관이 막혀 있지는 않은지 확인하는 자궁난관조영술, 남성 측 원인을 확인하는 정액 검사 등 기본 검사를 한다. 1년을 시도하고도 임신이 안 돼 난임으로 진단받았는데 기본 검사에서 뚜렷한 이상 소견이 나타나지 않는 경우를 원인 불명의 난임이라고 부른다. 열 쌍의 난임 부부 중 두세 쌍은 이런 원인 불명의 난임에 해당한다.

Daily Tip

임신을 어렵게 만든 정확한 원인에 맞는 치료를 계획할 수 없으니 나이와 난소의 기능 등을 고려해서 다음 계획을 세운다.

문제가 없다는데 임신이 안 된다면

원인 불명의 난임으로 진단되면 치료 계획에 가장 큰 영향을 미치는 것은 임신을 시도한 기간과 부부의 나이이다. 1년 정도 임신을 시도해 왔다면 일단은 자연임신을 조금 더 기대해 볼 수 있다. 그러나 2년, 3년 넘어가는 긴 시간 동안 임신을 기다렸다면 기본적인 검사로 원인을 찾지 못하는 경우가 많아서 더 적극적인 임신 시도 방법을 권한다. 물론 나이가 많다면 단계를 뛰어넘거나 더 빨리 진행한다.

배란일 맞추기는 원인 불명의 난임일 때 시도할 수 있는 임신 방법 중 기초 단계라고 할 수 있다. 초음파 검사로 난소 안의 난포를 관찰하다 난포의 지름이 18~22mm이면 곧 배란이 일어난다. 예측해서 부부관계 날짜를 정하는 것이다. 난포의 지름이 충분히 자랐다고 판단됐을 때 배란 주사로 정확한 시기에 배란이 될 수 있도록 만들기도 한다. 주사를 맞고 34시간에서 36시간이 지나면 배란이 일어나니 이때에 부부관계를 맞춘다. 이런 방법을 여섯 번 정도 반복해도 임신 소식이 없으면 더 적극적인 방법이 필요하다. 과배란을 만들어 임신 확률을 높일 수 있고 상태와 상황에 따라서 인공수정이나 시험관아기시술 같은 보조생식술을 권한다.

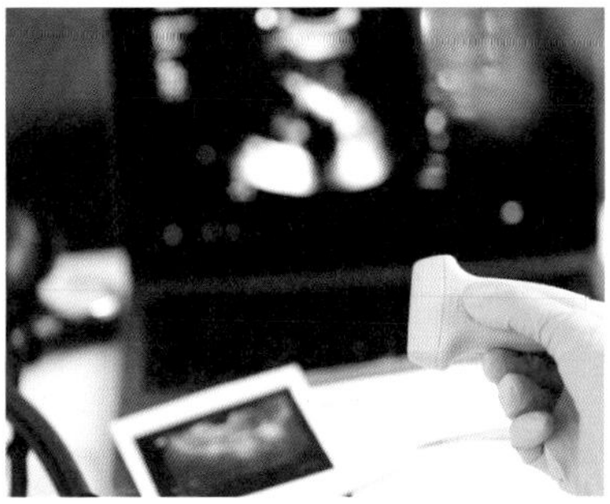

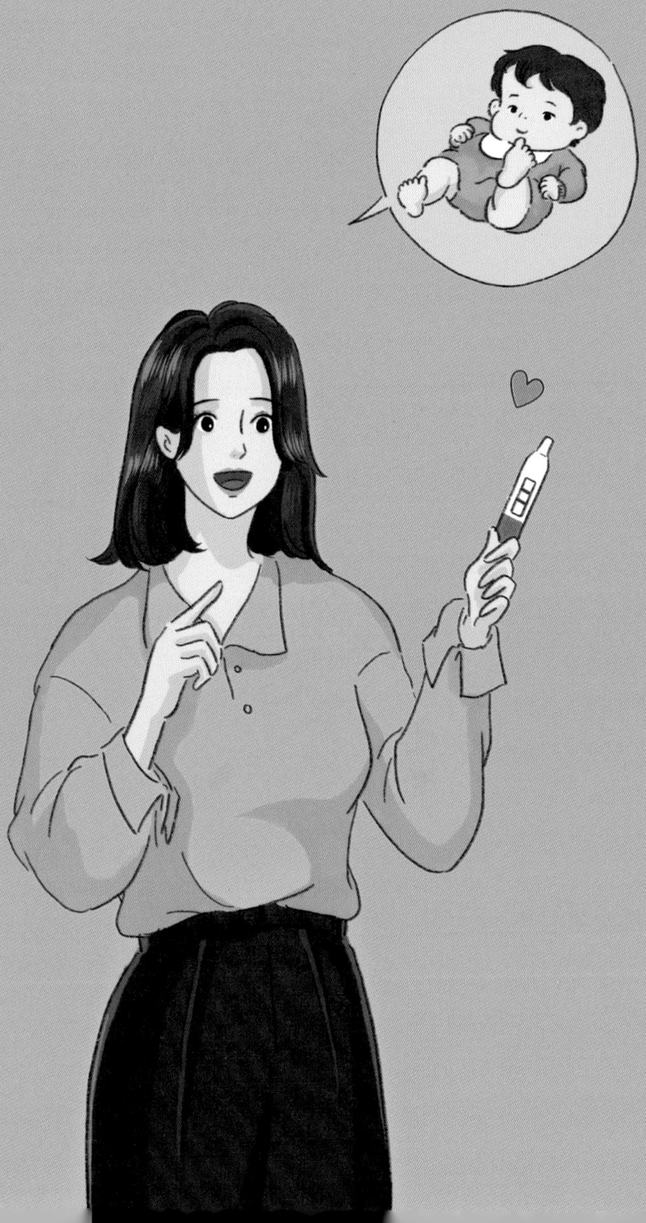

Part 8

난임 치료의 시작, 배란 유도

임신을 준비하는

넷째 달

114일

년 월 일

배란일을 측정하는 난포 모니터링

배란이 잘 일어나고 있어도 자신의 배란일을 정확하게 알기는 어렵다. 또한 배란이 안 돼도 생리를 할 수 있기 때문에 배란일을 정확하게 알려면 초음파 검사를 통해서 난포가 자라는 크기를 재는 난포 모니터링을 하는 것이 가장 정확하다.

배란은 생리 주기가 규칙적이라도 매달 약간의 차이가 있다. 특히 생리가 불규칙하면 배란일을 맞추기 어렵다. 이런 때 병원을 방문해 배란일을 알아보면 임신에 도움이 된다. 혹시 배란 장애가 있지는 않은지 관찰할 수도 있다.

배란 시기를 알아볼 수 있는 초음파 검사

난자는 난소 내에 있는 작은 주머니인 난포 안에서 발달한다. 배란 전 난포는 벽이 얇고 액체로 채워져 있다. 난포가 점점 커지면서 난자는 배란할 준비가 된다. 따라서 난소에서 자라는 난포의 크기를 초음파로 측정해 배란 시기를 알아볼 수 있다. 난포의 크기를 모니터링하면서 소변 검사나 피 검사로 호르몬 상태를 함께 체크하면 언제 배란이 되는지 더 정확한 예측이 가능하다.

배란은 일반적으로 난포 크기가 18~22mm 정도일 때 이뤄진다. 질식 초음파로 난포가 자라는 것을 모니터링하다가 난포가 충분히 자라 성숙 난포기에 이르면 배란이 된다. 경우에 따라서는 난포 터뜨리는 주사로 배란을 유도한다. 난포가 약 20mm로 자랐을 때 난포 터뜨리는 주사를 맞고 부부관계를 하면 임신 성공률을 높일 수 있으며, 인공수정도 난포 모니터링으로 시술 날짜를 정해서 성공률을 높일 수 있다.

Daily Tip

난포를 모니터링하다가 20mm 크기가 됐을 때 난포 터뜨리는 주사로 배란을 시키고 부부관계를 하면 임신 성공률을 높일 수 있다.

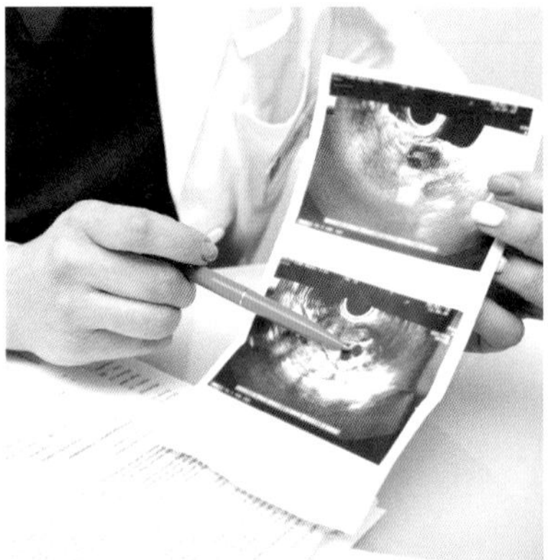

임신을 준비하는

넷째 달

115일

.................년 ....월 ....일

배란 장애로 인한 난임

배란 장애는 여성 난임의 원인 중에서도 큰 비중을 차지하는 문제다. 임신을 위해서는 기본적으로 배란이 일어나야 한다. 배란이 자연적으로 일어나지 않아서 임신이 어려울 때는 인위적인 방법으로 개선을 시도해 본다.

배란 장애는 실제 난임 부부 열 쌍 중 두 쌍 이상이 가진 문제다. 다낭성난소증후군이나 갑상샘 질환, 고프로락틴혈증 같은 내분비 질환, 호르몬 불균형, 조기난소부전 등이 배란 장애를 불러온다. 심한 스트레스, 비만 혹은 지나친 다이어트가 배란 장애를 일으키기도 한다. 배란이 제대로 일어나지 않을수록 임신 확률은 낮아질 수밖에 없다.

Daily Tip

대체로 생리를 아예 하지 않거나 아주 드물게 또는 너무 자주 하는 경우, 생리 주기가 불규칙한 경우에는 배란 장애일 가능성이 크다.

배란에 문제가 있다면

병원에서 문진, 호르몬 검사, 초음파 검사 등으로 배란 장애가 진단되면 먼저 약을 먹거나 주사를 맞는 방법으로 치료를 시작한다. 배란 유도에 필요한 시간은 사람마다 차이가 있고 같은 사람이더라도 주기마다 차이가 있다. 약의 용량을 얼마만큼 쓸 것인지 복용 기간은 어떻게 잡을 것인지는 판단에 따라 달라질 수 있다. 따라서 배란이 일어나도록 하는 약물 치료를 할 때는 주치의의 지시에 잘 따르는 것이 중요하다. 꾸준히 치료받으면서 자주 병원을 방문해 초음파 검사나 피 검사 등으로 난소 반응을 확인한다. 번거롭기도 하겠지만 배란 장애로 인한 난임은 비교적 임신 성적이 좋은 편이니 기대를 걸어볼 만하다.

난소를 둘러싼 막이 단단하고 두꺼워서 성숙한 난포를 배란하지 못하는 때는 복강경을 이용해 난소 표면에 여러 군데 구멍을 내서 배란을 유도하기도 한다. 그 외에도 뇌하수체에 프로락틴을 분비하는 종양이 있어서 배란이 억제되고 있다면 우선 약물 치료로 해결할 수 있으나, 그래도 해결되지 않는 종양은 크기나 위치에 따라 신경외과적 수술이 필요할 수도 있다.

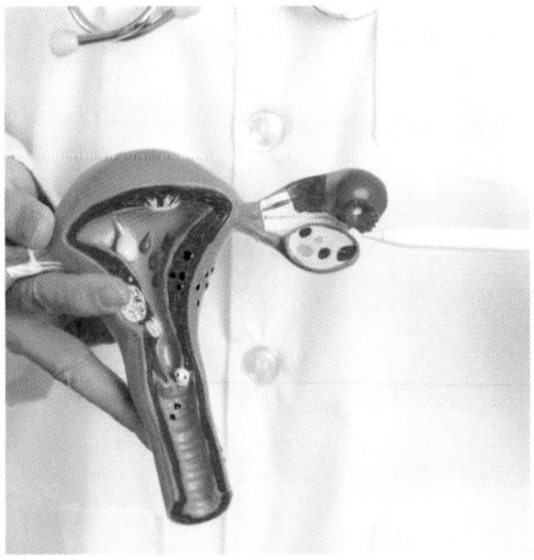

임신을 준비하는

넷째 달

116일

..........년 ....월 ....일

다낭성난소증후군; 남성호르몬과다증

여성에게 남성호르몬이 지나치게 많이 분비되면 여러 부작용이 나타난다. 배란 장애를 일으켜 임신에 방해가 될 뿐만 아니라 건강 자체에 위협이 될 수도 있다. 따라서 남성호르몬과다증이 의심되면 반드시 병원을 방문해 원인을 알아보고 적절한 치료를 받아야 한다.

사실 여성에게도 남성호르몬이 분비되고, 남성에게도 여성호르몬이 분비된다. 여성의 남성호르몬은 대부분 신장에 있는 부신에서 나오는데 분비량은 남성 대비 매우 적은 양이다. 그렇지만 이 소량의 남성호르몬이 여성 몸에서 중요한 역할을 한다. 성 기능을 활성화하고 근육량과 근력을 높이며 심혈관계 질환을 예방하고 뇌 기능에도 작용한다.

과다하면 임신이 어려운 남성호르몬

반대로 여성에게 남성호르몬이 지나치게 많아지면 부작용으로 다모증이 생길 수 있다. 남성호르몬과 관련 있는 체모는 팔다리보다는 얼굴이나 가슴, 배, 등, 음부에 나타난다. 그 밖에 피지가 많아지고 모공이 막혀서 여드름이 돋기도 하며 목소리가 굵어진다거나 탈모 증상을 보이기도 한다. 식욕이 폭발하고 체중이 느는 부작용이 나타날 수도 있다.

임신을 준비하는 입장으로는 무엇보다도 배란 장애를 유발한다는 점에서 남성호르몬과다증을 주의해야 한다. 남성호르몬이 너무 많아지면 지방조직에서 여성호르몬으로 전환되는 과정 중 시상하부, 뇌하수체, 난소 등에 영향을 미쳐 배란에 문제가 일어난다. 또 난포의 발달을 방해해서 다낭성난소증후군처럼 미성숙 난포들을 만들어 낸다. 결국 임신이 잘 안 되는 것이다. 나아가서 배란이 안 되다 보면 자궁내막이 두꺼워지다가 자궁내막증식증이 생기고 심지어는 자궁내막암으로 발전될 수도 있다.

남성호르몬과다증 증상이 나타나면 난소나 부신에 종양이 생기지는 않았나 의심해 본다. 병원 진료로 원인을 알아보고 배후 질환이 있다면 먼저 치료한다. 비만이라면 우선 체중부터 관리하는 것이 좋다.

Daily Tip

다모증은 저용량의 먹는 피임약 등을 써서 약물 치료를 하는데, 반응이 느린 편이라 효과를 보려면 6개월 정도는 지나야 해서 당장 임신 계획이 없을 때만 가능하다.

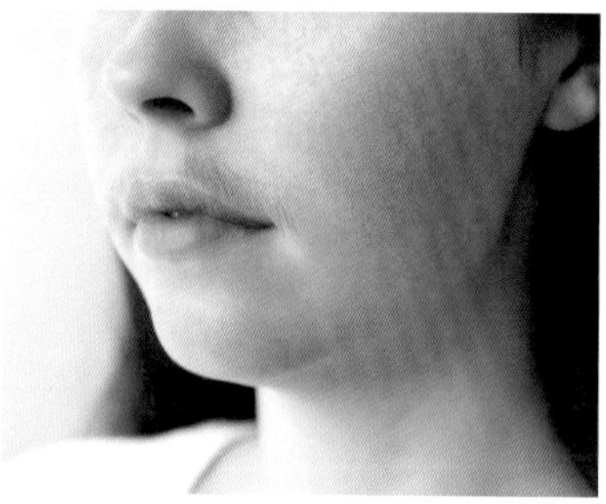

..........년 ......월 ......일

배란 장애로 인한 난임의 약물적 치료법

배란 장애가 난임의 원인이라고 판단되면 우선은 약물 치료로 호르몬 불균형을 해결하고 난자가 배란되도록 유도해 본다. 주치의와 상의해서 여러 배란 유도법 중 알맞은 방법을 선택하고, 때에 따라서는 바꾸기도 한다. 적합한 약물의 종류와 적절한 용량 및 사용 기간은 사람마다 다를 수 있다.

클로미펜(클로미펜시트르산염)은 정상적으로 배란이 되지 않을 때 배란을 유도하기 위해 가장 많이, 오래 사용돼 온 약이다. 생리 시작 2~3일째부터 5일간 복용하면 4~10일 후, 평균 7일 후에 배란이 일어난다. 클로미펜을 복용할 때는 일정한 시간에 규칙적으로 먹되 비타민, 위장약, 두통약과는 함께 먹지 않도록 한다.

페마라(레트로졸)는 원래 유방암 치료제로 사용되는 약이다. 에스트로겐 생성을 억제해 난포자극호르몬과 황체호르몬 분비가 촉진돼서 배란을 유도하는 효과가 있다. 클로미펜과 복용 방법은 비슷하고 클로미펜같이 자궁내막이 얇아지거나 질 점액이 건조해지는 부작용은 거의 없다.

Daily Tip

약물로 배란을 유도한 뒤에는 초음파로 배란이 확실히 됐는지 확인할 수 있다. 배란이 일어나는 때에 맞춰 부부관계를 해서 임신 확률을 높인다.

배란 장애 극복을 위한 약들

팔로델(브로모크립프틴)은 혈액 속에 유즙분비호르몬인 프로락틴의 함유량이 과다한 상태인 고프로락틴혈증일 때 복용한다. 모유 수유를 끊으려고 할 때도 쓰이는 약이다. 하루에 한 알씩 2주 정도 복용하면서 생리 상태를 관찰한다. 공복일 때 먹으면 메스꺼울 수 있으니 취침 전 또는 식사 중에 먹는다. 고프로락틴혈증 교정을 위해 복용하는 팔로델만으로 배란이 유도되지 않는다면 클로미펜이나 페마라를 함께 복용해야 한다.

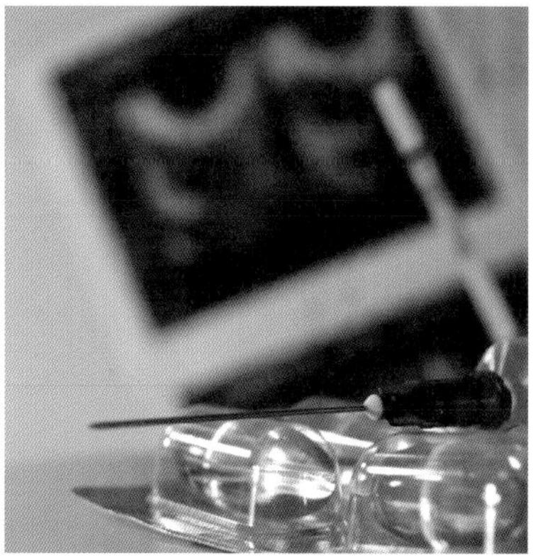

먹는 약으로 효과가 없다면 주사제를 쓰는 방법도 있다. 경우에 따라서는 먹는 약과 주사를 병행하기도 한다. 난소에 작용해 난자를 성숙시키는 생식샘자극호르몬(gonadotropin) 주사를 생리 3~4일째부터 7~12일 복부의 피하지방에 놓는다. 이후 난포를 터뜨리는 인간융모성생식샘자극호르몬(human Chorionic Gonadotropin, hCG) 주사를 써서 배란을 유도할 수도 있다.

임신을 준비하는

넷째 달

118일

............년 ......월 ......일

과배란 약이 사람마다 다른 이유

과배란 주사는 환자의 나이, 난소 기능 그리고 이전에 사용했던 약에 대한 반응 등을 고려해서 결정한다. 물론 나이와 난소 상태 등을 고려해도 꼭 교과서적인 반응이 나오는 것은 아니다. 그러나 약물의 특성을 이해하고 주치의를 믿으며 치료를 진행하다 보면 좋은 결과를 얻을 수 있을 것이다.

뇌하수체에서 분비된 FSH(난포자극호르몬)와 LH(황체형성호르몬)가 혈관을 타고 난소로 전달돼 난포를 자라게 하면 난포 속 난자가 성숙되면서 배란이 일어난다. 과배란 유도는 이런 자연적인 원리를 이용한다. 다만 정상적인 생리주기에 배란되지 못하고 퇴화할 난자를 같이 키워서 채취할 수 있도록 만드는 것이다.

Daily Tip

약에 대한 반응은 사람에 따라 많이 달라서 특정 약물을 고집할 수는 없다. 사용 주기에 따라서도 반응과 결과는 달라진다. 가장 좋은 과배란 방법은 여러 상황을 고려한 주치의의 결정에 따르는 것이겠다.

FSH만으로 된 약과 LH가 포함된 약, 어떤 게 좋을까?

과배란 약제는 FSH만으로 된 약과 FSH와 LH가 포함된 약, 크게 두 종류로 나눠 볼 수 있다. FSH는 여러 개의 난포를 키우는 역할을 한다. LH는 난포를 최종 성숙시키는 역할을 한다. 실제로 인공수정이나 시험관아기시술을 할 때 FSH와 LH를 활용한 여러 가지 주사제가 쓰인다. 시술을 하다 보면 주치의에 따라서 단독으로 사용하기도 하고 여러 약물을 섞어서 쓰기도 한다. 약을 섞어 쓰는 비율이나 사용 시기에도 사람마다 차이가 있다.

정상적인 난포 성장을 위해서는 FSH와 LH가 모두 필요한 것이 사실이다. 그런데 여러 연구 결과에 따르면 정상반응군에서는 FSH 단독 제제 사용과 LH가 포함된 약물 단독 사용이 별다른 차이를 보이지 않았다. 하지만 특정 상황일 때는 이야기가 조금 다르다. 나이가 많거나 난소 기능이 떨어져 있거나 저반응군이라면 LH가 포함된 약물이 더 좋은 난포를 생성하는 데 유리할 수 있다고 보고됐다. 그렇다 보니 최근 들어서는 LH가 포함된 약물이 많이 쓰이는 상황이다.

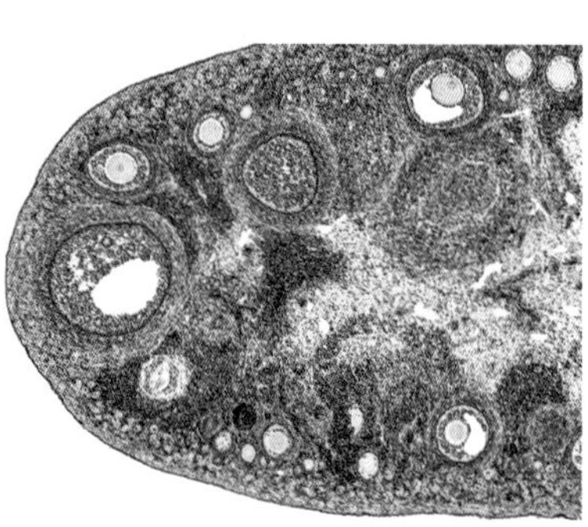

임신을 준비하는

넷째 달

119일

......년 ....월 ....일

내가 쓰는 과배란 약의 효과

시중에 보면 약 이름은 다르더라도 제약회사에 따라, 제조 방법에 따라 차이가 있을 뿐 성분은 동일한 제품이 흔히 출시되고 있다. 과배란 유도 약물 역시 상품명만 다른 같은 성분의 약이 다양하게 나오고 있다.

간혹 과배란 유도 과정 중간에 사용하는 약물을 바꾸기도 한다. 이름만 다르다는 같은 성분의 약을 쓰면서도 효과가 좋았다고 들은 것과는 다른 약을 쓰는 듯해 걱정하는 경우도 있다. 대표적인 예로 고날에프, 퓨레곤, 레코벨, 폴리트롭, 벰폴라 등은 모두 같은 FSH 단일 약물이다. 모두 배란 유도를 위한 난포자극호르몬 약물이지만 상품명은 다 달라서 어떤 약은 생소하게 와닿기도 한다. 같은 성분의 약이 다양하게 나오는 이유는 무엇이며 효과에 차이는 없을까?

Daily Tip

약이 바뀌거나 생소하더라도 이름만 다른 같은 성분의 약이라면 효과에 대해서는 크게 걱정할 필요가 없다.

고날에프, 퓨레곤, 레코벨, 폴리트롭, 벰폴라의 차이

결론적으로 성분은 같아도 제조회사마다 상품명이 다르며 호르몬 구조 중 일부가 다르다. 또한 제형에 따라서 용량 조절 방식에 차이가 있다.
각각의 약물은 제약회사별로 효과가 좋다고 주장하는 환자군이 조금씩 다르다. 하지만 전반적으로 정상반응군에서는 어떤 약물을 사용하든 효과에 큰 차이가 없는 것으로 알려졌다. 개인에 따라서 반응이 다르거나 주기에 따라서 반응이 다른 것에 대한 명확한 근거는 없다. 따라서 이전 주기의 결과를 보고 약물을 선택하는 것이 좋다는 생각이다.

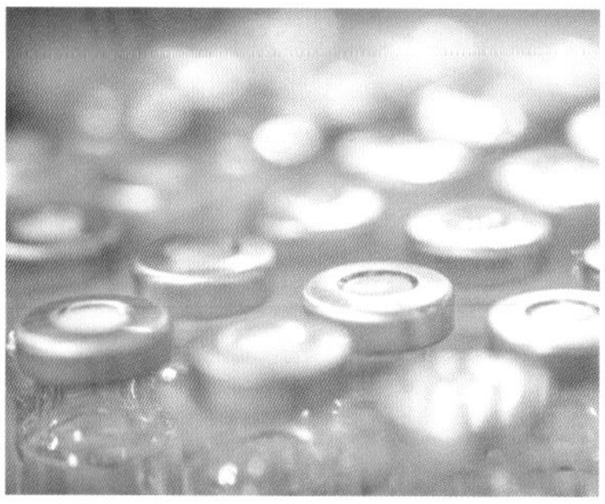

임신을 준비하는

넷째 달

120일

______년 ___월 ___일

배란 유도제가 가져올 수 있는 부작용

배란을 유도하기 위해 약물을 쓰다 보면 난자가 여러 개 한꺼번에 배란될 가능성도 있어서 쌍둥이가 태어날 확률이 높아진다. 두통이나 복통, 근육통 같은 부작용이 따라오기도 한다. 드물게는 난소가 커지고 복수가 차는 난소과자극증후군이 생길 수도 있다.

배란 유도제는 자연 발생적으로 일어나야 할 배란을 인위적인 방법으로 자극하는 것이다. 그렇다 보니 약간의 부작용을 동반할 수 있다. 가장 흔하게 나타나는 부작용은 두통이나 근육통이다. 또 난자가 여러 개 배란돼 쌍태아 또는 그 이상의 다태아가 태어날 가능성이 있다. 간혹 난소가 커지고 복수가 차는 난소과자극증후군이 생길 수도 있다. 다만 클로미펜 치료로는 심한 난소과자극증후군이 생기는 경우가 거의 없고 생식샘자극호르몬 주사제 치료 시 중증 발생 위험이 증가한다.

Daily Tip

과배란은 정상 생리 주기에서는 퇴화할 난자들을 성숙시켜서 여러 개의 난자가 배란되도록 하는 것이다. 난자를 당겨써서 소진되는 것은 아닌지 걱정하지 않아도 된다.

배란 장애 치료 시 주의사항

배란 유도제를 쓰기 전에 주치의와의 충분한 대화를 통한 이해가 필요하다. 부작용이 나타나지는 않는지 주의 깊게 살피다가 이상이 있으면 바로 주치의와 상담하도록 한다. 예를 들어 클로미펜이 자궁내막이 얇아지거나 자궁경관 점액이 마르는 부작용을 보일 때도 가끔 있는데 이런 때는 과배란 주사제나 여성호르몬을 함께 쓰거나 페마라로 치료제를 바꿀 수도 있다.

배란 유도제를 쓰면서 환자들이 가장 많이 걱정하는 부작용은 과배란으로 인한 조기난소부전이 나타나지는 않을까 하는 것이다. 그러나 난자를 빨리 다 써서 폐경이 빨리 온다거나 난소 기능이 저하되는 일은 일어나지 않는다. 배란을 유도하다가 난소기능저하를 경험했다면 아마도 이미 난소의 기능이 떨어져 있어서 임신이 잘 안 되는 상태였을 가능성이 크다.

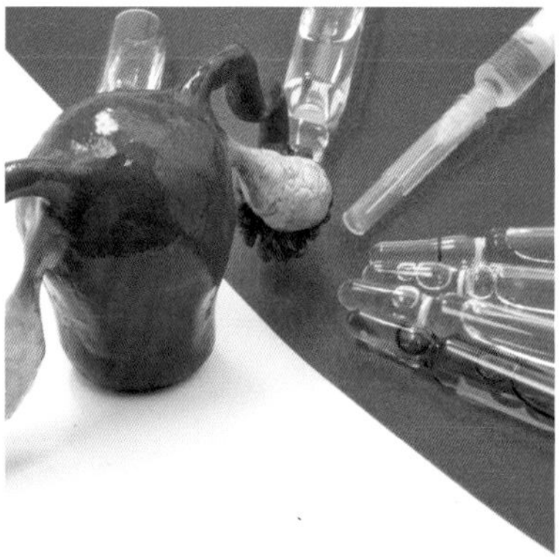

배란 주사, 많이 묻는 질문들

Q 배란 주사 전 어떤 준비가 필요할까?

A 주사약과 알코올 솜을 준비한다. 주사 전 주사 부위를 소독할 때, 주사 후 지그시 눌러 줄 때 알코올 솜을 쓴다. 우선은 손을 깨끗이 씻고 주사해야 한다.

Q 배란 주사 전후 샤워나 목욕을 해도 될까?

A 주사 부위에 심한 자극을 주지 않는 선에서 샤워나 목욕을 해도 괜찮다.

Q 배란 주사 시간은 아침이나 저녁, 언제가 가장 좋을까?

A 주사 시간이 오전이든 오후든 효과에 큰 차이는 없으니 편한 시간으로 정한다. 호르몬이 규칙적으로 분비돼 작동하듯 주사 시간도 되도록 일정한 시간대로 정하는 것이 좋다.

Q 배란 주사는 어디에 맞는 것이 좋을까?

A 배에 놓는 주사는 피하지방이 있는 곳 어디든 상관이 없다. 주사를 2개씩 맞아야 할 때도 오른쪽, 왼쪽 상관없이 통증이나 가려움증이 생기지 않도록 위치를 바꾸는 정도면 된다.

Q 한쪽 난소가 없다면 난소가 있는 쪽에 주사해야 할까?

A 배에 놓는 피부밑 주사는 주사 위치와 영향을 주는 부위에 직접적으로 관련이 없다. 난소가 없는 쪽에 주사해도 주사제 효과는 같으니 양쪽 번갈아 주사해도 된다.

Q 주사 때 바늘이 90도로 들어가야 할까?

A 주삿바늘이 꼭 직각으로 들어가야 하는 것은 아니다. 45도~90도 각도로 넣으면 된다.

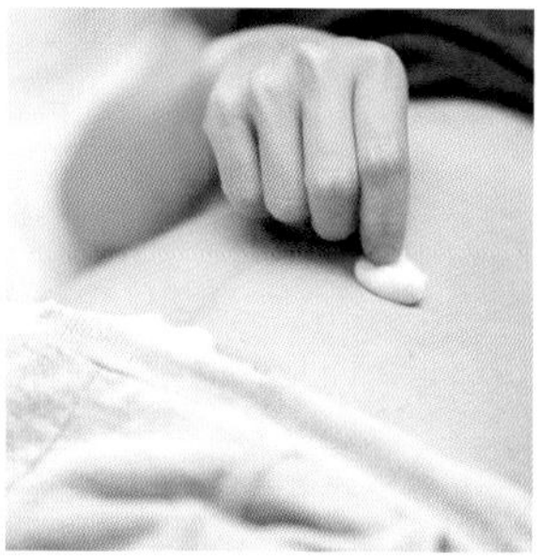

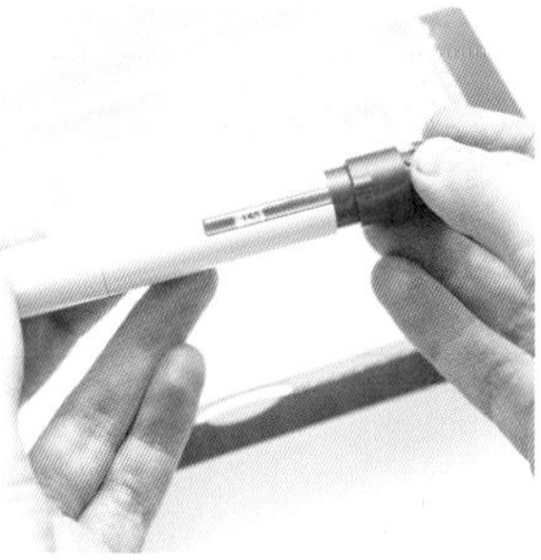

Q 주사 후 주사 부위가 가렵고 붓는 것은 괜찮을까?

A 보통 주사 후 일시적 증상으로 시간이 지나면 괜찮아진다. 만약 증상이 심해지면 주사를 중단하고 병원에 방문하도록 한다.

Q 주사 후 출혈이 있고 멍이 생기는 것은 괜찮을까?

A 주사 때 피하 층의 모세혈관을 건드리면 출혈과 멍이 생긴다. 출혈이 있으면 지혈될 때까지 알코올 솜으로 눌러 준다. 멍든 부위는 피해 가며 주사하도록 한다. 일주일쯤이면 멍은 사라진다.

Q 배란 주사 맞는 중에 운동을 해도 괜찮을까?

A 무리한 운동이 아니고서는 운동을 해도 괜찮다. 하루 30분에서 40분 정도의 걷기 운동도 좋다.

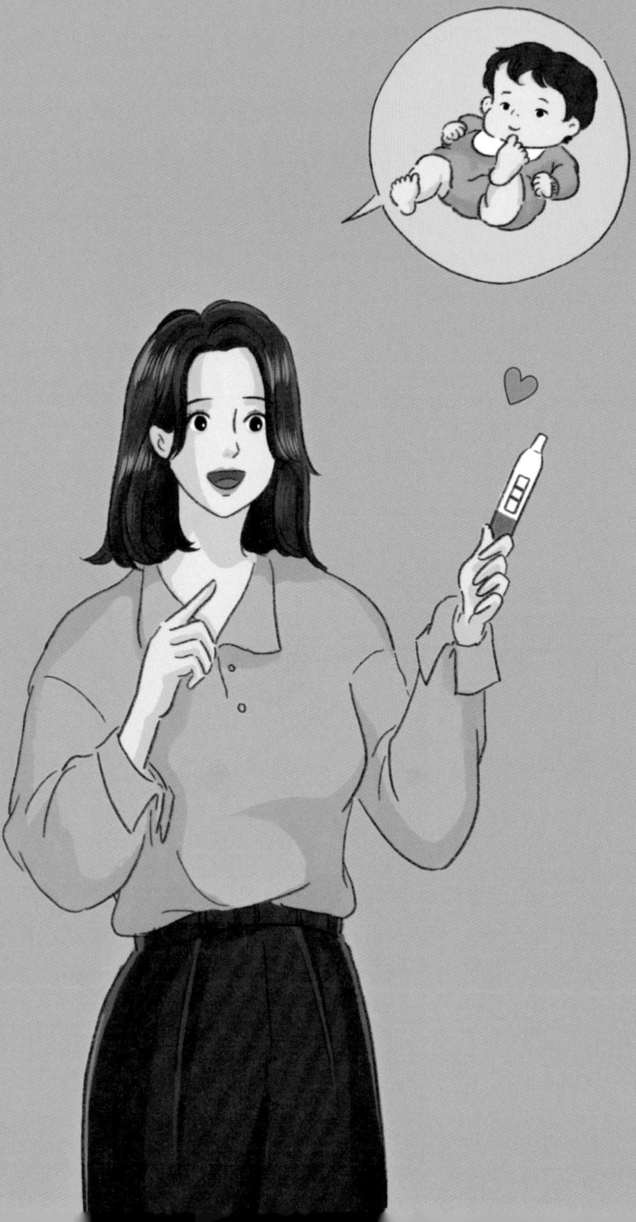

Part 9

적극적인 치료, 인공수정과 시험관아기시술

.................년 ....월 ....일

인공수정

인공적으로 임신을 유도하는 시술을 보조생식술이라고 한다. 대표적인 보조생식술로는 인공수정(자궁내정자주입술)과 시험관아기시술을 꼽을 수 있다. 인공수정은 질에서부터 난관을 향해 긴 여정을 헤쳐나가야 하는 정자를 순간 이동하듯 빨리 데려다 준다고 보면 된다.

우리가 흔히 말하는 인공수정은 인공수정이라는 단어와는 달리 인공적으로 해 주는 일이 많지는 않은 시술이다. 인공수정의 정식 의학적 명칭은 자궁내정자주입술(Intrauterine Insemination, IUI)로 가느다란 관을 이용해 정액 또는 정자를 자궁 안에 넣어 주는 것이다. 일반적으로 아직 40대가 되지 않았고 난소 기능을 비롯한 특별한 문제가 없으면서 배란일에 맞춰 자연임신을 시도한 지 6개월이 지났다면 인공수정을 고려해 본다.

Daily Tip

인공수정은 외래에서 마취 없이 할 수 있으며 아프지도 않고 10분에서 20분 정도만 안정을 취하면 되는 간단한 시술이다.

정자와 난자와의 만남을 돕는 자궁내정자주입술

자연임신 과정에서 수정이 되려면 부부관계로 들어온 정자가 배란된 난자를 만나러 난관까지 도달해야 한다. 인공수정은 정자의 운동성이 안 좋아서 임신이 잘 안 됐다면 특히 도움 되는 난임 해법 중 하나로 자궁 안쪽에 정자를 직접 주입해 난관에 머물러 있는 난자와의 만남을 좀 더 수월하게 만드는 것이다. 자궁경관이나 점액에 문제가 있거나 정상적인 부부관계로는 임신이 어려울 때도 도움이 된다. 다만 난자의 배란과 수정이 자연적인 환경에서와 마찬가지로 난관에서 이뤄져야 한다는 한계가 남아 있다. 자궁 내 난관의 구조적 문제나 심한 배란 장애가 있거나 정자에 큰 문제가 있다면 효과를 기대하기 어렵다.

인공수정을 시술할 때는 배란기에 맞춰 정액을 받아서 특수 처리한 후 수정될 가능성이 높은 운동성 좋은 정자만 골라 넣어 임신 성공 확률을 높일 수 있다. 일반적으로 자연임신의 성공 확률을 20% 내외로 본다면 인공수정의 성공 확률은 약 25% 정도라고 보면 된다.

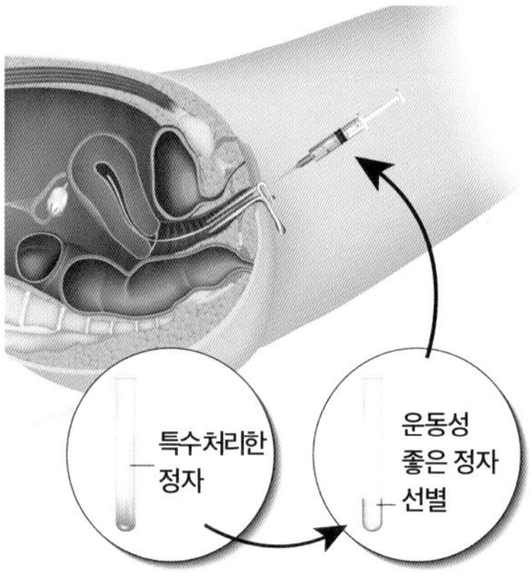

........년 ....월 ....일

인공수정 진행 과정

배란에 별문제가 없다면 배란일을 예측해서 인공수정을 시행한다. 배란을 유도해서 임신 성공률을 높이려고 한다면 생리 중 병원에 방문하고 배란 유도제를 먹기 시작한다. 임신이 안 되고 생리가 시작됐으면 이번 배란일에 인공수정을 시행하며 약 2주 후 임신 검사를 한다.

인공수정은 배란기를 잘 맞춰 시술해야 의미가 있어서 배란일을 정확히 예측하는 것이 중요하다. 먼저 기초체온 검사나 배란테스트기, 초음파 검사 등으로 배란일을 예측한다. 한 주기에 초음파 검사를 4~5회 반복하면서 예측 정확도를 높일 수 있다.

인공수정 일정

자연 배란 주기에 인공수정 날짜를 맞추려면 생리 주기가 28일에서 30일 주기인 경우 생리 시작일로부터 12일 전후로 병원에 방문한다. 초음파 검사로 난포의 발달 정도를 관찰해 시술할 날을 잡는다. 자연적인 배란 주기에 인공수정을 시행하면 부작용이 없어 좋지만 배란이 한 개만 되므로 아무래도 임신 확률은 떨어진다. 시술 당 임신율은 자연임신 성공률과 별 차이가 없다.

과배란을 유도해서 임신 성공률을 높이려면 생리 시작 2일에서 4일 사이 전문의와 상의해 배란 유도제를 먹기 시작하거나 과배란 유도 주사를 맞기 시작한다. 사람마다 용량이나 기간에 차이는 있겠지만 대개 생리 10일에서 12일째에 초음파로 배란될 난포의 수와 크기를 측정하고 자궁내막의 상태를 확인한다. 난포의 성숙이 확인되면 배란일에 맞춰 인공수정을 시행한다. 인공수정 시술 후 5일에서 7일 정도가 지나면 배아가 자궁에 착상하며 10일에서 11일 정도 지나면 혈액 속 호르몬으로 임신 여부를 확인 가능하다. 집에서 임신테스트기로 간단히 검사할 수도 있지만 더 정확히 알아보려면 병원에서 피 검사를 받는다.

Daily Tip

시술 당일 정자를 채취하니 부부가 함께 병원에 방문한다. 시간이나 상황이 맞지 않으면 미리 정자를 동결 보관했다가 시술할 수도 있다.

인공수정 일정
생리 시작일을 1일이라고 했을 때

S	M	T	W	T	F	S
1 생리 시작	2 생리 2~3일째 기본 체크	3 배란 유도제 복용 시작	4	5 배란 유도제	6	7
8 배란 유도 주사 시작	9 배란 유도 주사	10	11	12 배란 주사	13	14 인공수정
15	16	17	18	19	20	21
22	23	24	25	26	27	28 임신 확인 검사
29	30	31				

(상태에 따라 일정은 달라질 수 있음)

임신을 준비하는

다섯째 달

123일

............년 ......월 ......일

시험관아기시술

난자와 정자의 수정 자체가 어려워 인공수정이 효과를 보지 못할 때는 난자와 정자를 채취해 시험관에서 수정시키는 체외수정, 즉 시험관아기시술을 시도할 수 있다. 수정란을 배양해서 가는 관을 통해 자궁내막에 심어 준다. 다른 난임 시술과 비교했을 때 상대적으로 높은 성공률을 기대할 수 있는 방법이다.

시험관아기시술의 의학적 명칭은 체외수정 및 배아 이식(In Vitro Fertilization-Embryo Transfer, IVF-ET)이다. 몸 밖으로 꺼낸 난자와 정자를 시험관에서 수정시킨 다음 배양해서 잘 자란 배아를 자궁 안에 넣어 주는 시술을 말한다. 원래는 난자와 정자가 만나 수정이 일어나는 난관이 없거나 손상된 경우를 위해 개발된 난임 치료법이다. 난관 이상으로 인한 난임 외에 자궁내막증일 때, 남성 난임, 원인 불명의 난임일 때나 착상전유전검사가 필요할 때 시행한다.

체외에서 수정하는 난임 시술의 결정판

수정시킬 난자를 자연주기에 배란될 때 채취하는 방법도 있지만 대체로 임신 성공률을 높이기 위해 여러 개의 난포가 자라도록 유도하는 주사를 맞는다. 초음파 검사로 난포의 성장을 관찰하다 난포가 충분히 자라면 수면 마취를 하고 난자를 채취한다. 질을 통해 초음파로 난소를 보면서 긴 바늘로 난포액을 빨아들여 난포 안의 난자를 채취하는 것이다. 난자 채취 당일에 정자도 채취하니 부부가 함께 병원에 방문한다. 배양된 배아는 여러 상황과 배아의 상태에 따라 이식 및 냉동 여부를 결정한다. 배아를 이식할 때는 산모와 태아의 건강을 위해 배아 수를 통상 1~2개, 최대 3개로 제한하고 있다. 이식 자체는 마취 없이도 가능하고 두세 시간 안팎으로 안정을 취하는 정도면 일상생활에도 무리가 없다.

시험관아기시술의 임신율을 따져 보면 자연임신이나 인공수정에 비해 매우 높은 편이다. 배란에서 수정까지 해결됐고 착상 문제만 없으면 성공하는 셈이니 자궁내막이 괜찮으면 50%에서 70%까지 임신에 다다른다. 다만 과배란 유도 주사를 배에 매일 맞고 난자를 채취하는 과정이 스트레스일 수도 있다. 마음을 편히 갖고 건강한 생활을 잘 유지하면 좋겠다.

Daily Tip

보건복지부 가이드라인에 따른
연령별 최대 이식 배아 수

연령	2~4일 배양	5~6일 배양
35세 미만	2개	1개
35세 이상	3개	2개

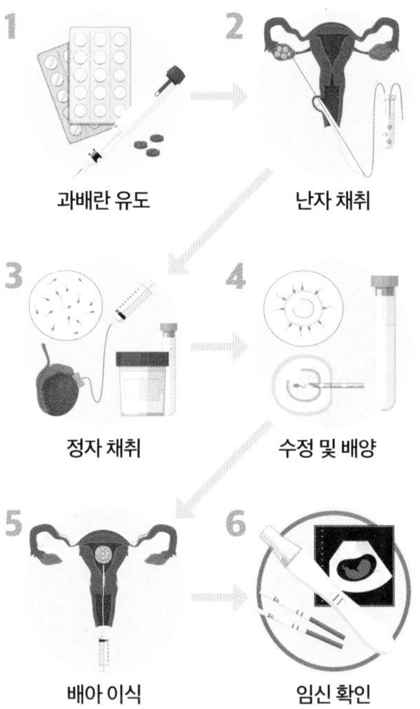

시험관아기시술 시 시행하는 피 검사의 의미

임신을 준비하면서 병원에 다니다 보면 처음 내원해서부터 임신을 확인하기까지 수차례 채혈을 한다. 특히 시험관아기시술을 위한 과배란 유도 과정 중에는 여러 번의 피 검사가 포함돼 있다. 시기마다 피 검사로 체크하는 호르몬 수치는 각각의 중요한 의미가 있다.

생리를 시작하고 하는 피 검사는 기본적으로 임신에 관여하는 호르몬을 검사하는 것이다. FSH(난포자극호르몬), LH(황체형성호르몬), E2(에스트라디올), 경우에 따라서는 P4(프로게스테론)까지 체크한다. 뇌하수체에서 난포를 적절히 잘 자극해주는지, 그래서 난포가 잘 자라고 있는지를 평가할 수 있다.

Daily Tip

과배란 시작 전의 FSH, LH, E2 수치는 어떤 약제를 쓸 것인지, 언제 주기를 시작할 것인지 판단하는 기준이 된다.

호르몬 수치를 보기 위한 피 검사 이해하기

과배란 유도 중에는 혈중 E2 농도를 기준으로 과배란이 잘 유도되고 있는지 확인하고 약물의 용량을 조절한다. 난자 채취 직전 피 검사에서는 E2, P4 수치로 난자가 몇 개 채취될 것인지 예측하고 난소과자극증후군이 발생하지는 않을지 미리 추정할 수 있다.

특히 과도한 배란으로 혈중 P4 농도가 높아지면 신선주기 이식을 했을 때 임신율이 떨어지는 것으로 알려졌다. 보통 정상 생리 주기일 때 난자는 한 개만 배란되는데 이때 나오는 E2 검사 수치는 약 300pg/ml 전후이다. 과배란으로 여러 개의 난포가 성장하면 난포에서 에스트로겐이 분비되면서 혈중 E2 농도는 2500~3000pg/mL 이상으로 높아진다. 이런 때는 자궁내막도 지금은 정상인 상태가 아니라고 여길 만하다. 실제로 에스트로겐 수치가 너무 높거나 프로게스테론 수치가 10ng/mL 이상일 때 배아를 이식하면 임신율이 떨어진다는 보고도 많다. 따라서 에스트로겐 수치 및 프로게스테론 수치는 신선주기 이식 가능 여부를 결정하는 좋은 지표가 된다.

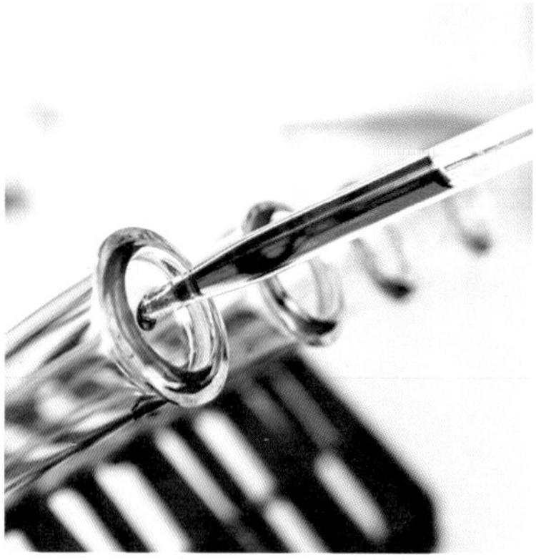

임신을 준비하는

다섯째 달

125일

........................년 ....월 ....일

시험관아기시술을 위한 과배란 유도; 단기요법

시험관아기시술을 위해서는 여러 개의 난자를 얻는 것이 유리하기 때문에 과배란 유도 과정이 필요하다. 흔히 쓰이는 과배란 유도법으로는 단기요법과 장기요법이 있다. 장기요법과 비교했을 때 주사 맞는 기간이 상대적으로 짧은 단기요법은 최근 가장 많이 쓰이는 시험관아기시술법이다.

과배란 유도는 과배란 주사로 난자를 여러 개 채취해서 임신 확률을 높이려는 것이다. 과배란 유도 방법을 결정할 때는 환자의 연령 및 난소 기능, 이전 과배란 유도 때의 결과를 고려한다. 다양한 과배란 유도 방법 가운데 가장 흔하게 쓰이는 것이 단기요법과 장기요법이다.

Daily Tip

단기요법과 장기요법의 성공률에 큰 차이가 나지 않고 있어서 요즘에는 과배란 유도 시험관아기시술의 대부분을 단기요법으로 진행한다.

배란 유도 과정 차이에 따른 시험관아기시술 분류 Ⅰ: 단기요법

단기요법은 생리 시작 3일째부터 바로 과배란 주사를 맞는 방법이다. 과배란 과정 중 중요한 것은 난자 채취 전 난자가 너무 일찍 배란되지 않게 하는 것이다. 단기요법은 조기 배란을 막기 위해 생식샘자극호르몬분비호르몬(gonadotropin-releasing hormone, GnRH)을 억제하는 길항제(antagonist)를 사용한다. 어느 정도 난포가 컸을 때 GnRH 길항제를 투여하는 것이다. 길항제는 쓰자마자 배란을 촉진하는 호르몬의 분비가 억제돼 조기 배란을 억제하는 효과가 바로 나타난다.

단기요법으로 시험관아기시술을 진행하면 과배란 유도제를 직접 주사하며 2~3일에 한 번씩 초음파 검사를 한다. 난포가 성장하는지 확인하며 난자 채취일을 정한다. 난포 크기가 18mm 이상으로 자라면 난포를 터뜨리는 주사(hCG)를 맞는다.

단기요법은 과배란 유도 과정 전체가 보통 8일에서 12일 정도 걸린다. 장기요법에 비해 주사 맞는 기간이 상대적으로 짧다. 그렇다 보니 병원에 가야 하는 횟수도 적으며 비용도 적게 드는 편이다. 약을 덜 사용해서 난소가 붓고 복수가 차는 난소과자극증후군 위험도 낮다는 장점이 있다.

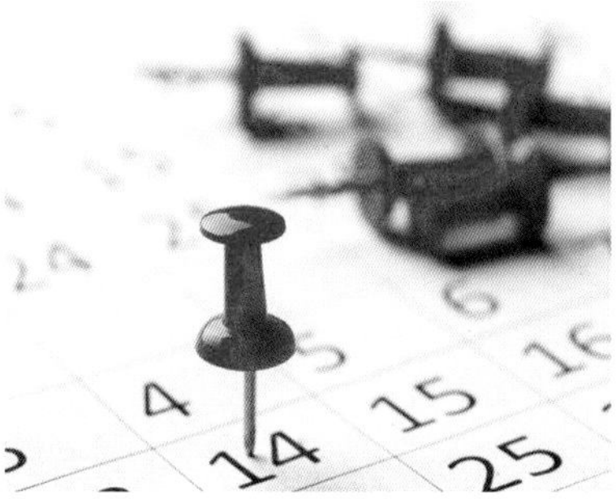

년 월 일

시험관아기시술을 위한 과배란 유도; 장기요법

시험관아기기술 시 과배란 유도 방법은 약의 종류와 양, 투약 기간의 차이에 따라 다양하다. 특히 단기요법과 장기요법은 조기 배란을 억제하는 방식에서 결정적인 차이를 보인다. 장기요법은 단기요법에 비해 시술 기간이 길고 주사를 더 많이 맞아야 하지만 난포가 고르게 자란다는 장점이 있다.

장기요법은 조기 배란을 억제하기 위해 생리 시작 7~10일 전부터 호르몬 억제제를 사용하는 방법이다. 생식샘자극호르몬분비호르몬 효능제(GnRH agonist)를 장기간 주사하면 생식샘자극호르몬이 억제돼 난자가 자라지 않고 배란이 일어나지 않게 된다. 쉽게 생각해서 자체적인 배란 시스템을 잠시 중단시킨다고 할 수 있다.

Daily Tip

여러 개의 난포가 고르게 자란다는 장점 때문에 난포 간 크기 차이가 커서 성숙 난자 채취 개수가 부족한 환자의 경우에는 장기요법을 권하기도 한다.

배란 유도 과정 차이에 따른 시험관아기시술 분류 II : 장기요법

생리 예정일 7~10일 전 한번에 고용량을 투약하거나 저용량을 난자 채취 2일 전까지 매일 투약한다. 투약 중 생리가 시작되면 단기요법과 마찬가지로 생리 2~3일째부터 과배란 유도 주사를 맞는다. 몸에서 나오는 난포자극호르몬은 억제돼 있고 과배란 유도 주사의 힘으로 난자를 키워 낸다고 보면 된다.

장기요법은 생리 전부터 호르몬을 억제해 난포가 골고루 잘 자랄 수 있다는 것이 큰 장점이다. 조건에 따라 차이가 있지만 단기요법에 비해 난자를 한두 개 이상 더 많이 채취할 수 있기도 하다. 특히 장기요법이 단기요법보다 조기 배란 발생률이 낮게 나타난다.

물론 장기요법이 무조건 난자 개수가 많이 나오는 것은 아니며 난포간 크기 차이가 심하거나 단기요법으로 실패한 경우 시도해 본다. 다만 생리 전부터 시작해서 오래 투약을 해야 조기 배란을 억제하는 효과가 있다 보니 비용이 많이 들고 난소과자극증후군이 발생할 확률은 높아진다.

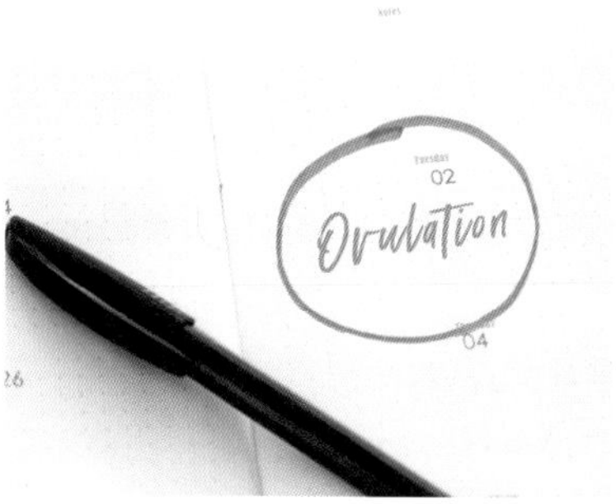

과배란 유도 과정 — 단기요법 (GnRH antagonist [길항제] 요법)

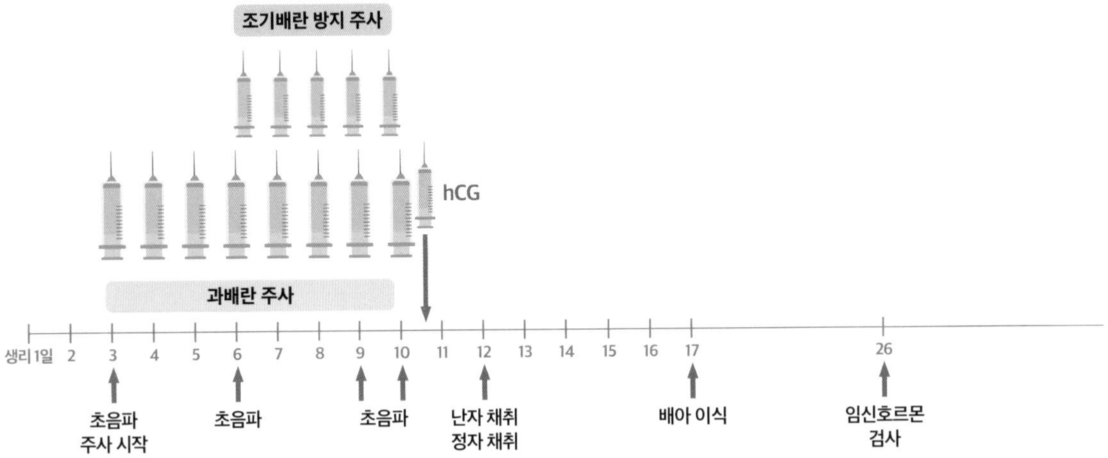

* 과정의 예시이며 반응에 따라 기간은 차이가 있음

과배란 유도 과정 — 장기요법 (GnRH agonist [효능제] 요법)

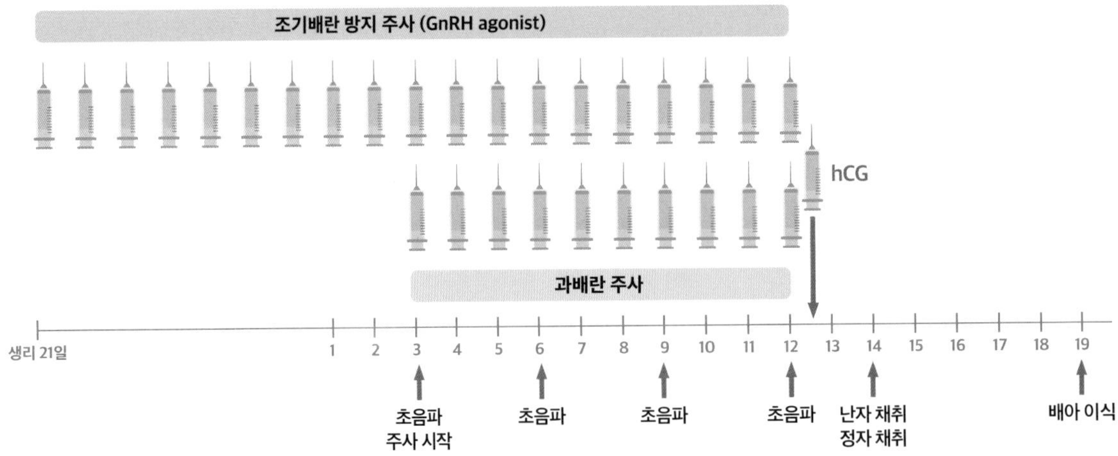

* 과정의 예시이며 반응에 따라 기간은 차이가 있음

시험관아기시술 일정

생리 시작일을 1일이라고 했을 때

S	M	T	W	T	F	S
21 **장기요법 시작** (생리 약 10일 전)	22	23	24	25	26	27
28	29	30	1 **생리 시작**	2 **단기요법 시작**(생리 2~3일째) 기본 체크 및 과배란 유도 주사 시작	3	4
5 **피 검사 및 초음파 검사**	6	7	8	9	10	11
12	13 **난자 채취 시술 및 정액 채취**	14	15	16	17 **채취 3~5일 후** **배아 이식**	18
19	20	21	22	23	24	25
26	27	28 **2주 후** 임신 확인 검사	29	30		

*** 상태에 따라 일정은 달라질 수 있음**

임신을 준비하는

다섯째 달

127일

.................년 ....월 ....일

배란 유도 주사, 과배란 주사, 난포 터뜨리는 주사

임신을 시도하다 보면 다양한 약물의 도움을 받을 수도 있다. 배란 과정을 위해서 맞는 주사만 해도 여러 종류다. 명칭에서부터 헷갈리기 쉬운 배란 유도 주사, 과배란 주사, 배란 주사, 난포 터뜨리는 주사의 개념에 대해 간단히 정리해 본다.

배란 유도 주사는 배란이 규칙적이지 않을 때 난포가 성장할 수 있도록 도와주는 주사다. 보통은 매달 난자가 들어 있는 주머니인 난포 중 하나가 난포자극호르몬(FSH)의 영향을 받아 크게 자란다. 난포가 제대로 자라지 않으면 배란이 일어나지 않는다. 그래서 배란 장애가 있을 때 난포의 성장을 도와주는 것이 바로 배란 유도 주사다. 다수의 난포를 키우기 때문에 과배란 유도 주사이기도 하다.

Daily Tip

배란 유도 주사에는 FSH 단일 주사와 FSH-LH 혼합 주사가 있다. 그리고 난포 터뜨리는 배란 주사는 대개 hCG 제제 주사다.

배란 유도 주사와 배란 주사, 같은 주사가 아닌가요?

난포가 어느 정도 자랐으면 황체형성호르몬(LH) 분비가 급격하게 증가하면서 터지게 된다. 안에 있던 성숙한 난자가 배출돼 나팔관으로 이동하는 배란이 일어나는 것이다. 이 과정에서 자연적으로 배란이 일어나지 않으면 배란을 돕기 위해 약물을 쓸 수 있다. 이렇게 배란이 일어나도록 돕는 주사가 난포 터뜨리는 주사, 즉 배란 주사다.

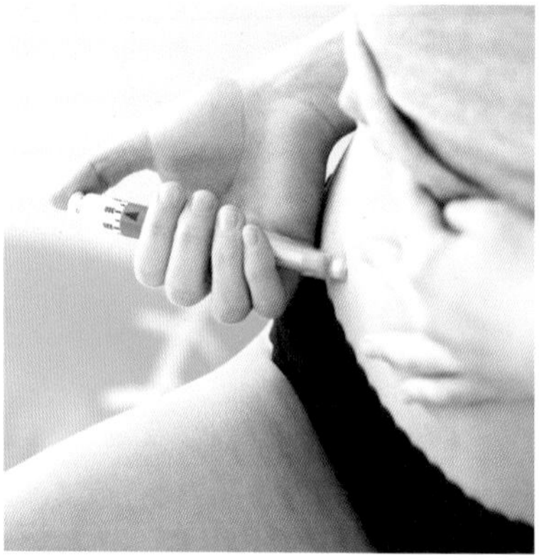

임신을 준비하는

다섯째 달

128일

..................년 ....월 ....일

난자 채취 후 유의할 점

난자 채취를 한 당일에도 별다른 문제가 없으면 출근을 비롯한 일상생활을 평소처럼 해도 된다. 다만 수면 마취를 했으니 운전이나 운동 같은 활동은 조심하는 게 좋다. 질 안쪽으로 난자 채취 기구가 통과한 상처가 있으니 감염을 피하려면 2주 정도는 탕 목욕이나 수영, 부부관계를 멀리한다.

난자 채취는 말 그대로 난자를 몸 밖으로 채취하는 과정이다. 시험관아기시술에서 가장 중요한 단계 중 하나다. 난자 채취는 수면 마취 후에 시행한다. 가느다란 바늘을 장착한 질 초음파를 이용해 여러 날 동안 주사로 잘 키워 놓은 난포에서 난포액을 흡입한다. 난자 자체는 너무 작아서 육안으로는 확인되지 않는다. 따라서 난포액을 흡입하고 난포액에 딸려오는 난자를 연구실에서 현미경으로 확인하는 것이다.

난자를 몸 밖으로 가져오면서 생길 수 있는 온도 변화를 최소한으로 하기 위해 따뜻하게 데워 놓은 튜브를 사용하며 연구실로 가능한 한 빨리 이동한다. 또 체외에서 밝은 빛에 노출되는 것을 최대한 막기 위해 조명도 어둡게 최소화하고 시술한다. 이렇게 채취된 난자를 연구실에서 여러 과정을 거쳐서 성숙 난자와 미성숙 난자로 구별하고 이후 수정시킨다.

난자 채취 후 복수가 차는 이유

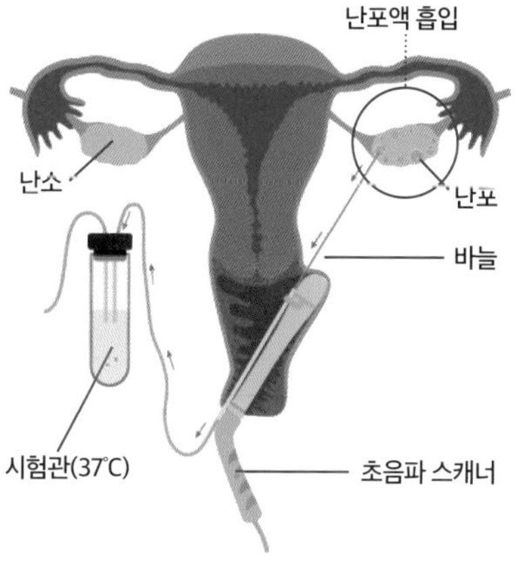

난자를 채취하고는 약간의 출혈이 있을 수 있다. 바늘로 난포를 찔러 채취하면서 질벽에 생긴 출혈이 고여 있다가 나오거나 자극으로 인한 출혈이 일어나기도 한다. 이런 갈색 혈이나 소량의 출혈은 걱정하지 않아도 된다. 그러나 소변을 볼 때 통증이 있거나 소변이 잘 나오지 않으면서 출혈이 있으면 방광이나 난소가 손상을 받지는 않았는지 확인이 필요하다. 출혈이 계속되거나 출혈량이 많으면 병원 진료를 받는다.

또 난자를 채취하면서 난소를 자극하기 때문에 배가 거북한 느낌을 받을 수 있다. 난소가 부어서 통증이 사흘쯤 가기도 한다. 그러나 통증이 더 계속되

거나 더 심해지면 난소에서 출혈이 생길 수도 있으니 진료를 받는다.

난소가 자극돼서 배가 불러오는 느낌이 들 수도 있는데 복수가 심하게 차는 난소과자극증후군일 수도 있으니 유의해서 지켜봐야 한다. 과배란이 과해서 한 번에 난자를 너무 많이 키워 낼수록 복수가 찰 위험은 더 크다. 복수가 심하게 차오르면 호흡 곤란이 오고 체내 단백질과 전해질의 불균형이 일어나며 혈액이 끈끈해져서 혈액순환이 잘 안 된다. 혈액 속 수분인 혈장 성분이 혈관 밖으로 빠져나가면서 혈액의 농도는 높아지고 혈전이 생기게 되는 것이다. 입원 치료를 하고 바늘로 복수를 빼내는 복수 천자를 시행하기도 한다.

Daily Tip

난자 채취 후에 이온음료를 많이 마시라고 하는 것은 끈끈해진 혈액을 묽게 만들기 위해서다.

년 월 일

세포질내정자주입술

정자를 난자 내에 직접 찔러 넣어 수정을 시키기도 한다. 정자 상태가 좋지 않으면 자연적으로 수정될 확률이 낮기 때문에 난자에 세포질내정자주입술을 해서 인위적으로 수정을 시킨다. 무정자증이더라도 고환이나 부고환에서 정자를 추출할 수 있으면 세포질내정자주입술로 임신이 가능하다.

세포질내정자주입술(Intracytoplasmic sperm injection, ICSI)은 정자 상태가 좋지 않아 일반적인 체외수정 방법으로는 수정률이 떨어지고 배아 형성이 어려운 경우를 위해 개발됐다. 세포질내정자주입술을 시행할 때는 먼저 난자를 채취한 다음 난자를 둘러싼 난구 세포를 분리 효소를 이용해 제거한다. 그런 다음에는 고배율의 특수 현미경으로 모양과 운동성이 좋은 정자를 선별한다. 단 하나의 정자를 난자에 주입하는 시술이기 때문에 수정률을 높이기 위해서는 양질의 정자를 신속하게 선별하는 것이 중요하다. 이렇게 선별된 정자를 미세유리관을 통해 난자의 세포질 안으로 직접 주입해 체외수정을 유도한다.

Daily Tip

세포질내정자주입술로 임신해서 출산한 경우 기형 발병률은 정상 임신에 관찰되는 범주에 속하며 일반적인 체외수정과 큰 차이가 없는 것으로 보인다.

난자의 세포질 내로 정자를 주입해 수정을 돕는 미세수정

난자 채취 과정을 거쳐 얻어 낸 난자는 성숙 난자와 미성숙 난자로 구별한다. 이후 성숙 난자는 당일에 수정을 시도하고 미성숙 난자는 하루 정도 성숙 과정을 거쳐서 수정을 시도한다. 수정 시도 방법으로는 자연수정과 미세수정이 있다. 자연수정은 말 그대로 채취된 난자에 채취된 정자를 뿌려 주는 것이다. 최대한 자연임신과 비슷한 형태로 가장 건강한 정자가 수정에 참여할 수 있게 한다. 건강한 정자를 가지고 있다면 이론상으로는 미세수정보다는 자연수정으로 수정된 배아의 임신율이 높은 것으로 알려졌다. 하지만 시험관아기시술을 받을 때는 정자가 정상 범위에 못 미치는 경우가 대부분이기 때문에 최근에는 미세수정을 많이 이용하고 있다.

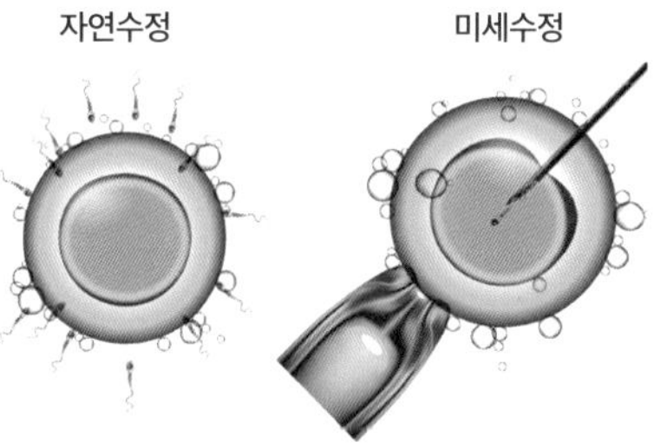

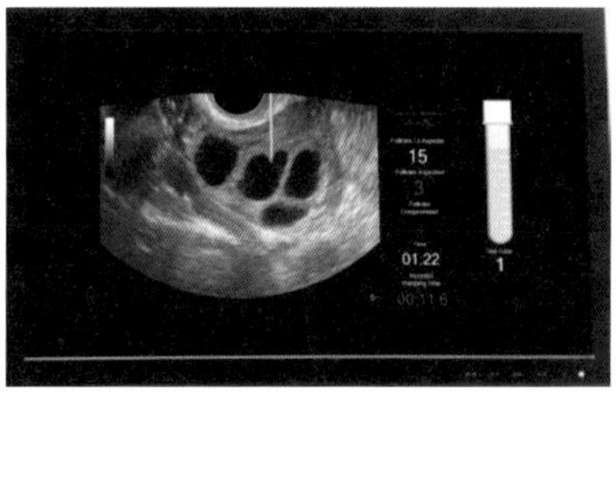

정자의 수와 형태, 운동성 등이 비정상적이거나 체외수정을 시도하면서 자꾸 수정에 실패한 경우, 수술로 교정이 불가능한 폐색성 무정자증 환자의 고환이나 부고환에서 정자를 얻은 경우나 비폐색성 무정자증 환자의 고환에서 정자를 얻은 경우, 척수 손상 등으로 인한 사정 장애 환자나 역방향 사정 환자인 경우 세포질내정자주입술의 시술 대상이다. 미성숙 난자를 체외에서 성숙시켜 수정할 때나 착상전유전검사를 진행할 때에도 세포질내정자주입술이 필요하다.

임신을 준비하는

다섯째 달 130일

...................년 ....월 ....일

3일 배양과 5일 배양

채취된 난자와 정자가 잘 수정되면 시험관아기시술의 마지막 단계는 배아를 자궁 내로 넣어 주는 배아 이식 과정이다. 배아는 이식 전 자궁과 비슷한 환경인 배양기에서 키운다. 5일 배양으로 양질의 배아를 선별해 임신 성공률을 높일 수 있겠지만 사람에 따라 3일 배양 이식이 유리할 수 있다.

시험관아기시술을 할 때는 일반적으로 난자를 채취한 날 바로 수정에 들어간다. 수정 후 3일을 배양하면 배아는 8개의 세포로 나뉜 8세포기에 이른다. 이때 배아 내 세포가 분열하는 속도와 모양을 기준으로 배아를 평가해 등급을 매긴다. 그리고 좋은 등급을 받은 배아 중 한두 개를 골라서 자궁 내에 이식하는 것이다.

배양 기간에 따른 시험관아기시술의 차이

여기서 2일 더 지나 5일을 배양한 배아는 150개에서 200개 정도의 세포로 구성된 포배기 배아로 자란다. 사실 체외에서 이틀을 더 분열하고 발달을 지속할 수 있는 배아는 더 건강하고 좋은 등급의 배아일 확률이 높다. 약한 배아는 배양 기간이 길어질수록 탈락하게 된다.

배양하는 기간에 차이를 두는 이유는 배아의 선택과 관련이 있다. 시험관아기시술을 하면서 착상까지 성공적으로 이뤄내려면 최대한 좋은 배아를 고르는 게 좋다. 배양을 오래 할수록 강하고 질 좋은 배아를 더 잘 선택할 수 있겠지만 무조건 3일보다 4일, 5일 배양이 좋다고 하기에는 무리가 있다. 배아의 수나 발달 상태를 고려해 득실을 잘 따져야 한다. 우선 채취된 난자의 개수가 많고 수정 후 배아 등급이 좋다면 대개 5일 배아 이식을 시도한다. 그러나 나이가 많고 난소 기능이 저하됐으며 수정이 잘 안 되는 경우라면 5일까지 배양하다 귀한 배아를 잃을 수도 있어서 3일 또는 4일 배양을 택하는 것이다. 선택권이 많지 않은 상황에 같은 배아라면 조금이라도 더 빨리 자궁 안에서 자라는 편이 낫다.

Daily Tip

3일 배양 배아는 이식 날 이후 3~4일째에 착상된다. 5일 배양 배아는 당일 혹은 다음 날 착상이 이뤄진다.

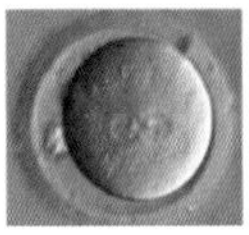
수정 확인

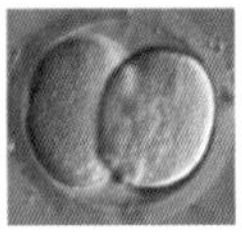
2세포기

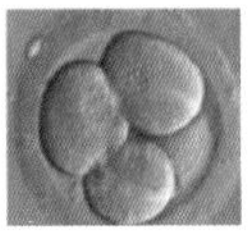
4세포기

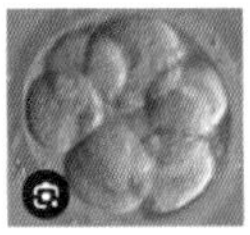
8세포기

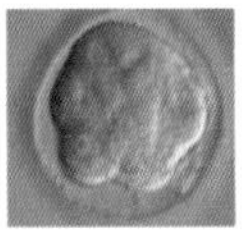
16세포기

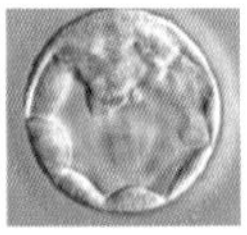
포배기

임신을 준비하는

다섯째 달

131일

년 월 일

착상에 좋은 자궁내막이란

자궁내막은 임신 과정 중 가장 중요하다고도 할 수 있는 착상이 완성되는 공간이다. 물론 자궁내막 두께가 좋다고 해서 무조건 임신이 잘되는 것은 아니지만 배아가 착상을 하고 자궁 안에 잘 자리 잡으려면 자궁내막 환경이 중요할 수밖에 없다.

자궁내막은 생리 주기 전반에 걸쳐서 얇아졌다 두꺼워졌다 하면서 배아를 받아들일 준비를 한다. 여러 호르몬의 영향을 받으며 배아가 착상될 수 있는 기간에 자궁내막이 이상적인 상태라면 성공적인 착상이 이뤄지는 것이다. 배란기에 맞춰 초음파 등으로 관찰해 보면 평소보다 두꺼워진 자궁내막을 확인할 수 있다. 다만 만성 염증이나 수차례의 소파술 같은 물리적인 손상으로 생리 주기와 관계없이 자궁내막이 얇게 관찰되기도 한다.

Daily Tip

고용량의 비타민E를 복용했을 때 자궁내막 두께가 증가했다는 보고가 있어서 때에 따라서는 처방하기도 한다.

자궁내막 두께가 얇다면

이상적인 자궁내막의 두께에 대해서는 연구마다 조금씩 다른 결과를 보이지만 일반적으로 8~9mm라고 본다. 이 수치가 절대적인 것은 아니나 배란 시기를 기준으로 자궁내막 두께가 최소 7mm는 돼야 수정된 배아가 착상하기에 좋은 환경이라고 할 수 있다. 대개 배아 이식 시점을 기준으로 자궁내막 두께가 7mm 미만이면 임신율이 떨어지는 등 예후가 좋지 않다.

자궁내막 두께가 너무 두꺼우면 내시경이나 조직검사를 하고 호르몬을 조절해 치료할 수 있다. 그런데 자궁내막이 너무 얇은 경우는 아직 치료가 어려운 게 사실이다.

최근에는 자가혈소판풍부혈장(Platelet-Rich Plasma, PRP) 치료법이 자궁내막의 상태를 개선할 수 있다는 연구 결과가 발표되기도 했다. 자가혈소판풍부혈장 치료법은 자신의 혈액에서 면역 물질과 재생 작용을 하는 여러 성장 인자가 포함된 혈소판풍부혈장을 추출해서 치료가 필요한 부위에 주입하는 방법이다. 채혈한 혈액을 원심분리기로 분리한 다음 농축된 혈소판을 질 내로 주입해서 자궁내막의 상태를 개선하고 착상을 돕는다. 자신의 혈액을 활용하는 방법이기 때문에 부작용 없이 임신 성공률을 높이는 효과를 기대할 수 있겠다.

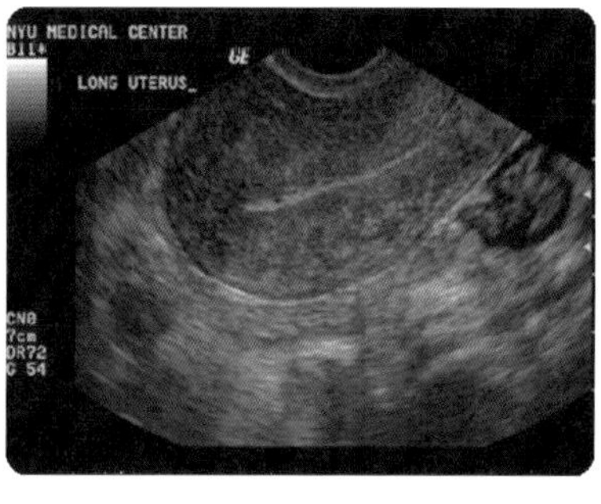

임신을 준비하는

다섯째 달

132일

년 월 일

배아 이식 및 전후 주의사항

난자 채취 후 정자와 수정한 배아를 배양해 세포 분열이 잘 이루어졌다면 다음은 배아를 이식하는 단계다. 임신 성공을 판가름 낼 중요한 일이니만큼 배아 이식 전후에는 모든 것이 조심스럽기 마련이다. 일상생활을 무리 없이 하고 의료진의 지시에 잘 따른다면 좋은 결과를 기대할 수 있을 것이다.

배아 이식은 체외수정을 통해 수정된 배아를 배양기에 3~5일 배양한 후 자궁 안에 넣어 주는 방법이다. 이식 전 최적의 상태로 만들어 놓은 자궁내막에 잘 발달된 배아를 넣어 주는 시술로 마취가 필요 없다. 초음파를 보면서 시행하는데, 이식 최적 위치는 자궁 머리에서부터 1.5~2cm 떨어진 곳이다. 잘 선별된 배아는 가늘고 부드러운 관에 넣어서 준비한다. 기관마다 조금씩 다르지만 배아 자체는 눈으로 확인할 수 없기 때문에 가느다란 관에 공기 방울(bubble)을 만들고 그 공기 방울 주변에 배아를 자리하게 한다. 공기 방울은 초음파에서 매우 하얗게 관찰된다. 이렇게 이식에 필요한 관이 준비되면 질경을 삽입하고 질 및 자궁경부를 깨끗하게 소독한다. 그리고 자궁내막이 다치지 않도록 최대한 부드럽게 바깥쪽 관을 삽입한다. 바깥쪽 관이 적절한 위치에 도달하면 배아가 들어있는 안쪽 관을 다시 삽입하고 최대한 부드럽게 공기 방울을 밀어 준다. 이후 연구실에서 현미경으로 배아가 잘 이식됐는지 확인한다.

Daily Tip

초조함 속에서 작은 것에도 스트레스받고 꼼짝없이 누워 지내기보다는 걱정을 잠시 떨치고 평소처럼 생활할 필요가 있다.

배아 이식 때도 무리하지 않는 선에서, 평소처럼 생활하기

배아 이식 시술 전이라고 금식할 필요까지는 없다. 주사제와 질정을 안내대로 잘 사용하다가 이식 날 안내문과 주사제, 질정을 가지고 병원에 방문한다. 감기약이나 소화제 등 약을 먹어야 한다면 진료 때 임신 준비 중임을 알리고 처방받아 복용한다.

배아 이식이 끝나면 이식 후 11~13일째에 맞춰 임신 확인 검사를 예약한다. 안정을 취하라고 하지만 사실 누워 있는 것이 임신율에 영향을 주지는 않는다. 간단한 샤워나 화장실 출입, 가벼운 일상생활 정도는 문제없다. 단 안정제 때문에 위험할 수 있으니 이식 후 돌아갈 때 운전은 하지 않도록 한다. 사우나나 탕 목욕, 지나친 운동, 부부관계나 음주, 흡연은 한동안 피하는 것이 좋다. 처방받은 주사제와 질정은 안내대로 계속 사용해야 하는데, 특히 질정은 임신 확인 검사 때까지 사용하는 것이 좋으며 임신 성공 시 임신 8~10주까지 사용할 수 있다.

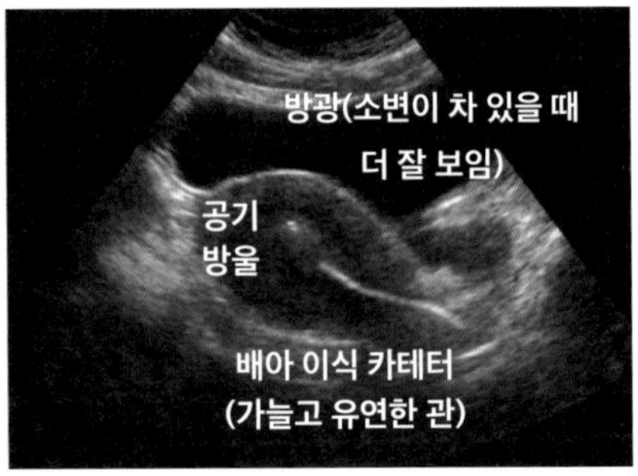

........년 ....월 ....일

프로게스테론 제제의 종류

여러 형태의 프로게스테론 제제 가운데 어떤 것이 더 효과적인지 궁금해하는 사람이 많다. 어떤 형태이든 프로게스테론 농도가 일정 수준 이상이 되면 임신율에는 차이가 없다. 즉 어떤 종류의 프로게스테론 제제를 사용하면 좋은지는 정답이 있다기보다 자신에게 맞는 방식을 찾는 것이 중요하다.

황체에서 분비되는 프로게스테론은 착상에 필수적인 호르몬이다. 자궁내막의 두께를 조절해서 착상하기 좋은 안정적인 환경을 만든다. 시험관아기시술을 하면 난자 채취 전에 피 검사로 프로게스테론 수치를 측정한다. 배아 이식 후에는 질정, 먹는 약, 피하주사나 근육주사 형태로 프로게스테론 호르몬을 투여한다. 과배란을 유도하면 혈중 에스트로겐 농도가 높아져 배란 후 자체적으로 분비되는 프로게스테론으로는 부족하다. 그래서 착상과 임신 유지를 돕도록 임신 8~10주 정도까지는 프로게스테론을 보충해 주는 것이다.

Daily Tip

최근에는 자연주기 냉동배아 이식을 많이 진행하기 때문에 우리 몸에서 분비되는 프로게스테론만으로 임신이 되는 경우도 많다.

프로게스테론은 주사로 맞는 것이 제일 좋을까?

프로게스테론 제제는 현재 여러 가지 형태로 출시되고 있다. 어떤 형태를 이용하든 프로게스테론 농도만 일정 수준 이상이 되면 임신율에는 차이가 없다. 다만 혈중 프로게스테론의 농도가 어느 정도 오르는지는 형태에 따라 다르다. 예를 들어 엉덩이에 맞는 근육주사나 복부 또는 허벅지 등의 피부 아래에 맞는 피하주사는 혈중 프로게스테론 농도가 가장 많이 오르고 질 안에 넣는 질정은 그다음이며 먹는 프로게스테론은 혈중농도에 거의 반영이 되지 않는다.

프로게스테론이 임신에 중요한 역할을 하는 것은 맞지만 혈중농도가 모든 것을 좌우하지는 않는다. 또 아픈 약일수록 더욱 효과가 좋다고 말할 수도 없다. 그러니 특정 방식에 집착할 필요는 없으며 본인에게 잘 맞는 방식을 찾으면 되는 것이다.

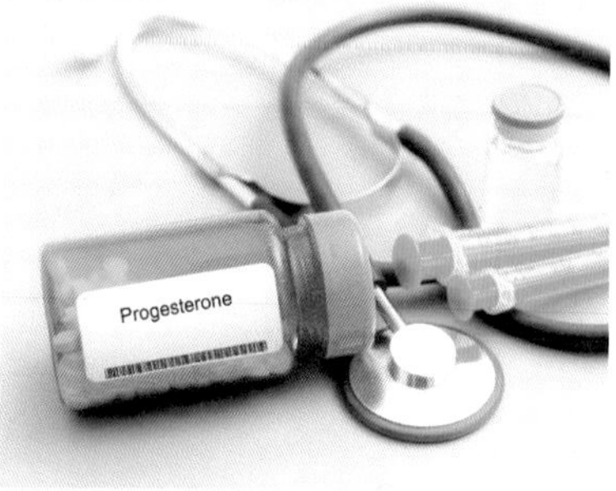

배아의 착상

착상이란:

체외에서 발생하는 동물과는 달리 포유류의 난자에는 난황이 없다. 따라서 발생에 필요한 영양분을 모체로부터 공급받아야 하는데 이것을 착상을 통해 이룰 수 있다. 착상이 되면 발생 중인 배아의 조직과 모체의 조직이 상호작용을 해서 두 개체의 조직으로 구성된 태반을 형성한다. 모체의 영양분과 면역력을 태아가 이용할 수 있게 되는 것이다.

착상 과정:

사람의 난자는 여성의 난관에서 정자와 만나 수정이 이루어진다. 수정란은 분열 과정인 난할을 거치며 자궁 쪽으로 이동하다가 포배기에 자궁에 도달해 자궁내막에 착상된다.

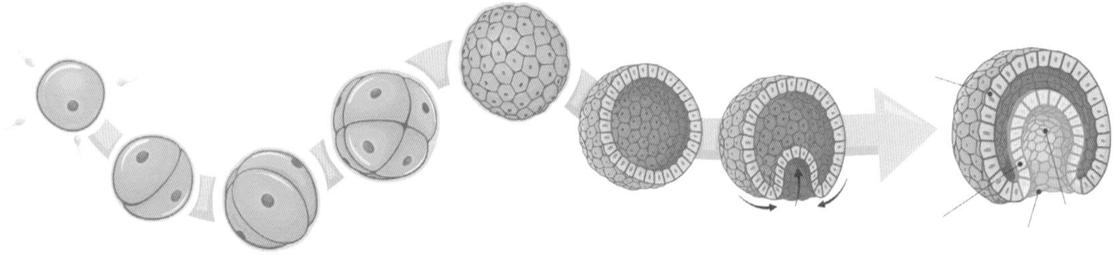

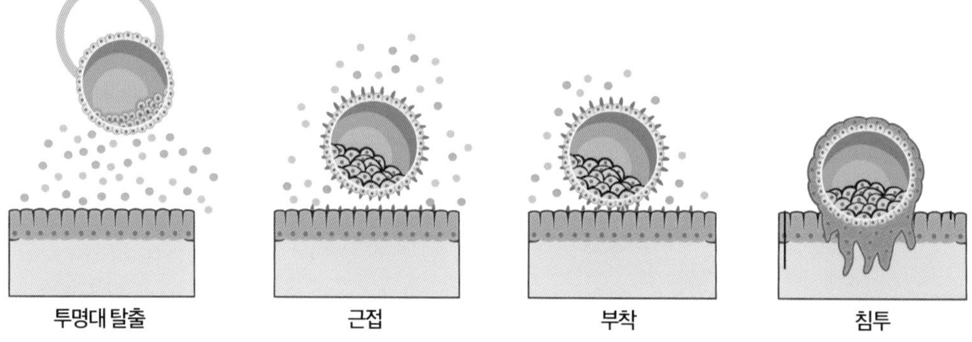

- **투명대 탈출(부화)**

  수정 후 4일째가 되면 난할을 거듭한 수정란은 10세포기~상실배가 된다. 뽕나무 열매 모양인 상실배는 할구 사이에 밀착 연접(tight junction)이 생기는 압축(compaction)이 일어나 포배기로 진행할 준비가 된 채로 자궁에 진입한다. 곧바로 배반포가 형성되고 6~7일쯤이면 포배기 후기에 접어들어 투명대(zona pellucida)를 뚫고 나온다. 이를 투명대 탈출(zona hatching) 혹은 부화라고 한다. 배반포는 영양막이 바깥층을 형성하고 포배강이 있으며 동물극 쪽에 배아가 될 내세포 집단(inner cell mass, ICM)이 있는 구조를 가지는데, 영양막 세포의 세포막에 있는 스트립신(strypsin)이라는 트립신 유사 효소가 투명대를 구성하는 섬유 성분을 분해해 탈출할 구멍을 만든다. 이 시기 전에는 투명대에 둘러싸여 있어 난관에 착상되지 않지만 간혹 투명대 탈출이 일찍 일어나 난관 임신이 일어나기도 한다.

- **자궁내막 근접 및 부착**

  투명대 탈출 후 배반포는 자궁내벽에 접근한다. 자궁내막의 세포외기질에는 콜라겐, 라미닌, 피브로넥틴, 히알루론산, 헤파란황산, 프로테오글리칸 등 부착성 강한 물질이 풍부해 배반포가 붙어서 자궁내막에 근접(apposition)한다. 근접 반응을 매개로 배반포의 영양막 세포와 자궁내막 세포 분자 간 결합을 통한 강한 부착(adhesion) 반응이 일어난다.

- **자궁내막 침투**

  부착 반응을 통해 영양막 세포의 일부가 배반포 전체를 자궁내막 안쪽으로 이끌고 들어가는 듯한 침투(invasion) 반응이 일어난다. 영양막 세포에서 분비된 콜레게나제, 스트로멜리신, 플라스미노겐 활성화인자 등이 자궁내막의 세포외기질을 분해해 배반포 전체가 자궁내막 속에 완전히 묻히게 된다.

  배란을 전후로 자궁내벽의 자궁내막이 두꺼워지고 혈관이 형성되다가 난자가 수정되지 않으면 내벽과 혈액이 떨어져 나가며 월경이 일어난다. 그러나 수정란이 착상하면 황체가 퇴화하지 않고 자궁내벽을 더욱 발달시키는 프로게스테론을 분비해 착상된 배아를 유지시키고 새로운 난자의 배란을 막는다. 이러한 자궁내막의 변화를 각각 전탈락막화(predecidualization)와 탈락막화(decidualization)라고 한다.

- **착상 후 배아의 발생**

  착상 후 배아는 낭배형성을 통해 개체로 발생한다.

년 월 일

시험관아기시술 신선주기

시험관아기시술을 할 때는 난자를 채취한 후 수정시켜 며칠 후에 바로 배아를 이식하는 신선주기와 배아를 얼려 두었다가 다른 달에 이식하는 냉동주기를 선택할 수 있다. 자궁내막 상태, 이식할 배아의 수나 질, 호르몬 상태, 난자 채취 후 컨디션 등을 고려해서 신선주기 이식을 할지 동결을 할지 결정한다.

시험관아기시술은 대부분 과배란 과정을 거쳐 난자를 채취한다. 난자를 채취한 다음 몸 상태가 괜찮다면 채취 3일에서 5일 후에 바로 이식을 진행할 수 있다. 난자 채취일에 수정을 시키고 다음 날 세포 분열이 일어났는지 확인한 후 3일에서 5일 정도 따뜻한 배양기에서 키운다. 이후 잘 발달된 배아를 골라 자궁 안에 넣어 준다. 시험관아기시술 신선주기는 이렇게 동결 보존 과정 없이 신선한 배아를 이식한다는 뜻이다.

Daily Tip

신선주기 시험관아기시술은 난자를 채취하고 며칠 사이에 이식까지 마무리된다. 난자를 채취한 날이 배란일이라고 보면 그다음 날인 채취 후 1일째에 수정을 확인하고 3일에서 5일째면 이식을 한다.

난자 채취 주기에 배아를 이식하는 신선주기

신선주기 이식은 수정된 배아의 질이나 내막 상태, 컨디션 등에 이상이 없는 무난한 과정에서 시행할 수 있다. 또 냉동 및 해동 등의 과정이 필요하지 않으니 의료 비용이 적게 든다는 장점이 있다.

신선배아를 이식할 때 배아 이식 날짜는 개인적인 스케쥴, 수정된 배아의 질과 발달 상태에 따라 3일 배양, 4일 배양, 5일 배양 등을 정한다. 배아 이식 날짜를 갑자기 변경하는 데는 한계가 있으나 신선주기 시험관아기시술 시 일정 조율이 필요할 때는 환자와 배아의 상태 모두를 고려한 전문의의 판단 하에 하루 이틀 이내에서 가능하다. 예를 들어 3일 배양을 계획했으나 질이 좋으면 5일 배양까지 키워서 이식을 할 수 있다. 컨디션에 문제가 생겨 이식을 미루고 싶다면 배아를 냉동 보관했다가 다음 주기에 배아 이식을 시도하도록 한다. 예를 들어 난자가 20개 이상 과배란이 돼서 난소과자극증후군으로 임신율이 떨어질 것이라 우려된다면 배아를 모두 동결해 냉동주기 이식을 진행할 수 있다.

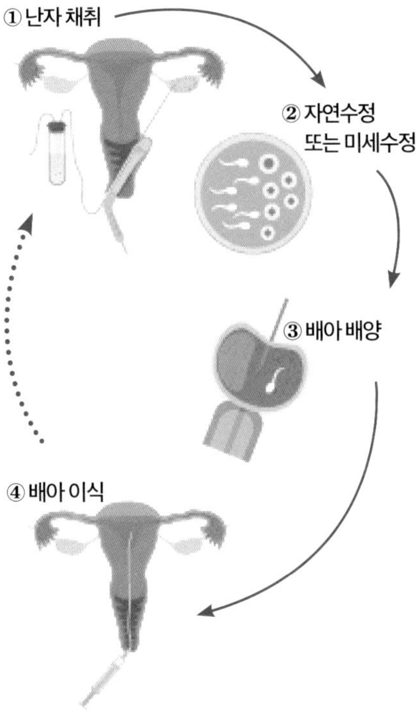

임신을 준비하는

다섯째 달

135일

년 월 일

시험관아기시술 냉동주기

배아 냉동 및 해동 기술이 발전하면서 동결배아를 이식하는 냉동주기가 오히려 높은 성공률을 보이는 경우가 많다. 이미 배아가 동결까지 할 수 있을 정도로 좋은 상태이며 자궁내막도 안정적인 때를 기다렸다가 이식할 수 있기 때문이다.

시험관아기시술 냉동주기는 얼려 두었던 배아를 임신 준비가 된 적절한 때에 해동해 이식하는 것을 말한다. 시험관아기시술 시 보통 임신 확률을 높이기 위해 많은 수의 난자를 얻을 수 있도록 과배란을 유도해서 난자를 채취한다. 과배란 주사로 인위적인 과배란을 하면 호르몬 수치를 과다하게 높이며 난소는 붓고 복수가 차기도 한다. 이런 과정에서 자궁내막은 오히려 착상에 안 좋은 상태가 될 수 있다. 따라서 과배란 후 난자를 채취해서 이식 없이 수정란을 동결하고 다음 주기에 동결 배아를 해동해 이식한다.

Daily Tip

의학 기술이 발전하면서 배아를 초저온으로 냉동 보관했다가 필요할 때 해동하는 경우 90% 이상이 정상 해동된다.

자궁내막 회복 후 배아를 이식하는 냉동주기

냉동주기 시험관아기시술은 상태를 건강하게 회복한 다음 배아를 이식하기 때문에 임신 성공률이 더 높을 수 있다. 자궁내막만 착상에 좋은 상태로 준비되면 이미 만들어져 있는 배아를 쓰는 것이기 때문에 훨씬 간단한 과정이 된다.

냉동주기 시술에는 인공적으로 호르몬 약을 써서 내막을 두텁게 만들어 배아를 이식하는 인공 주기 이식과 자연적인 배란 주기에 맞춰 이식하는 자연주기 이식이 있다. 인공 주기 이식은 배란을 계속 확인하기 어려운 상황이거나 생리 주기가 정확하지 않을 때 생리 2일째부터 호르몬제를 먹어서 배란은 막고 내막은 두꺼워지도록 만든다. 배란 이후에 나오는 호르몬도 인공적으로 만들어야 해서 이식 후에도 약이나 주사를 많이 써야 한다는 단점이 있다.

자연주기 이식은 자연 배란일에 맞춰 배아를 이식한다. 초음파 검사로 난포를 관찰해 배란일을 확인하고 배양일에 따라 3일 내지 5일 뒤에 배아를 이식한다. 배란 때 몸에서 나오는 호르몬이 충분해 인공적인 약을 덜 사용해도 된다. 다만 배란일을 정확히 확인하려면 병원에 자주 방문해야 한다는 것이 일정을 비우기 어렵거나 배란이 늦으면 단점이 된다. 이런 단점을 보완하기 위해 배란 촉진제를 쓰고 배란 주사로 정확히 배란시켜서 배아를 이식하기도 한다.

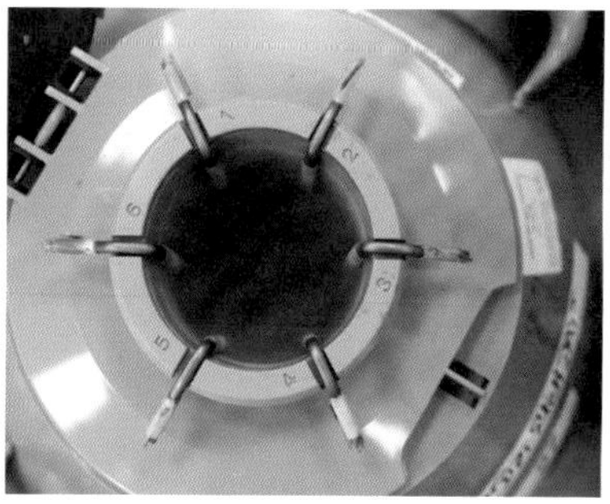

.......................년 ....월 ....일

시험관아기시술 자연주기요법

시험관아기시술 자연주기요법은 과배란 주사를 쓰지 않고 자연적인 배란 주기에 맞춰 난자를 얻는 방법이다. 과배란 약물에 따른 부작용을 피할 수 있지만 자연주기에서는 하나의 난자가 자라기 때문에 난자를 채취하지 못할 확률은 높아진다.

시험관아기시술 자연주기요법은 개개인의 생리 주기에 맞춰 과배란 유도 약물을 쓰지 않고 난자를 얻는다. 자연 배란을 기다렸다가 난포가 어느 정도 자라면 난자를 채취하는 것이다. 비용 면에서 경제적이며 스스로 주사를 놓는 부담도 없고 과배란 유도 때에 비해 자궁내막 상태가 안정적이다. 그러나 배란이 주기적으로 잘 돼야 할 수 있고, 한 개의 난자만 채취할 수 있으면서 난자 채취 전 조기 배란이 일어나 버리기도 해 주기 취소율이 높다. 주기 취소율이 높다는 것은 그 주기에 난자를 채취하지 못하는 확률이 높다는 것이다.

Daily Tip

자연주기요법으로 진행하더라도 조기 배란을 막기 위해 길항제 주사 및 과배란 주사를 단기간 쓰기도 한다. 난포가 12~14mm 크기가 됐을 때 조기 배란을 억제하는 주사제를 추가하는 것이다.

자연 배란을 기다려 난자를 채취하는 자연주기요법

따라서 자연주기요법은 과배란 주사를 많이 쓰더라도 얻는 난자 수가 적은 난소 저반응군일 때 주로 적용한다. 또 과배란 주사제에 부작용이 심했다거나 난자질이 좋지 않을 때 자연주기요법을 고려한다. 난자를 여러 개 채취하는 과배란 유도를 통한 시험관아기시술이 1회당 임신율은 더 높지만 시술 후 휴식 기간이 두세 달 필요한 반면, 자연주기 시험관아기시술은 이번 주기에 임신이 안 되더라도 휴식 기간 없이 바로 다음 주기에 재도전이 가능하다. 어느 쪽이 더 유리할지는 각자의 상황과 상태에 따라 다르다고 보면 되겠다. 생리 주기가 28일 안팎일 경우 생리 3일째에 기본 검사를 하고 생리 시작 10일~12일차에 초음파 검사로 난포를 확인한다. 생리 주기가 짧으면 배란이 빨리 될 수 있으므로 더 일찍부터 초음파 검사를 할 수도 있다. 난포 크기가 18mm쯤 됐을 때 난포의 최종 성숙을 돕는 hCG 주사를 맞고 난포가 터지기 전에 난자를 채취해 수정시킨 뒤 이식한다.

- 생리 시작
- 생리 2~3일째 (초음파)
- 생리 7~8일째 (초음파)
- 생리 9~12일째 (초음파) → **피 검사 및 난포 성숙 주사**
- 34~36시간 후 → **난자 채취**
- 3~5일 후 → **배아 이식**

임신을 준비하는

다섯째 달 137일

..........년 ......월 ......일

시험관아기시술 저자극요법

시험관아기시술 저자극요법은 과배란 주사의 용량을 최소화해 부작용을 줄이면서 개수는 적지만 질 좋은 난자를 얻는 방법이다. 다시 말해 과배란 주사를 일반적인 시험관아기시술보다는 덜 쓰고 자연주기요법보다는 더 쓰는 것이다. 난소가 받는 과도한 자극을 피하기 위해 저자극요법을 적용한다.

일반적인 시험관아기시술에서 과배란 유도 주사를 쓰는 것은 채취되는 난자 수를 늘려서 임신율을 높이는 효과가 있다. 그러나 체내의 호르몬을 과다하게 증가시키며 난소과자극증후군이 생기기도 한다. 그렇다 보니 질 좋은 적당한 개수의 난자를 채취하기 위해 너무 과한 용량 대신 저용량 주사로, 각자에게 맞는 적당한 용량의 약제만 쓰려는 노력이 이어지고 있다.

Daily Tip

보통 생리 2~3일째에 주사를 시작해 과배란을 유도하는 것과 달리 생리 5일째 이후에 주사를 시작해 투여 기간을 줄이는 방법도 있다.

적은 양의 약제만 사용하는 저자극요법

물론 적은 양의 약제만 쓰는 저자극요법이 당장에는 부담이 적은 편이겠지만 낮은 임신 성공률로 재시술을 자꾸 해야 한다면 오히려 부담이 커질 수도 있다. 주로 과배란 유도 약물을 써도 반응이 약해 난자를 많이 채취하지 못했던 경험이 있을 때, 다낭성난소증후군일 때, 나이가 많거나 난소 나이 검사(AMH) 수치가 낮을 때 저자극요법을 고려한다.

저자극요법으로 배란을 유도할 때는 과배란 주사와 함께 페마라 같은 배란 유도제를 함께 써서 주사 사용량을 3분의 1 정도까지도 줄일 수 있다. 과배란 유도 주사 용량을 최소화해서 75IU에서 최대 150IU를 넘지 않도록 한다.

이런 저자극요법으로는 일반적인 과배란 유도법보다 상대적으로 적은 수의 난자를 얻는다. 배란 유도제를 사용하지 않는 자연주기보다는 채취되는 난자 수가 평균적으로 좀 더 많고 시술 과정을 조절하기가 좀 더 쉽다.

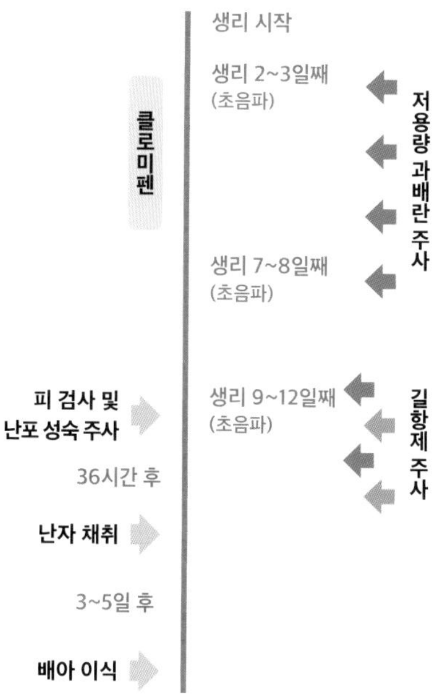

임신을 준비하는

다섯째 달

138일

배아 동결 보존

시험관아기시술 과정 중 여러 개의 수정란을 얻었다면 이식 후 남은 배아를 동결 보존할 수 있다. 처음부터 배아 이식을 하지 않고 수정란을 모두 동결하기도 한다. 자궁내막의 상태가 최상인 주기에 맞춰 해동한 배아를 이식하면 더 높은 임신 성공률을 기대할 수 있다.

가임력 보존을 위해 난자나 정자를 초저온 상태에서 냉동 보관했다가 필요할 때 해동해서 사용하는 동결 보존 방법을 배아에도 적용할 수 있다. 체외수정으로 만들어진 수정란을 동결 보존하면 배아를 이식한 후 착상이 안 됐을 때나 과배란 유도로 자궁 내 호르몬 수치가 지나치게 상승하는 등 해당 주기에 배아 이식이 어려운 상태일 때 다시 과배란 유도 과정부터 거칠 필요 없이 여러 번의 배아 이식이 가능하다.

Daily Tip

배아의 동결 보존 기간과 임신율은 크게 상관이 없지만 현재 법적으로는 배아의 동결 보존 기간을 최대 5년으로 제한하고 있다.

배아를 냉동해 두는 배아은행

기술이 점점 발전하면서 동결 및 해동 과정이 배아의 질에 끼치는 영향은 미미한 편이다. 단 수정란은 일반 세포보다 부피가 크고 수분을 많이 포함하고 있어서 얼음 결정을 최소화하는 동결 보존 기술이 필요하다. 유리화동결법은 고농도의 동결 억제제로 세포 내 수분을 최대한 없애고 액체질소를 써서 동결시키는 초급속 냉동법이다. 액체 상태인 수분의 점도를 높여 유리가 녹은 상태처럼 유지하면 고체 상태인 얼음 결정이 만들어지지 않아 세포 손상을 최소화할 수 있다. 그 밖에 냉동기라 불리는 기계로 세포나 조직을 천천히 동결시키는 완만동결법이 있는데 현재는 배아의 생존율과 임신율에서 우위의 성적을 보이는 유리화동결법을 전 세계적으로 많이 사용한다.

배아의 등급은 분열된 세포들이 서로 비슷한 크기로 일정한 모양일 때, 파편이 적을 때 좋다고 판단하지만 배아 등급이 낮다고 질이 떨어진다거나 임신이 안 되는 것은 아니다. 낮은 등급의 배아라고 태아의 건강 상태나 기형 유무를 걱정할 필요는 없다.

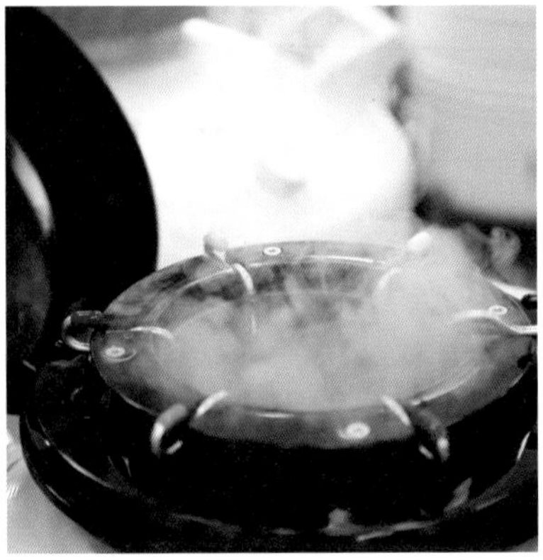

임신을 준비하는

다섯째 달

139일

……년 ……월 ……일

비어 있는 난포, 공난포증후군

드물긴 하지만 과배란 주사를 맞고 난포가 충분히 커져서 난자 채취를 시도했으나 난포가 비어 있어서 난자를 채취하지 못하는 경우도 있다. 이렇게 특별한 이상이 없는데도 난자가 나오지 않았다면 주사 종류를 바꾼다든가 타이밍이나 용량에 변화를 주도록 한다.

과배란 유도 주사를 며칠 동안 계속 맞고 난포의 성장을 확인했는데 막상 난자를 채취할 때 난포에서 난자가 나오지 않는 현상을 공난포증후군이라고 한다. 초음파 검사에서는 난포가 열 개 보였어도 채취는 절반만 될 수도 있고 한 개만 될 수도 있고 아예 채취에 실패할 수도 있다. 채취 전에 미리 알 수 있으면 좋겠지만 초음파 검사나 호르몬 검사 결과는 정상으로 나온다. 열심히 주사 맞고 키웠는데 이식 시도조차 못 하게 되면 정신적으로도 육체적으로도 힘들게 마련이다.

Daily Tip

과배란 유도 시 장기요법에서 단기요법으로, 단기요법에서 장기요법으로 바꿔 난자 채취를 다시 시도해 보기도 한다.

난자를 채취하지 못한 이유

공난포는 진성 공난포와 가성 공난포로 나뉜다. 난자를 채취하는 날로부터 34시간에서 36시간 전 정확한 시간에 적정량의 배란 촉진 주사를 맞고 생식샘자극호르몬인 hCG호르몬(human Chorionic Gonadotropin) 수치도 일정 수준으로 올라갔는데 난자가 채취되지 않으면 진성 공난포다. 다시 말해 난자 채취를 위한 조건이 다 갖춰졌는데 난자가 나오지 않은 상태인 것이다. 인위적으로 늘어난 hCG호르몬을 체내에서 제대로 활용 못 하거나 대사에 이상이 있거나 호르몬 수용체에 문제가 있거나 난소의 노화로 호르몬에 대한 반응이 떨어진 것 등이 진성 공난포의 원인이 된다. 나이가 많을수록 재발률은 높아진다. 가성 공난포는 난포 성숙 주사의 타이밍이 안 맞았거나 투약 방법이 잘못됐을 때, 약 자체에 문제가 있을 때 체내 hCG호르몬 농도가 충분히 올라가지 못해서 발생한다. 과배란 유도 과정을 다시 처음부터 해야 하지만 난포를 터뜨릴 주사를 정확한 타이밍에 잘 투여하면 다음 주기에는 대부분 다시 나타나지 않는다.

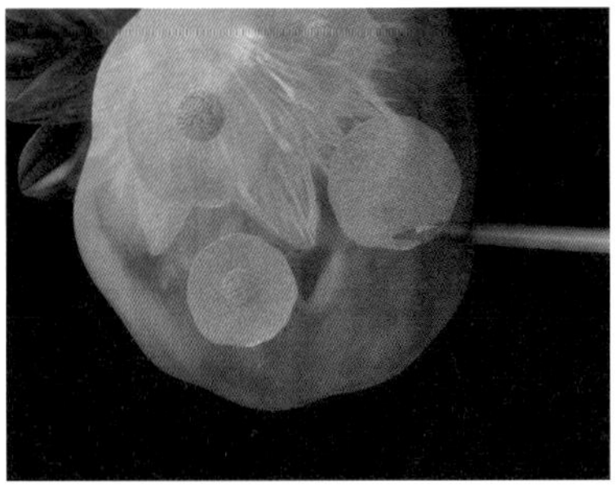

임신을 준비하는

다섯째 달

140일

과배란 유도의 부작용, 난소과자극증후군

과배란 유도 주사를 맞으면서 난소가 너무 많은 자극을 받으면 여러 이상 증상이 나타나기도 한다. 난소과자극증후군은 과배란 유도 과정에서 생기는 대표적인 부작용이다. 과배란 주사를 맞고 나서 소변이 줄고 복수가 차는 듯하면 심각한 합병증이 오기 전에 병원에서 진료를 받아야 한다.

난소과자극증후군은 과배란 유도 주사로 한꺼번에 여러 개의 난포를 자라게 했을 때 난소가 과하게 반응해서 생긴다. 여러 개의 난포가 성장하면 에스트로겐 수치가 높아지면서 혈관 투과성을 증가시키는 물질이 나온다. 혈관 안에 있던 액체 성분이 혈관을 투과해 밖으로 빠져나가게 되는 것이다. 혈관에서 빠져나간 액체 성분이 고이면서 복수가 차기도 하고 심하면 폐에도 물이 차기도 한다. 또 혈관 내 액체 성분이 줄어들면서 점도가 높아진 혈액이 엉겨 붙어 혈전을 만들 확률이 커진다. 소변량이 줄고 체중이 늘어나며 복부 팽만과 호흡 곤란, 구토 같은 증상이 나타난다. 주로 난소 기능이 좋은 젊은 여성에게 많이 발생하고 다낭성난소증후군일 때 역시 발생률이 높다.

Daily Tip

과배란 유도 과정 중 스무 명 중 한 명 정도가 이러한 난소과자극증후군을 보인다. 백 명 중 한 명은 상태가 나빠 입원 치료가 필요할 수 있다.

난소과자극증후군의 원인과 예방

대개는 난자 성숙 주사 후에 발생하는데 과배란 유도 중에 증상이 있다면 더더욱 빨리 치료를 해야 한다. 과배란 유도 주사를 맞으면서 배가 불러온다면 우선 휴식을 취하며 수분을 충분히 보충하고, 증상이 완화되지 않거나 복수가 더 심해지면 빨리 병원 진료를 받아야 한다. 신속하게 수분을 공급하도록 수액 치료를 받고 증상에 따라서는 가는 바늘로 복수를 빼내는 복수천자 시술을 하며 혈전 방지제도 복용한다.

난자를 채취하고 하루 2리터의 이온음료를 나눠 마시면 난소과자극증후군으로 인한 혈전의 위험을 줄이고 증상을 완화하는 데 도움이 된다. 혈전이 생기지 않도록 가벼운 걷기나 스트레칭을 하는 것은 바람직하지만 심한 운동은 자제하는 것이 좋다. 이번에 복수가 찼다면 다음 주기에는 과배란 유도 주사의 용량을 줄이거나 주사제의 종류를 바꿔 주의하며 시도해야 한다. 배아 이식을 하면 더 악화되므로 수정란을 동결하고 충분히 회복한 후 1~2개월 후에 동결배아 이식을 진행한다.

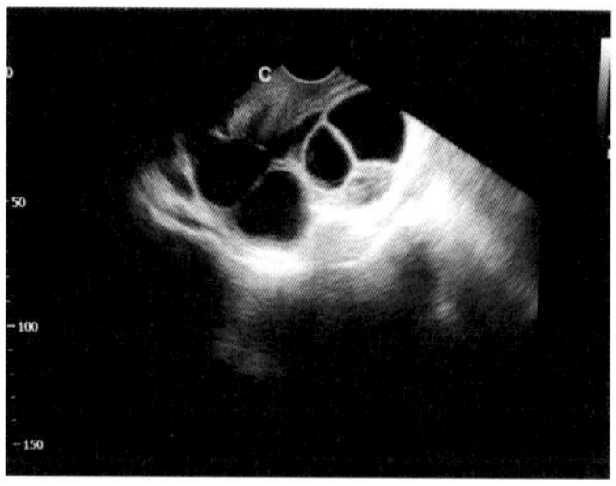

............년 ......월 ......일

시험관아기시술 사례

시험관아기시술을 할 때는 각각의 상황이나 치료에 대한 반응이 다르므로 개인차가 많다. 이해를 돕기 위해 흔히 볼 수 있는 사례를 예를 들어 과정과 의문점을 생각해 보기로 한다.

시험관아기시술을 시작하기로 한 A 씨 부부는 생리 2~3일째에 병원을 방문했다. 정액 검사, 자궁난관조영술 등 난임 기본 검사를 완료한 상태다. 시험관에서 난자와 정자를 수정시키려면 난자가 여러 개 채취돼야 성공률을 높일 수 있으므로 과배란 주사를 맞아야 한다. 늦게 시작하면 자연적으로 난포가 한 개만 자랄 수 있으며 생리 2~3일째부터 주사를 시작해야 과배란 효과를 얻는다.

Standard IVF

- 상담 후 호르몬 검사와 초음파 검사를 했다. 호르몬 검사상 여성호르몬 수치가 높거나 초음파상 물혹이 있다면 과배란 결과가 좋지 않으므로 반드시 확인해야 한다. 또 그달에 과배란될 수 있는 작은 난포들이 얼마나 많은지 관찰할 수 있다.
- 검사상 이상이 없어 과배란 주사를 맞기 시작했다. 3일간 주사를 맞고 다시 병원에 방문하기로 했다. 과배란 주사는 매일, 대개 10일 정도 맞는다.
- 생리 3일째부터 시작한 주사를 계속 맞으면서 6일째와 9일째에 초음파 검사를 했다. 난포가 잘 자라는지 반응을 보기 위해 3~4일에 한 번 초음파 검사로 모니터링을 한다. 난포가 자라는 양상을 보고 주사 용량을 늘리거나 줄일 수 있다.
- 난포가 충분히 커져서 10일째 밤에 난자 성숙 주사를 맞고, 12일째에 난자를 채취했다. 배란될 만한 크기가 됐을 때 난자를 최종 성숙시키는 주사를 맞고 34~38시간 후에 난자를 채취한다.

난자 채취 36시간쯤 전에 난자를 최종 성숙시켜서 배란이 잘되도록 하는 주사를 맞는데 이 시간을 잘 지키는 것이 매우 중요하다.

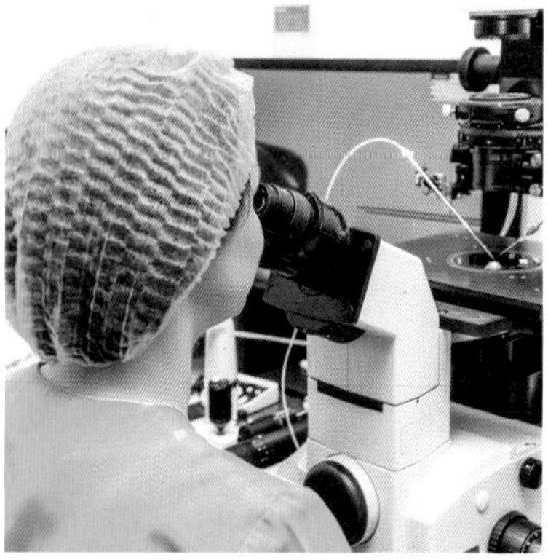

- 난자는 질 초음파를 보면서 긴 주삿바늘로 난포액을 빨아들여 채취한다. 통증이 있으므로 수면 마취를 하며 경우에 따라 국소 마취를 하거나 마취를 안 할 수도 있다.
  ☞ **난자 채취 당일에는 정자도 함께 채취하므로 남편과 함께 방문해야 한다. 때에 따라서는 정자 또는 수술적으로 채취한 고환 조직을 미리 동결해 두었다가 해동해서 수정시킬 수도 있다.**
- 총 10개의 난자를 채취했고, 당일에 정자와 수정을 시킨다. 수정된 배아는 배양기에서 배양한다. 다음 날 수정이 잘 됐는지 확인하고 이후 계속 잘 성장하는지 관찰하면서 3일에서 5일을 배양한 다음 자궁에 이식한다.
- 이식 당일 10개 난자 중 8개가 수정에 성공했고 8개의 수정란을 5일까지 배양해 그 중에 4개의 수정란이 5일 배양까지 생존했다. 질 좋은 5일 배양 배아 1개를 자궁에 이식했다. 이식을 하지 않은 나머지 배아 3개는 동결 보존했다. 이식할 때는 마취는 하지 않으며 통증도 거의 없다. 가느다란 카테터를 자궁 입구로 삽입해 자궁 내에 배아를 이식한다.
- 9~10일 후에 임신 여부를 알아보기 위해 피 검사가 진행된다.

Daily Tip

배아 이식 당일에는 휴식을 취하는 것이 좋다. 그렇다고 이식 후에 누워만 있어야 하는 것은 아니다. 무리한 운동이나 일이 아니라면 일상생활은 그대로 해도 된다.

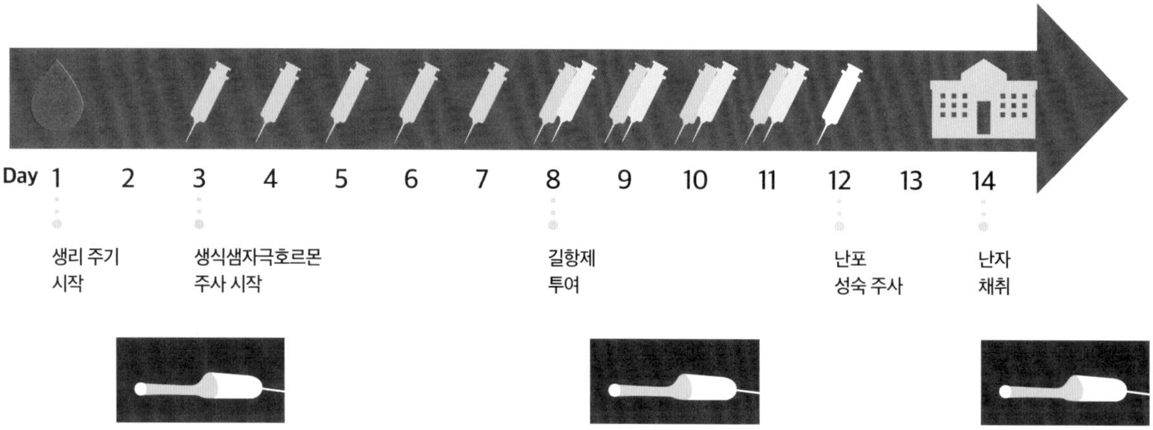

임신을 준비하는

다섯째 달

142일

난소기능저하일 때의 시험관아기시술 사례

난임 검사 결과 난소기능저하로 시험관아기시술을 결정한 사례를 살펴본다. 과배란 주사를 맞아도 채취되는 난자 수가 적을 것으로 예상되면 시험관아기시술 저자극요법을 진행할 수 있다.

1년 이상 자연임신이 되지 않던 B 씨는 난임 검사에서 난소 나이를 알아보는 AMH(항뮬러관호르몬) 수치가 낮다는 설명을 들었다. 이것은 난소 나이가 실제 신체 나이보다 노화된 것을 의미한다. 상담을 하고 조속히 시험관 아기 시술을 하기로 결정했다.

시험관아기시술 저자극요법

- 생리 3일째 병원을 방문해 초음파 검사 및 호르몬 검사를 하고, 과배란 주사를 맞기 시작했다.
- 초음파상에서 보이는 난포의 개수가 적다고 한다. 이런 경우 많은 용량의 과배란 주사를 맞아도 난자가 많이 채취되기는 어려울 것으로 예상된다. 따라서 주사 용량을 적게 쓰는 저자극 배란 유도를 하기로 했다.
- 과배란 주사를 저용량으로 맞았다. 난포가 3개 정도 자라 난자를 채취했다.
- 채취된 3개의 난자를 정자와 수정시켰는데 그중 1개만이 수정돼 현재 3일째이다. 신선 이식을 할지 동결 이식을 할지 상담한 결과 3일 배양 수정란 1개를 이식하는 경우 기대 성공률이 높지 않아서 일단 동결하기로 했다. 다음 달에 수정란을 더 모아서 이식할 계획이다.

☞ **일반적으로 배아가 남으면 동결한다고 생각하지만 배아 개수가 너무 적을 때도 동결을 하면서 다시 시술해서 여러 달에 걸쳐 수정란을 모으기도 한다. 그중에서 질 좋은 수정란을 선택해 이식하는 것이다.**

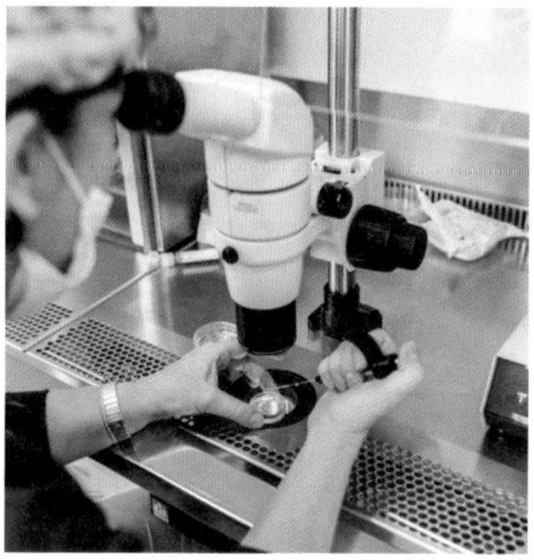

정상 난소 기능을 갖는
여성의 생리 2-3일째
동난포(antralfollicle,
배란을 위해 자라고 있는
미성숙 난포) 수

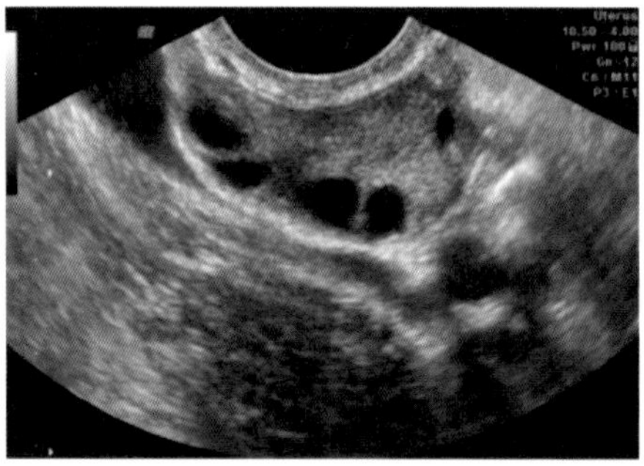

난소기능저하 여성의
생리 2-3일째
동난포(antral follicle) 수

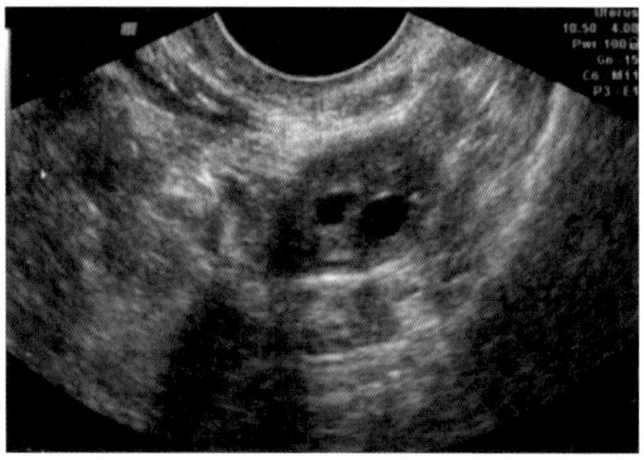

여러 개 모아 놓은 배아

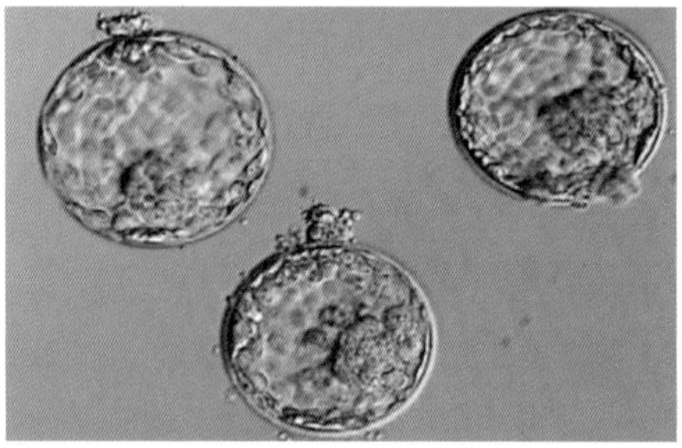

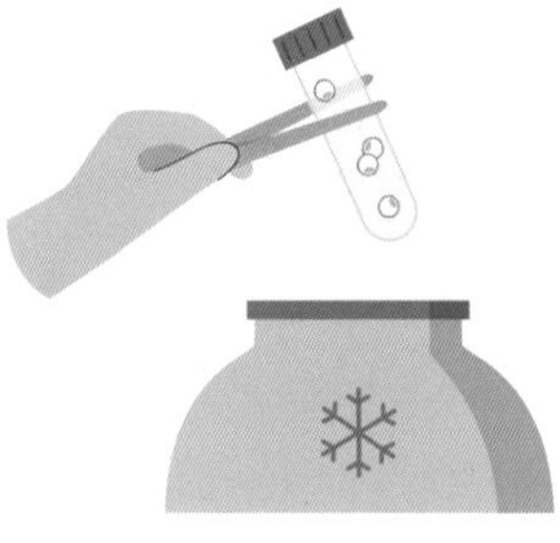

배아 탱크

Daily Tip

배아를 동결했다 해동해도 기술이 발달해 질이 저하되지는 않는다. 동결 당시의 배아 상태가 중요해서 배아 상태가 좋다면 동결 및 해동 후에도 좋다고 볼 수 있다.

다낭성난소증후군일 때의 시험관아기시술 사례

다낭성난소증후군일 때의 시험관아기시술 사례를 살펴본다. 다낭성난소증후군일 경우 난포의 개수가 과다하게 많아서 과배란 유도 과정 중 난소과자극증후군의 위험성이 있다.

원래부터 생리 주기가 불규칙했던 C 씨는 생리를 두세 달 만에 하는 경우가 많다. 어떤 달에는 한 달에 두 번 출혈이 될 때도 있다. 체중도 많이 늘었다. 1년 이상 자연임신이 되지 않아 난임 검사를 했다. AMH 수치가 매우 높고 남성호르몬 수치도 높아서 다낭성난소증후군의 소견이라고 설명을 들었다.

시험관아기시술, 난소과자극증후군이 우려될 경우

- 다낭성난소증후군은 배란이 잘 안 되는 질환이며 비만이나 대사 이상이 동반되는 경우가 많으므로 운동과 식이 조절을 하며 체중을 감량하고 배란 유도를 시행했다. 인공수정을 시도했으나 임신이 되지 않아 시험관아기시술을 하기로 했다.
- 생리 3일째 병원을 방문해 초음파 검사 및 호르몬 검사를 하고, 과배란 주사를 맞기 시작했다.
- 초음파 검사에서 보이는 난포의 개수가 매우 많다. 다낭성난소의 경우 난포 개수가 많으므로 많은 용량의 과배란 주사를 맞으면 과배란이 너무 심하게 돼 난자가 과하게 많이 채취되고, 채취 후 난소과자극증후군이 발생할 위험이 크다. 따라서 주사 용량을 적게 써서 저자극 배란 유도를 하기로 했다.
- 저용량으로 주사를 맞고 3일마다 초음파를 보면서 주사 용량도 조절했다. 난포가 채취할 크기로 다 자라서 난자를 채취했다. 20개 이상의 난자가 채취돼 난소과자극증후군의 위험이 있고 배아 이식을 하면 더 심해지므로 채취된 수정란을 모두 동결했다.
- 휴식을 취하면서 이온음료를 섭취하고 혈전 방지제를 복용하며 복수가 차는지 관찰했다. 복부에 불편감을 느껴 병원에 방문해서 초음파 검사를 했다. 복수가 약간 차서 수액을 맞고 이온음료를 섭취하며 혈전 방지제를 복용했다. 5일째가 지나면서 증상

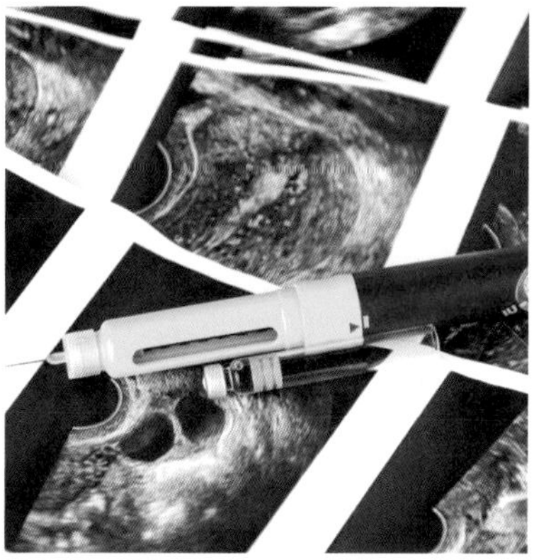

이 호전됐다.

- 채취된 22개의 난자를 정자와 수정시켰는데 그중 15개만 수정이 됐다. 5일 배양 배아가 3개밖에 되지 않아 3개 배아를 동결했다.
  - **다낭성난소일 때는 난자의 수가 많아서 대개는 배아를 많이 얻을 수 있는데, 채취되는 난자 수는 많지만 기대만큼 좋은 배아가 많지 않아 동결을 몇 개 못 하는 경우가 종종 있다. 남성호르몬과 인슐린 수치가 높은 상황에 난포가 많다 보니 과배란 후 어느 정도 자란 난포를 채취하면서 작은 난포의 미성숙 난자들도 채취돼 난자의 질이 좋지 않은 영향이다.**

Daily Tip

다낭성난소증후군이 있고 체중이 증가한 상태라면 시술에 앞서 건강 관리를 위한 운동과 식이요법을 병행하며 생활 습관을 개선하도록 한다.

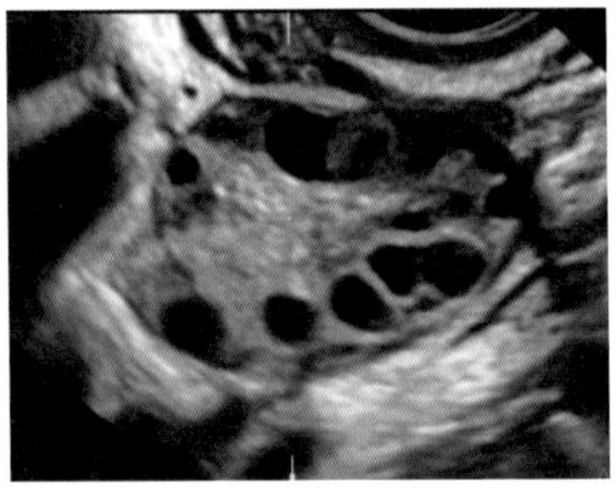

다낭성난소증후군 과배란전 초음파

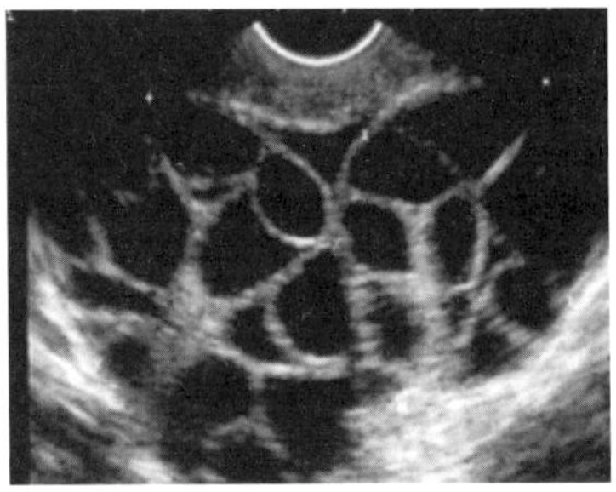

다낭성난소증후군 과배란후 초음파

년 월 일

자궁내막이 얇을 때의 시험관아기시술 사례

시험관아기시술이 성공적으로 이뤄지려면 자궁내막의 두께가 너무 얇아서도 안 되고 너무 두꺼워서도 안 된다. 자궁내막의 두께에 따른 시험관아기시술 사례를 살펴본다.

시험관아기시술을 하던 D 씨는 과배란 유도 중 채취일까지도 초음파상 자궁내막이 얇은 것으로 관찰됐다. 결국 난자 채취 후 신선배아를 이식하지 못하고 모두 동결했다. 반대로 E 씨는 초음파상 자궁내막이 너무 두꺼워 보여서 신선배아를 이식하지 못하고 모두 동결했다.

자궁내막 두께에 따른 시험관아기시술

- D 씨는 다음 달에 자궁경 검사로 자궁내막을 확인했다. 자궁 내에 유착이 있어서 내시경을 하면서 제거했다.
- 내막 재생을 위해 여성호르몬제를 복용하면서 변화를 관찰했다. 몇 달 후 내막 두께가 두꺼워져서 동결배아를 이식했다.

  ☞ **자궁내막이 얇은 원인은 무엇일까? 배란주기에 맞춰 내막 조직은 적당히 증식해야 한다. 만약 자궁내막에 염증이나 유착 등 손상이 있거나 자궁으로의 혈류가 적으면 증식이 잘 안 돼 얇아진다. 시험관아기시술을 하다 보면 그 달에만 배란 시기가 빨라서 내막이 얇을 때도 있고, 내막에 유착이 심해서 유착을 제거했는데도 내막 손상이 심해 내막 조직이 딱딱하게 경화돼 회복이 어렵게 얇은 경우도 있다. 내시경으로 확인해 유착이 있으면 제거하고 여성호르몬 치료를 해서 내막이 재생되도록 노력한다.**
- E 씨는 다음 달 자궁경 검사에서 자궁내막에 용종이 여러 개 보였다. 내시경으로 제거한 조직을 검사해 보니 용종으로 확인됐다. 그다음 달에 동결배아를 해동해 이식했다.

  ☞ **자궁내막이 두꺼운 원인은 무엇일까? 자궁내막에 용종이 있는 경우가 가장 흔하다. 간혹 자궁내막과다증식증이 발견되기도 한다. 자궁경으로 내막을 확인하고 용종이나 내막 조직을 떼서 조직검사를 해야 한다. 자궁내막과다증식증은 자궁내막암으로 진행되는 경우도 있으므로 초음파상 이상 소견이 보이면 자궁경으로 확인하는 것이 좋다.**

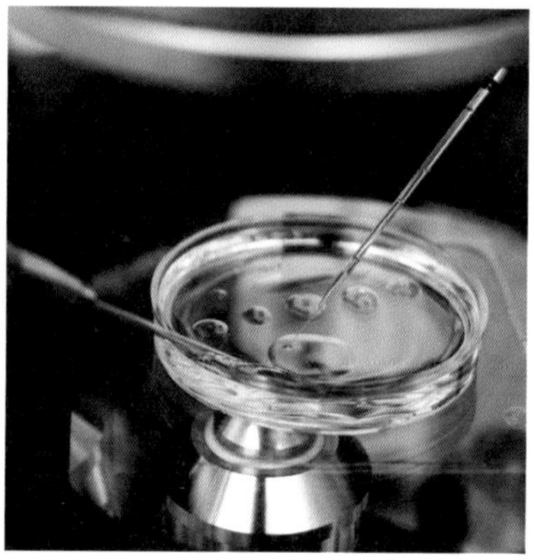

얇은 자궁내막

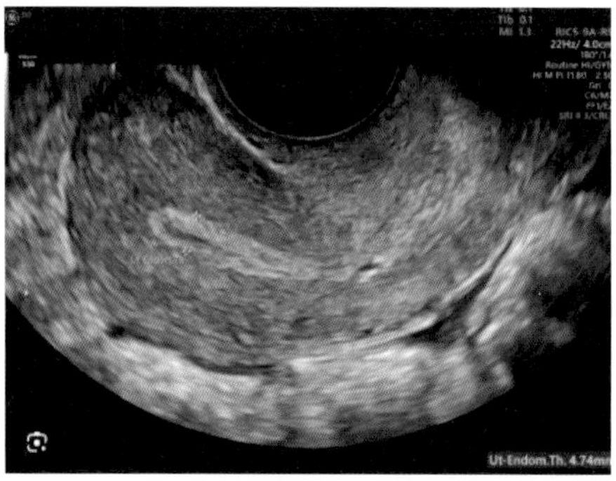

정상 자궁내막

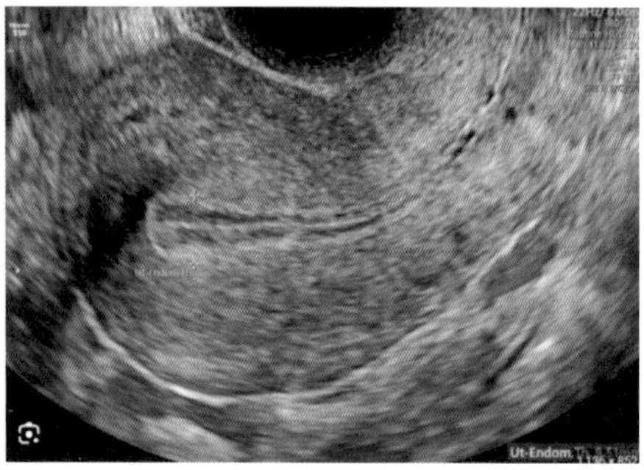

Daily Tip

자궁내막이 얇으면 자궁 내 혈류가 증진되도록 하는 약물 치료나 혈액 속 혈소판농축혈장을 추출해 내막에 주입하는 혈소판농축혈장 치료 등도 시도해 볼 수 있다.

자궁내막 PRP 시술

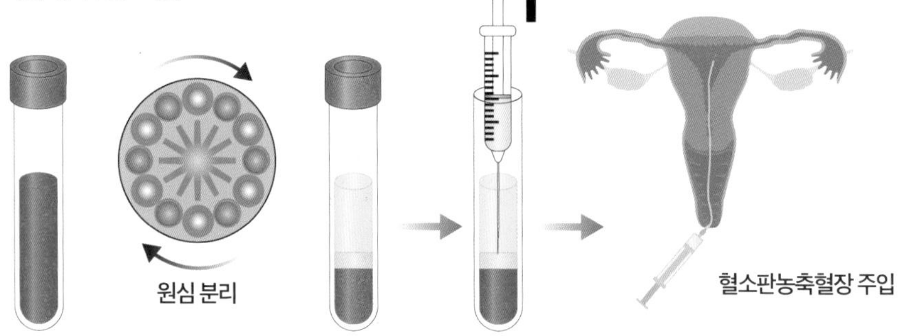

임신을 준비하는

다섯째 달

145일

........................년 ....월 ....일

난관수종, 자궁내막증, 자궁근종이 있을 때의 시험관아기시술 사례

난관수종이나 자궁내막증, 자궁근종 등의 질환이 있을 때의 시험관아기시술 사례를 살펴 본다. 이런 질환이 있을 때 수술 여부는 임신에 방해가 되는 정도나 위험성 등을 고려해서 결정한다.

- F 씨는 자궁난관조영술에서 양측 난관의 끝부분이 막히고 부어 있는 난관수종을 진단받았다. 복강경 수술로 난관수종을 절제하고 시험관아기시술을 하기로 했다.

  ☞ **난관수종이 있으면 시험관아기시술의 성공률이 저하될 수 있다. 난관수종에 있는 염증액이 자궁으로 역류하면 착상을 방해하기 때문이다. 난소 기능에 따라 먼저 시험관아기시술을 해서 배아를 동결해 놓은 후에 수술을 진행할 수도 있고, 난소 기능이 좋은 경우 먼저 수술을 하고 시험관아기시술을 할 수도 있다.**

  수술은 난관 상태에 따라 다르다. 난관을 절제하는 경우도 있고 끝을 절개해 난관을 잘라내지 않고 개통술을 시행할 수도 있다.

난관수종, 자궁내막증, 자궁근종 등의 질환, 수술부터 해야 할까?

- G 씨는 자궁내막증으로 수술을 한 적이 있다. 양측 난소에 자궁내막증성 혹이 있어 복강경으로 혹을 절제했고 수술 당시 복강 내에 유착이 심하다고 들었다. 자궁근종도 있었으나 당시 크기가 크지 않아 수술은 하지 않았다.
- 최근에 초음파 검사를 했는데 오른쪽 난소에 다시 자궁내막증성 낭종이 재발했고 자궁근종도 커졌다.
- 자연임신을 시도했으나 안 돼서 시험관아기시술을 시도하기로 했다. 난소의 혹과 근종을 먼저 수술해야 하는지 상담했다. 이미 이전에 양측 난소의 혹을 절제한 상태였으므로 남아 있는 난소의 기능이 저하됐을 가능성이 커서 혹이 있더라도 시험관아기시술을 먼저 시행하기로 했다. 예상대로 AMH 수치도 낮은 상태였다.

  ☞ **자궁근종이 있다고 해서 무조건 수술이 필요한 것은 아니다. 배아가 자궁내막에 착상되는 것을 방해할 정도로 내막 가까이 위치해 내막을 누르는 소견이 보이거나, 시험관아기시술을 여러 번 시도했는데 실패해서 근종이 원인으로 생각되는 경우 수술을 고려할 수 있다.**

Daily Tip

자궁근종 수술을 하면 분만 시 자궁 파열 등의 위험이 있고 수술 자체도 위험성이 있으므로 신중하게 결정해야 한다.

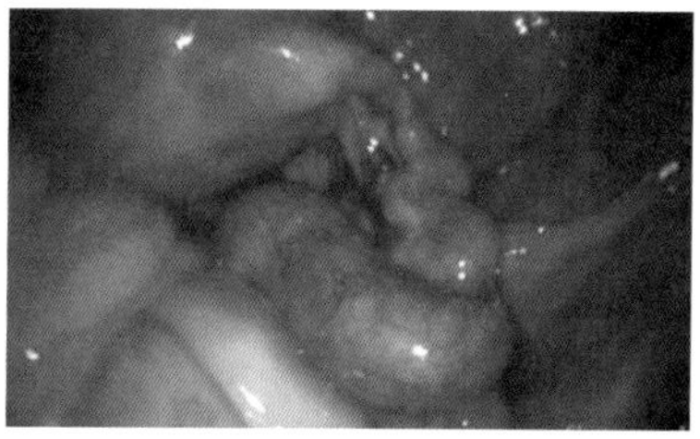

난관수종

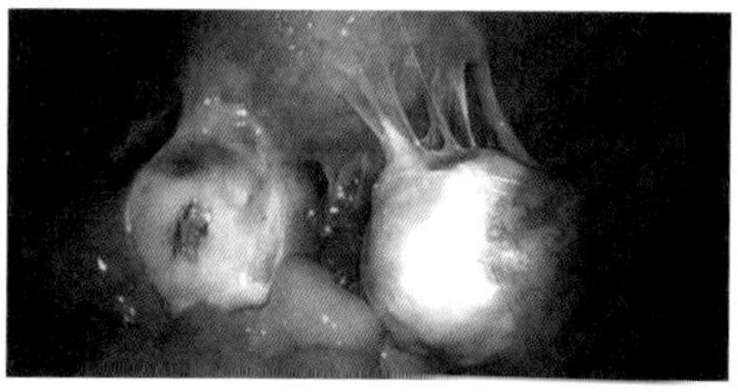

자궁내막증

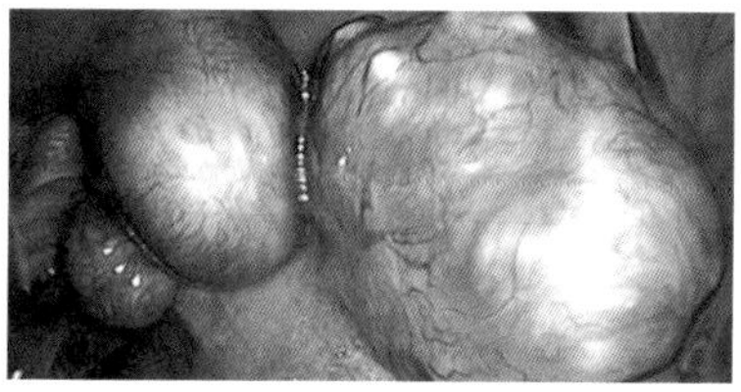

자궁근종

년 월 일

난임 시술 관련 오해와 진실

임신을 준비하다 보면 궁금한 것이 많은 만큼 접하게 되는 정보도 많다. 그렇다 보니 근거 없는 소문이나 사실에서 살짝 비켜나 오해해서 받아들이게 되는 정보 역시 적지 않다. 난임 치료 중 듣게 되는 이야기들 몇몇의 사실 여부를 확인해 본다.

난임 치료 중 듣게 되는 소문들, 팩트체크

과배란을 유도하면 폐경이 빨라진다 ······ X

과배란 유도 때는 난자를 여러 개씩 채취하는데, 나중에 배란될 난자를 앞당겨 배란시킨 것이 아니다. 자연주기에서 하나의 난자가 배란될 때 여러 개의 난자가 함께 자라다가 한 개만 우성 난포로 자라고 나머지는 퇴화하는데 이 퇴화할 난포들을 함께 키우는 것이다. 퇴화할 난자를 자라게 하는 것만으로는 폐경이 앞당겨지지 않는다.

난자 채취 후 이온음료가 복수 차는 증상을 예방한다 ······ X

난자를 채취한 후에는 복수가 차는 증상이 나타날 수 있다. 특히 난소과자극증후군 위험성이 높다면 복수가 차지는 않는지 잘 관찰해야 한다. 이때 병원에서 하루 1~2리터의 이온음료를 마시라고 권장하는 것은 혈관 내의 수분이 빠져나가면서 전해질의 균형이 깨질 수 있기 때문이다. 즉 이온음료는 난소과자극증후군이 발생할 때 전해질 균형 유지를 위한 것이지 일반적인 경우 복수를 예방해 주는 것은 아니다.

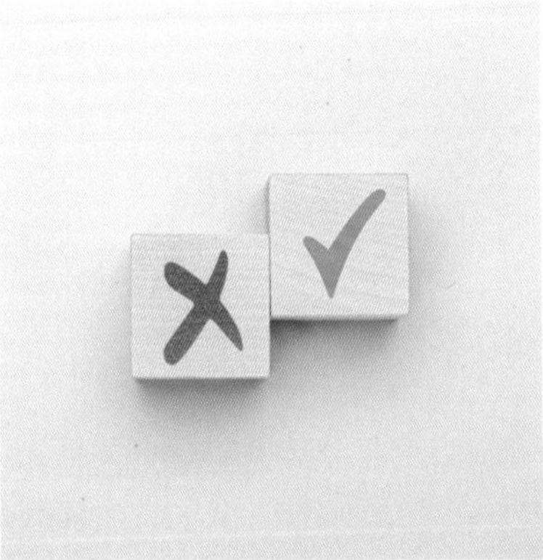

배아를 이식한 날에는 다리 쪽을 높게 하고 누워 있는 게 좋다 ········ X

배아 이식은 마취 없이 초음파를 보며 약 10분 이내에 이뤄진다. 이식 후에는 병원에서 한두 시간 정도 안정을 취한 뒤 귀가한다. 긴장감과 기대감과 간절함이 함께하는 과정이다 보니 생각보다 간단한 시술 후 모든 것이 조심스럽게 느껴지기도 할 것이다. 그러나 지나치게 무리하는 상황이 아니라면 일상생활은 평소처럼 하면 된다. 누워 있거나 다리를 올리고 있는 것 등은 착상에 영향을 미치지 못한다. 배아가 자궁내막에 도달하면 내막 세포들이 둘러싸 흘러내리지 않으니 서 있거나 걷거나 화장실에서 힘을 주는 일 등은 신경 쓰지 않아도 된다.

핫팩 등으로 배를 따뜻하게 하면 착상이 잘 된다 ····························· X

배아 이식 후 착상에 도움이 됐으면 해서 배를 따뜻하게 하는 것 역시 별 효과가 없다. 자궁을 비롯해 우리 몸의 체온은 항상 36도대를 유지한다. 신체 일부분의 온도를 높이는 것이 임신 성공률을 높인다고는 증명된 바 없다. 반대로 39도 이상의 체온이 지속되면 기형 발생률이 높아지지만 아랫배에 핫팩이나 전기담요를 대서 따뜻하게 한다고 체온이 39도 이상으로 올라가기는 힘들다. 다만 너무 장시간 고열에 노출되지는 않도록 하는 게 좋겠다.

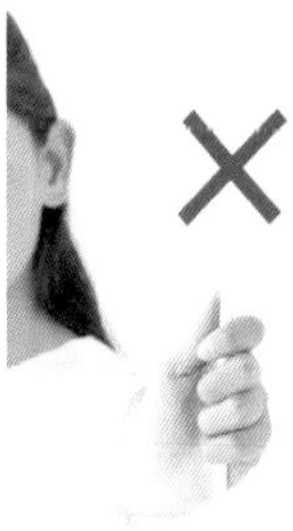

......년 ......월 ......일

피임과 난임

피임은 물론 다양한 목적을 위해 피임약을 복용하기도 하는데 오랜 기간 피임약을 복용했다고 해서 난임을 걱정할 필요는 없다. 자궁 내 장치나 피하 이식 피임 기구를 시술한 경험이 있더라도 대부분은 임신을 위해 피임을 중단했을 때 별다른 문제가 생기지 않는다.

먹는 피임약은 호르몬을 조절해 배란을 억제하면서 생리 주기는 유지하도록 만드는 약이다. 생리 주기를 조정하기 위해서나 생리통이나 부정출혈 등을 줄이기 위해서 복용하기도 한다. 피임약을 복용하는 동안은 배란이 일어나지 않아서 임신이 되지 않는다. 그러나 약을 먹는 동안에만 효과가 있어서 피임약을 끊으면 대부분 몇 달 이내에 배란 기능이 원래 상태로 돌아간다.

피임약이나 피임 시술이 난임을 일으키기도 할까?

그렇다 보니 피임약을 오래 먹는다고 해서 난임으로 이어지지는 않는다. 피임약을 장기간 복용해서 가임력이 떨어졌다기보다는 그만큼 시간이 지나 나이가 들어가면서 가임력이 떨어졌다고 보는 게 맞겠다. 다만 피임약 복용 전 생리 주기가 불규칙했다면 피임약 복용을 중단한 뒤에도 역시 생리 주기가 불규칙할 수 있다.

미레나, 카일리나, 제이디스 등의 루프형 피임 기구나 임플라논 같은 피하 이식 피임 기구를 시술했던 경우도 마찬가지로 난임으로 이어지지는 않는다. 피임 기구를 제거한 후에는 다시 생리 주기를 회복할 수 있다.

Daily Tip

실제로 피임약 복용 중단 후 2년 내 임신 성공률은 피임약을 복용하지 않은 여성의 임신 성공률과 비슷하다는 연구 결과도 있다.

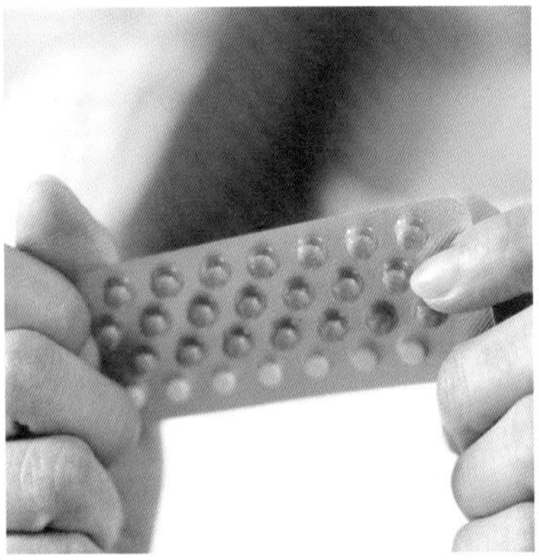

난임 치료가 암 발생률에 미치는 영향

시험관아기시술을 위해서는 과배란을 유도하게 된다. 인위적으로 난소를 자극해 난포를 많이 만드는 과정이다 보니 난소암에 걸릴 위험이 커지지는 않을까 걱정할 수 있다. 그러나 여러 연구 결과에서 과배란 유도 및 시험관아기시술 등의 난임 치료가 어떤 암의 위험도도 증가시키지 않는 것으로 나타났다.

과배란 유도는 시험관아기시술에 꼭 필요한 과정이다. 과배란 후 난자 채취 과정에서는 길고 가느다란 주삿바늘을 이용해서 난포액을 빨아들인다. 이렇게 난임 치료 과정 중 많은 난자를 얻기 위해 호르몬제를 투여한다거나 외과적인 난자 채취 시술로 난소 조직이 손상을 입는다거나 해서 난소암이 생길 위험도가 높아질 수 있다는 우려가 있어 왔다.

과배란 유도가 난소암이 생길 확률을 높이지는 않을까?

난소암의 위험 요인으로는 유전적인 요인과 함께 출산 경험이 없는 경우를 꼽는다. 미혼이거나 출산 경험이 없는 여성에게서 난소암이 더 많이 발견되며 임신 및 출산 경험은 난소암 발생 위험을 낮추는 것으로 알려졌다. 다시 말해 배란 횟수가 적을수록 난소암에 걸릴 위험이 낮아지는 것이다. 출산이나 임신 경험이 적고 초경이 빠르거나 폐경이 늦으면 난소암이 생길 확률이 높고, 적어도 한 명의 자녀를 낳으면 난소암 발생률은 30~40% 정도 낮아진다.

그렇다 보니 난임 여성에게서 난소암 발생률이 높기 때문에 난임 치료가 난소암을 증가시키는 것처럼 나타났다고 할 수 있다. 시험관아기시술을 하는 한정된 기간 동안 원래 우리 몸에서 나오는 호르몬과 마찬가지인 약물을 쓰는 정도로는 암 발생 확률이 유의미하게 올라가지 않는다. 난소암뿐만 아니라 유방암이나 자궁내막암 역시 과배란 유도 주사가 위험도를 급격하게 높인다는 보고는 없어서 제한 없이 사용되고 있다.

난임 의료진은 적절한 용량만을 써서 적정 개수의 질 좋은 난자를 채취하려고 노력하고 있다. 다만 만일을 대비해 난임 시술 후에는 난소암, 유방암, 자궁내막암 등에 대한 정기검진에 더 신경 쓰고, 가족력이 있다거나 혹 같은 이상 조직이 발견된 적이 있다면 더 적극적으로 검사에 임하는 것이 좋겠다.

Daily Tip

유방암, 자궁내막암의 위험이나 과거력이 있는 경우는 과배란을 유도할 때 여성호르몬을 과다하게 높이지 않는 약물을 함께 사용한다.

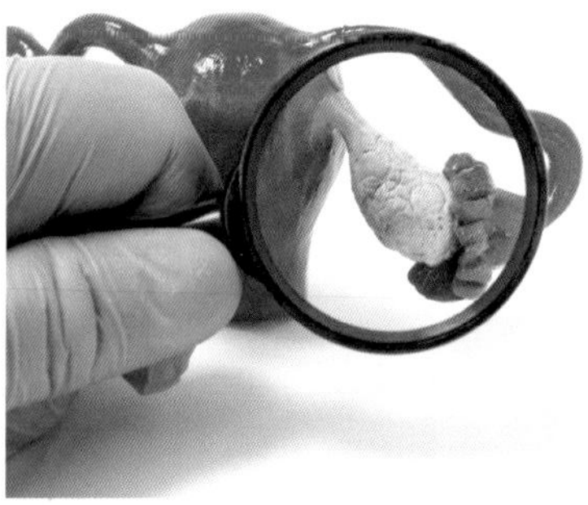

임신을 준비하는

다섯째 달

149일

년 월 일

시험관아기시술 이후의 자연임신

시험관아기시술로 첫째 아이를 임신했다면 둘째 아이도 꼭 시험관아기시술을 해야 하는 것인지 질문을 받을 때가 많다. 시험관아기시술 이후 다음 임신을 시도할 때 다시 시험관아기시술을 권하는 것은 이미 자연임신이 어려운 상황이라는 판단이 있었기 때문이다.

시험관아기시술로 아기를 낳았다고 해서 다음에도 반드시 시험관아기시술을 해야 하는 것은 아니다. 첫째는 시험관아기시술로 임신하고 둘째는 자연임신에 성공한 경험담은 생각보다 흔하게 들을 수 있다. 특별히 임신에 걸림돌이었던 상황이 개선된 게 아닌데도 첫째 때 너무 고생한 게 허탈할 만큼 둘째는 쉽게 찾아왔다는 간증도 많다. 심지어 첫째 둘째 모두 시험관아기시술로 임신했는데 셋째가 자연임신으로 찾아오는 예도 있다.

Daily Tip

시험관아기시술을 했다는 사실 자체는 다음 임신에 별 영향을 주지 않는다.

시험관아기시술 다음에도 자연임신이 가능할까?

다만 보통 첫째를 시험관아기시술로 임신한 경우에는 대부분 충분한 자연임신 시도 후에도 임신에 성공하지 못한 상황일 확률이 높다. 그렇다 보니 둘째 때에도 시험관아기시술을 권하는 경우가 많은 것이다. 만약 첫째 때 냉동해 둔 배아가 있다면 과배란 과정을 생략 가능해서 부담이 훨씬 덜하기도 하다.

마음을 내려놓고 있을 때 오히려 임신이 되더라는 이야기를 많이 듣는다. 임신은 공식이나 계산에 딱 맞게 정답이 도출되지 않는다. 굉장히 과학적이면서도 의외의 희망을 기대할 수 있다는 점에서 많은 부분이 맞물려 이뤄 내는 생명의 탄생이 더욱 대단하게 느껴지기도 한다.

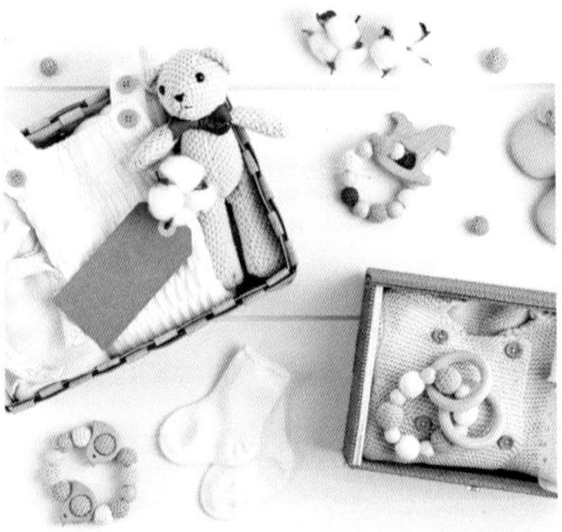

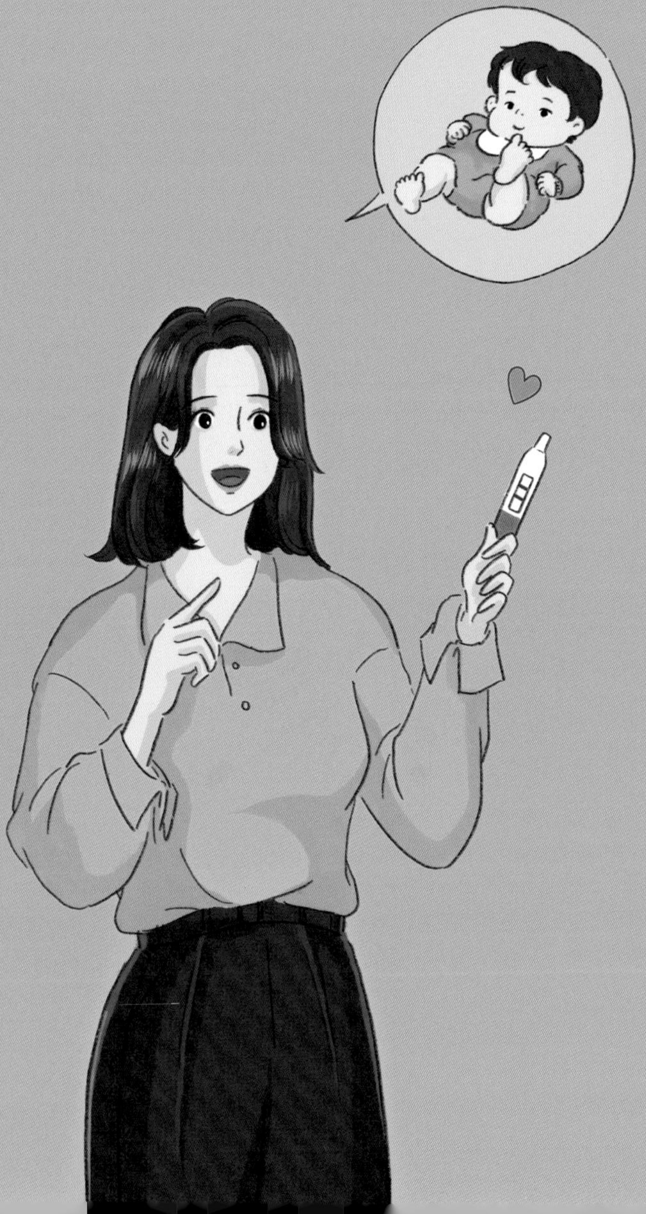

Part 10

난임 극복에 도움이 되는 생활 습관

..........년 ....월 ....일

난임과 건강기능식품의 관계

난소의 기능과 난자의 질적인 향상에 도움을 주는 항산화 기능을 기대하고 건강 기능 식품을 섭취할 수 있다. 그러나 어디까지나 난임을 위한 보조 식품이지 치료제라고 할 수는 없다. 미래에는 많은 연구를 통해 난임 치료에 획기적인 역할을 하는 물질이 등장하길 바란다.

난소 기능을 좋게 만든다고 명확히 밝혀진 약물은 지금까지 없다고 알려졌다. 하지만 난소 기능 향상에 도움 되는 무언가를 찾고 싶은 마음은 난임 의사나 환자나 마찬가지일 것이다.
최근 10년에서 20년 사이 전 세계적으로 많은 난임 의사가 약물 치료 아닌 항산화제 같은 영양 성분에 주목하기 시작했다. 이런 노력으로 많은 단체에서 항산화제 건강 보조 식품이 난자의 질 및 난소의 기능을 향상시킬 수 있다는 여러 논문을 발표하고 있다.

Daily Tip

여러 논문에 근거하면 건강 보조 식품으로 섭취하는 항산화 물질은 난소 기능의 향상 및 질적인 향상에 도움이 될 수 있지만, 확실히 보장할 수는 없다는 것이다.

항산화 기능을 하는 건강 보조 식품의 의미

난자의 질 및 난소의 기능을 향상시키는 데 도움이 된다는 해당 성분에는 비타민C, 이노시톨(myo-inocitol), 멜라토닌(melatonin) 등이 있다. 이 같은 물질에 관한 연구는 여전히 진행 중이다. 동물실험이나 이론상으로 볼 때는 난소의 기능 향상 및 질적인 향상에 도움이 되는 것으로 보이지만 건강 보조 식품으로 섭취했을 때 임신 가능성이 커진다는 연구 결과는 아직까지 없는 상황이다.
최근에는 이런 경향을 반영하듯 연구 결과에 근거를 둔 영양 성분을 함유한 건강 보조 식품이 적잖이 출시되고 있다. 외국의 한 난임센터에서는 환자에게 여러 영양 성분의 섭취를 권하고 있기도 하다.
하지만 건강 보조 식품은 치료제가 아니라는 사실을 명심해야 한다. 건강 보조 식품 섭취는 난임 치료법이 아니다. 물론 난소 기능이 좋지 않은 환자는 도움되는 무엇이라도 하고 싶은 심정일 것이다. 결국 난임 환자의 건강 보조 식품 섭취는 주치의와의 충분한 상의 후 이뤄지는 것이 중요하다.

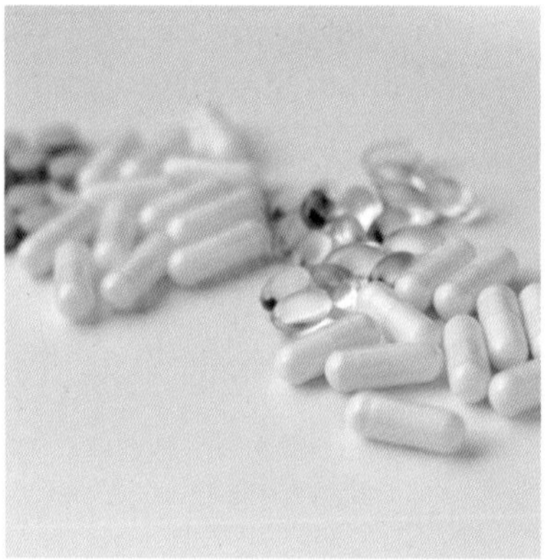

난자의 질과 성숙에 중요한 역할을 하는 엽산

엽산은 임신 준비 단계에서부터 필수적으로 챙겨 먹기를 권하는 영양소다. 신경관 결손 예방을 위해 임신에 꼭 필요한 영양소라는 사실은 이미 잘 알려져 있다. 그 밖에도 엽산이 DNA 합성 등에 영향을 미쳐 난자의 질이 좋아질 수 있다고 보고되면서 최근에는 엽산 복용의 중요성이 한층 더 강조되고 있다.

엽산은 임신 준비에 필수로 꼽는 영양소다. 아미노산과 핵산의 합성에 필수인 엽산이 부족하면 DNA를 만들어내지 못하기 때문에 신경관 결손이 나타나기도 한다. 세계보건기구는 태아의 기형 예방과 건강한 발달을 위해 엽산을 복용하라고 권해 왔다. 최근 연구에서는 신경관 결손을 예방하는 역할 외에도 난자의 질과 성숙에 중요한 역할을 해서 임신에 긍정적인 영향을 미친다는 점이 주목받고 있다.

Daily Tip

더불어 건강한 정자 생산에도 도움이 되기 때문에 임신 준비 기간부터 부부가 함께 엽산을 먹으라고 권장하고 있다.

다시 강조하는 엽산 섭취의 중요성

유전자 변이 등으로 엽산 대사에 이상이 생기면 임신 과정에서 착상 실패나 유산이 반복해 일어나기도 한다. 그렇다 보니 반복 유산 검사에도 엽산 대사에 이상이 있는지를 검사하는 항목이 포함돼 있다. 엽산 대사 저하로 독성 아미노산인 호모시스테인 농도가 높아지면 난포 생성에 문제가 생기며 배아의 질에도 영향을 미쳐 착상이 어려워진다. 또한 태반에 혈전을 만들어 태아에게로 가는 혈액을 막으면서 유산을 일으키는 원인이 되기도 한다.

의외로 우리나라 국민 열 명 중 세 명 정도만이 몸에서 엽산을 100% 활성형으로 전환할 수 있다. 선천적으로 일반 엽산을 활성형 엽산으로 대사시키는 능력이 떨어져 엽산을 많이 복용했는데도 부족할 수 있다는 이야기다. 이렇게 엽산을 복용해도 활성형으로 전환되지 않아 충분한 농도에 도달하지 못하는 경우 활성형 엽산 복용이나 고용량의 엽산 복용을 권하기도 한다. 다만 고용량에 대한 정의는 아직 정확하게 내려지지 않아서 더 많은 연구가 필요한 상황이다.

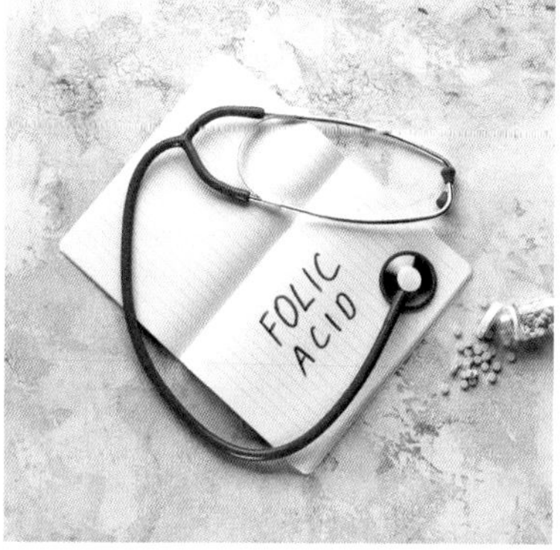

임신을 준비하는

여섯째 달

152일

난자의 질을 높이는 이노시톨

다낭성난소증후군 환자에게 섭취를 권장하는 이노시톨은 배란을 유도하고 인슐린의 대사를 돕는 영양소다. 주로 여성에게서 난자의 질을 좋게 한다고 언급되는데 남성에게서도 정자의 활동성을 높이는 등 좋은 영향을 미친다고 알려졌다. 인체가 다양한 세포 기능을 수행할 때 꼭 필요한 성분이다.

이노시톨은 천연 탄수화물의 일종으로 신체 내 다양한 조직과 세포에 분포돼 있다. 주로 세포에서 세포 사이의 칼슘 신호 전달과 인슐린 변환 신호 전달에 중요한 역할을 한다. 또 난포 미세 환경의 중요한 구성 성분으로 난자의 성숙에 결정적인 역할을 한다.

다낭성난소증후군 치료에 도움되는 이노시톨

이노시톨은 인슐린의 역할을 도와서 당 대사를 돕기 때문에 혈당이 높거나 비만인 경우, 다낭성난소증후군인 경우 난소 기능에 도움이 된다. 다낭성난소증후군의 주원인인 인슐린 저항성은 체내 이노시톨 수치와 관련 있는 것으로 보인다. 다낭성난소증후군 환자들은 이노시톨 대사 조절 장애가 있어 일반인보다 혈액 내 이노시톨 수치가 낮고 소변으로 배출되는 양이 많다. 그렇다 보니 이노시톨이 부족해서 인슐린 감수성은 떨어지고, 인슐린 저항성은 커진다. 이런 때에 이노시톨을 섭취하면 인슐린 저항성이 개선되면서 대사 이상이 바로잡히고 자연 배란이 일어나며 생리 주기가 정상화되는 것으로 나타났다.

난자의 질과 배아 등급에 긍정적인 영향을 끼쳐서 배란을 유도했을 때 난자의 개수는 충분한데 난자 질이나 배아 등급이 좋지 않으면 이노시톨을 복용하기도 한다. 그 밖에도 생리 주기가 불규칙하고 배란 장애가 있을 때, 35세 이상 여성일 때, 항뮬러관호르몬 수치가 낮은 난소기능저하 상태일 때 이노시톨 복용을 권한다.

이노시톨은 오렌지류의 과일, 콩류, 곡류에 많이 함유돼 있다. 다낭성난소증후군 임상 연구에서는 대부분 하루에 2g에서 4g 정도의 이노시톨을 복용했는데 큰 부작용은 나타나지 않았다. 하루에 12g 이상의 고용량을 복용하면 메스꺼움이나 소화불량, 설사 증상이 있을 수 있으니 적정량의 이노시톨을 섭취하도록 한다.

Daily Tip

실제로 시험관아기시술을 하면서 이노시톨을 복용했을 때 1등급 배아의 비율이 높아졌다는 연구 결과도 있다.

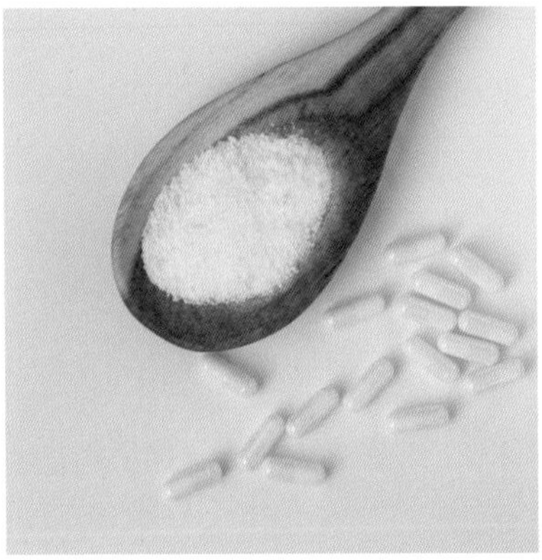

임신을 준비하는

여섯째 달

153일

........년 ......월 ......일

항산화 효과가 있는 멜라토닌

수면 호르몬인 멜라토닌이 자궁 내 염증을 억제해 임신에 도움이 될 수 있다. 멜라토닌의 항산화 기능은 세포를 보호하고 면역력을 높이는 작용을 한다. 생식 관련 호르몬의 분비를 돕고 배란 능력을 조절해 난임 해결에 일조할 것을 기대하며 처방이 늘어나는 추세다.

멜라토닌은 뇌에서 분비되는 호르몬으로 생체의 리듬, 수면 주기를 조절한다. 잠을 잘 때 나오는 호르몬이기 때문에 불면증을 완화하기 위해 멜라토닌을 복용하기도 한다. 저산소증, 산화 스트레스 및 염증으로부터 세포를 보호하는 효과가 있다.

Daily Tip

통관 금지 품목이기 때문에 해외 쇼핑몰에서 멜라토닌을 직접 구매하더라도 세관에 적발되면 폐기 처분된다.

수면 주기 조절 호르몬 멜라토닌

미국 등에서는 항노화 효과, 항산화 효과가 있는 건강식품으로서 멜라토닌을 쇼핑몰에서 구매할 수 있다. 그러나 현재 우리나라에서는 불면증 완화 치료 목적의 전문의약품으로 사용되고 있어서 건강기능식품으로는 정식 허가가 나지 않은 상황이다. 즉 처방을 받아야만 살 수 있다.

최근 연구에서는 멜라토닌이 조산을 예방하는 긍정적인 역할을 한다고 보고되기도 했다. 조산의 원인이 되는 자궁 내 염증을 억제하고 개선하는 효과가 확인됐다는 것이다.

임신에 성공하면 만일을 위해 멜라토닌 복용을 중단하기를 권한다. 비교적 안전한 것으로 알려졌지만 멜라토닌이 임신 중에 어떤 영향을 주는지는 아직 충분히 연구되지 않았기 때문이다. 수면 장애로 멜라토닌을 복용하고 있었다면 주치의와의 상의가 필요하다.

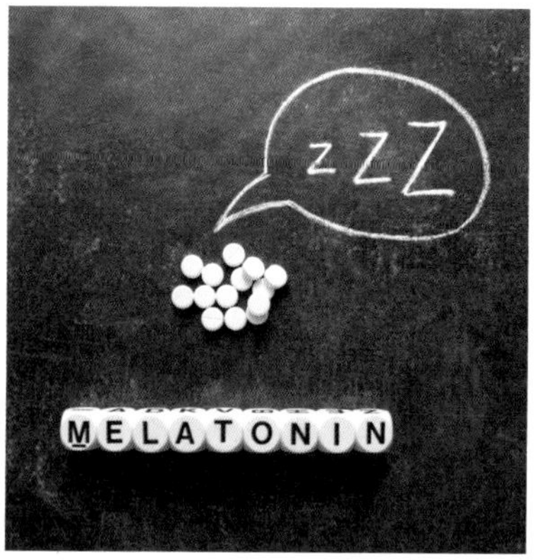

임신을 준비하는

여섯째 달

154일

.................................년 ....월 ....일

스트레스와 난임

오래도록 자연임신에 실패하다가도 스트레스에 노출되는 환경을 바꾸거나 마음가짐을 가볍게 하면서 임신에 성공했다는 이야기를 종종 듣는다. 건강한 임신을 위해서 가능한 한 스트레스에 노출되는 것을 피하고 마음을 편하게 갖도록 노력하는 게 좋겠다.

오랜 시간 동안 스트레스에 노출돼 만성 스트레스가 되면 몸 곳곳에서는 여러 문제가 생기기 시작한다. 스트레스를 가리켜 만병의 근원이라고 일컫기도 한다. 특히 호르몬의 영향이 큰 생식 기능은 스트레스에 취약하다고 할 수 있다. 스트레스가 성호르몬 분비에 영향을 주다 보면 생리가 불규칙해지며 배란과 착상에 문제가 생기기도 한다. 남성 난임에도 영향이 커서 정자의 질과 운동성을 떨어뜨린다. 성욕을 감퇴시키고 성기능장애를 유발하기도 한다.

Daily Tip

스트레스 해소를 핑계 삼아 음주나 흡연 같은 해로운 습관을 가까이하지 않도록 주의한다.

임신을 어렵게 만드는 스트레스

스트레스는 시상하부와 뇌하수체를 거쳐 부신피질자극호르몬과 갑상샘자극호르몬의 분비를 촉진한다. 이런 호르몬들이 임신과 관련 있기 때문에 스트레스가 심하면 임신에도 영향을 미친다고 알려졌다. 이렇게 스트레스로 인해 임신에 문제가 생기기 시작하면 스트레스 지수로 따져 볼 때 꽤 높은 순위를 차지할 난임 스트레스로 임신이 더 어려워지는 악순환이 반복된다.

난임 치료는 보통 단번에 끝나는 과정이 아니다. 정확한 원인을 찾으려면 병원에 여러 번 방문해야 하고 여러 검사도 받아야 한다. 예상치 못한 문제로 시간을 보낼 수도 있고 원인 불명인 채로 막막할 수도 있다. 이런 상황에서 초조해하며 스트레스받는 것은 별 도움이 되지 않는다. 난임 치료를 결정한 후에는 마음을 느긋하게 갖는 게 중요하다.

불안하고 초조한 마음이 들더라도 잘 이겨내며 조급하게 생각하지 않는 것이 좋다. 운동이나 명상 등 정서를 안정시키는 취미를 갖는 것이 좋겠다. 긍정적인 마음가짐으로 부부가 함께 즐겁게 생활하다 보면 스트레스를 떨치는 데 도움이 되고, 좋은 소식이 찾아올 날을 기대할 수 있을 것이다.

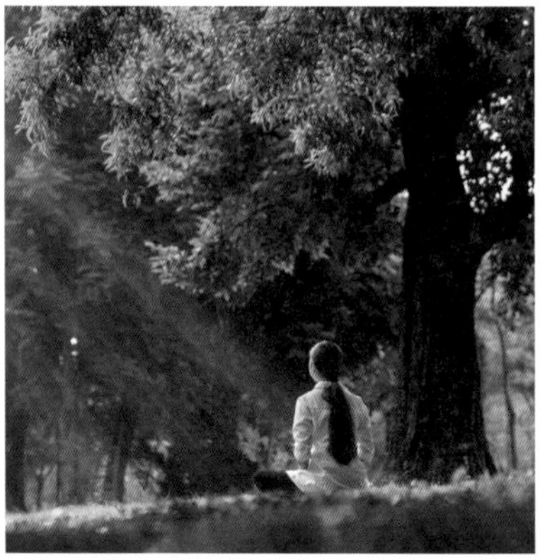

임신을 준비하는

여섯째 달

155일

........년 ......월 ......일

임신을 위한 수면 습관

여성이든 남성이든 잠이 모자라면 호르몬의 생성과 분비에 문제가 생길 수 있다. 결국 수면 습관은 임신에 중대한 영향을 미친다. 사람마다 적정 수면 시간에는 차이가 있겠지만 건강한 임신을 위해서는 부부 모두 하루 여덟 시간 안팎의 수면 시간을 갖는 것이 좋다.

잠을 잘 자면 피로가 풀리고 스트레스가 진정된다. 숙면이야말로 스트레스 수치를 관리하는 최고의 방법이다. 임신을 준비하는 입장에서 잠을 잘 못 자면 스트레스로 자궁 및 난소에 독소가 쌓이고 노화로 이어질 수 있다. 반대로 매일 규칙적으로 푹 잘 잔다면 호르몬 분비를 정상화하고 손상된 세포를 재생하며 난소의 노화를 방지하는 긍정적인 변화를 가져올 수 있다.

Daily Tip

시험관아기시술을 할 때도 수면 장애가 있으면 성공률이 낮아진다.

수면과 난임의 관계

불규칙한 수면은 생리불순을 유발하고 자궁내막증 위험을 높인다고 알려졌다. 실제로 야간근무를 하는 직군에서 생리불순이나 자궁내막증이 많이 나타난다고 보고되기도 했다. 정상적인 수면 주기가 깨지면 호르몬 균형이 깨지고 배란에 이상이 생기며 자궁을 약하게 만들어 다낭성난소증후군 같은 난임의 원인이 되는 여러 여성 질환으로 이어질 수 있다. 난포가 잘 안 자라고 난자실이 떨어져서 수정이 어렵고 자궁내막 두께도 얇아져 착상이 쉽지 않다.

한편 남성의 수면 장애도 임신에 해가 된다. 잠이 부족하면 스트레스 호르몬인 코르티솔의 분비가 증가하고 남성호르몬인 테스토스테론 생성에 나쁜 영향을 끼친다. 그렇다 보면 정소와 전립선의 기능이 떨어지고 발기부전이 나타날 수 있으며 정자가 만들어지는 데 문제가 생기기도 한다.

양질의 수면을 위해서는 매일 규칙적으로 잠자리에 들도록 한다. 잠들기 한두 시간 전부터 뇌에 많은 자극을 주지 않도록 휴대전화를 비롯한 스마트 기기를 멀리한다. 숙면을 돕는 멜라토닌이 잘 분비되도록 아침에는 햇볕을 쬐고 잘 때는 빛을 차단하는 것이 좋다.

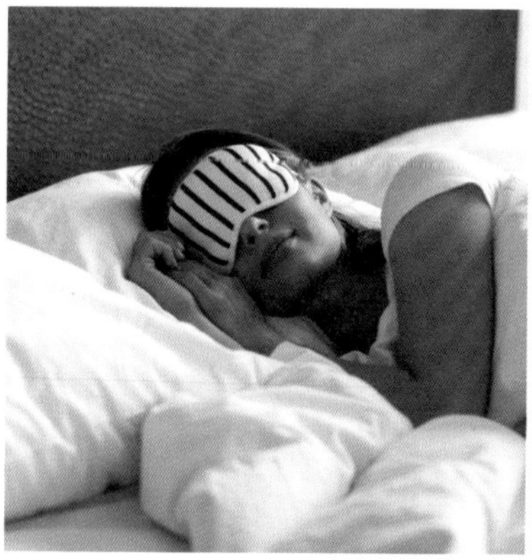

임신을 준비하는

여섯째 달

156일

.......................년 ....월 ....일

난임 · 우울증상담센터

최근 난임과 저출산 문제가 심각한 가운데 임신 및 출산 관련 신체적 건강뿐 아니라 정서적, 심리적 건강에 대한 정책이 마련되고 있다. 이러한 정책의 일환으로 국립중앙의료원을 비롯한 각 지방 권역에 난임·우울증상담센터가 열렸다. 난임 부부와 임산부를 대상으로 스트레스와 우울증 진단 및 상담을 진행한다.

오랜 시도에도 임신이 되지 않고 난임 진단을 받아 치료받는 과정은 커다란 스트레스일 수도 있다. 결국 가장 중요한 것은 나의 행복, 우리 부부의 행복임을 알면서도 기대와 실망을 반복하면서 건강을 해치기도 하고 부부 사이가 멀어지기도 한다. 또 임신을 하더라도 심한 불안감에 힘들 수 있다. 이런 때에는 전문가와의 상담이 큰 도움이 될 것이다.

마음의 고통, 전문 상담이 필요해요

난임·우울증상담센터는 치료보다는 상담을 일차적으로 진행한다. 난임 부부는 물론 임신 및 출산 과정에서 정서적 안정이 필요한 임산부도 전담 상담사의 상담 및 다양한 프로그램의 도움을 받을 수 있다. 산전, 산후에 우울증 검사를 지원해 우울증을 조기에 발견해서 치료할 수 있도록 한다. 정신적인 고통으로 힘든데도 정신과 진료가 부담스럽다면 난임·우울증상담센터에 방문해서 가볍게 상담부터 시작해 본다고 생각하면 되겠다.

서울에 있는 국립중앙의료원 중앙난임·우울증상담센터를 시작으로 인천 권역, 경기 권역, 대구 권역, 전남 권역, 경북 권역에 난임·우울증상담센터가 운영되고 있다. 국가적인 사업을 통해 임신 준비부터 임신 및 출산 전 과정에 걸쳐 정서적 안정에 기여하고 장기적으로는 난임과 임신에 대한 사회적 인식을 개선하는 데 도움이 될 것으로 기대하고 있다.

Daily Tip

서울 중앙난임·우울증상담센터
02-2276-2276

인천권역 난임·우울증상담센터
032-460-3269

경기권역 난임·우울증상담센터
031-255-3374

대구권역 난임·우울증상담센터
053-261-3375

전남권역 난임·우울증상담센터
061-901-1234

경북권역 난임·우울증상담센터
054-850-6367

서울권역 난임·우울증상담 송파센터
02-6956-6248

경기북부권역 난임·우울증상담센터
031-961-8500

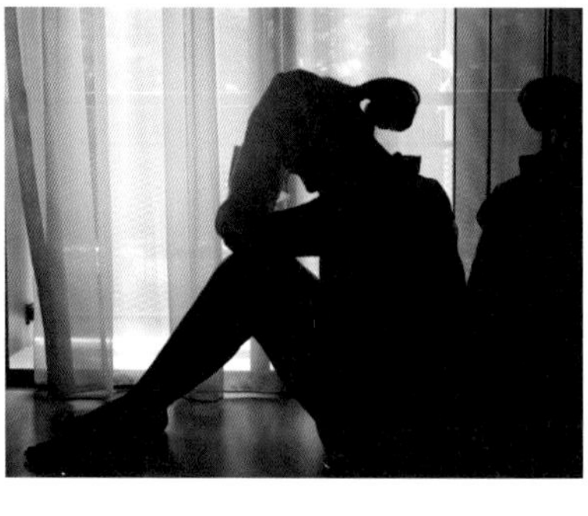

임신을 준비하는

여섯째 달

157일

년 월 일

난임 치료 시술비 지원

현재 우리나라에서는 난임 치료의 경제적 부담을 줄여 임신이나 출산에 대한 사회적, 의료적인 장애를 없애기 위해 기준에 따라서 난임 부부에게 난임 치료 시술 비용의 일부를 지원하고 있다. 지원 대상과 범위를 확인하고 요건에 맞는다면 바로 신청해서 혜택을 받도록 한다.

모자보건법 제2조 제11호에 따르면 '난임'이란 부부(사실상의 혼인관계에 있는 경우 포함)가 피임을 하지 아니한 상태에서 부부간 정상적인 성생활을 하고 있음에도 불구하고 1년이 지나도 임신이 되지 않는 상태를 말한다. 보건복지부에서는 이에 따른 난임 부부 시술비 지원 사업을 진행하고 있다.

국가 난임부부 지원 사업

난임 부부 시술비 지원을 받으려면 다음의 요건을 모두 갖춰야 한다.

- 난임 시술을 요하는 의사의 '난임 진단서' 제출자(난임 진단서는 지침상 서식이어야 함)
- 법적 혼인 상태에 있거나, 신청일 기준 1년 이상 사실상 혼인관계를 유지하였다고 관할 보건소로부터 확인된 난임 부부(매 회차시마다 지원 신청 접수일 기준)
- 부부 중 최소한 한 명은 주민등록이 되어 있는 대한민국 국적 소유자(주민등록 말소자, 재외국민 주민등록자는 대상에서 제외)이면서, 부부 모두 건강보험 가입 및 보험료 고지 여부가 확인되는 사람

요건을 갖춘 난임 부부의 지원 신청이 있으면 건강보험료 본인부담금 고지금액을 기준으로 가족수별 건강보험료 기준중위소득 180% 이하인 가구 중 지원 대상이 선정된다. 기초생활보장수급자 및 차상위계층 가구의 경우 기준중위소득과 관계없이 선정된다.

지원 범위는 체외수정(신선배아, 동결배아), 인공수정 시술비 중 일부 및 전액 본인부담금, 비급여 3종(배아동결비, 유산방지제 및 착상보조제)이다. 주소지 관할 시·군·구 보건소에 직접 방문하거나 온라인 정부24(www.gov.kr)에서 신청할 수 있다.

Daily Tip

서울시의 경우 2023년 7월부터 서울에 사는 모든 난임 부부에게 난임 시술비를 지원하고 있다. 소득과 무관하게, 시술별 횟수 제한을 폐지하고 원하는 시술을 22회 한도 안에서 지원한다. 1회당 지원 상한액은 만 44세 이하 신선배아 최대 110만 원, 동결배아 최대 50만 원, 인공수정 최대 30만 원이며, 만 45세 이상은 신선배아 최대 90만 원, 동결배아 최대 40만 원, 인공수정 최대 20만 원이다.

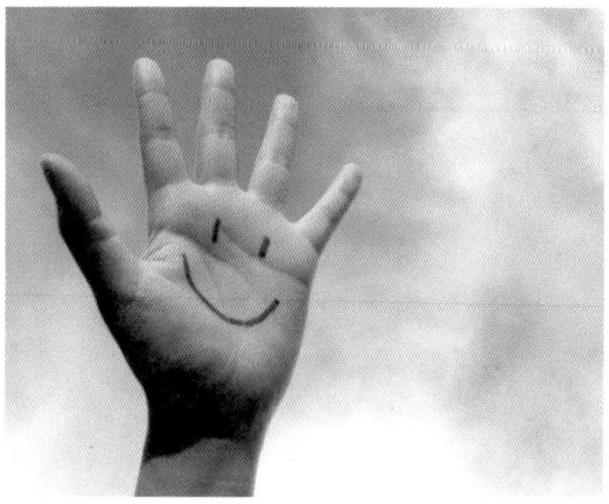

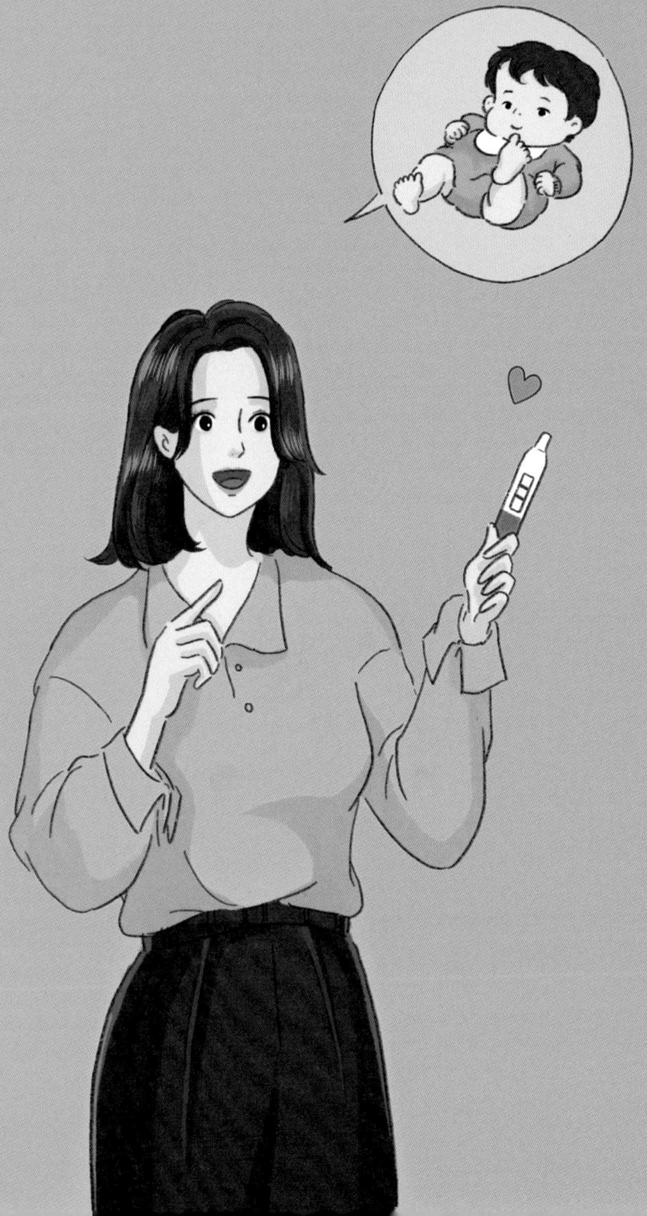

Part 11

임신 성공률을 높이기 위한 최신 기술

............년 ......월 ......일

미성숙 난자 시험관아기시술

시험관아기시술 시 보통은 자연 배란이나 과배란 유도로 난포가 충분히 자라서 배란 직전일 때 난자를 채취하지만, 난포가 작을 때 미성숙 상태의 난자를 채취해 몸 밖에서 성숙시킬 수도 있다. 배란 유도제를 쓰지 않거나 최소한으로 써서 미성숙 난자를 채취한다.

예비 난포 수가 많은 다낭성 난소의 경우 일반적인 시험관아기시술처럼 과배란 주사를 맞으면 적은 용량에도 과반응이 나타나 난소과자극증후군의 위험이 높다. 그렇기 때문에 아예 과배란 주사를 쓰지 않거나 최소량만 쓰고 충분히 자라지 않은 작은 난포에서 난자를 채취하는 방법도 시도되고 있다.

체외에서 진행되는 미성숙 난자의 성숙 및 수정

미성숙 난자 시험관아기시술은 작은 난포에서 채취된 미성숙 난자를 체외에서 성숙시키는 과정을 거친다. 최근에는 기술이 많이 발전해 미성숙 난자를 이용한 시험관아기시술의 성공률이 과배란을 유도하는 보통의 시험관아기시술과 크게 차이 나지 않는다.

미성숙 난자 시험관아기시술을 할 때는 생리가 시작되면 배란 유도제를 투여하지 않거나 2~3일 정도만 사용하고 생리 8일째 전후 질 초음파로 확인한 난포 크기가 2~9mm 정도일 때 난자를 채취한다. 채취된 난자가 아직 덜 자랐기 때문에 시험관 내에서 24~48시간 동안 특수 배양액으로 성숙시킨다. 성숙된 난자는 세포질내정자주입술로 체외에서 수정한다. 그리고 수정된 배아를 선별해 이식하는 시험관아기시술 과정을 밟는다.

미성숙 난자 채취는 과배란 유도 과정 없이 진행되니 경제적으로도 시간적으로도 부담이 적다. 무엇보다 과배란을 유도하며 생길 수 있는 난소과자극증후군 등의 부작용을 걱정하지 않아도 된다는 장점이 있다.

Daily Tip

과배란 주사에 부작용이 있거나 항암 치료가 필요할 때 미성숙 난자 채취를 고려한다. 조기 배란이 우려되는 경우에도 난포가 작을 때 미성숙 난자를 채취해 볼 수 있다.

미성숙 난자 모식도 및 실제 사진

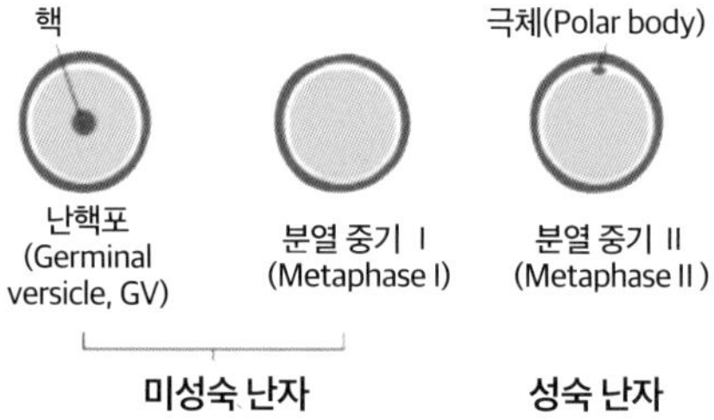

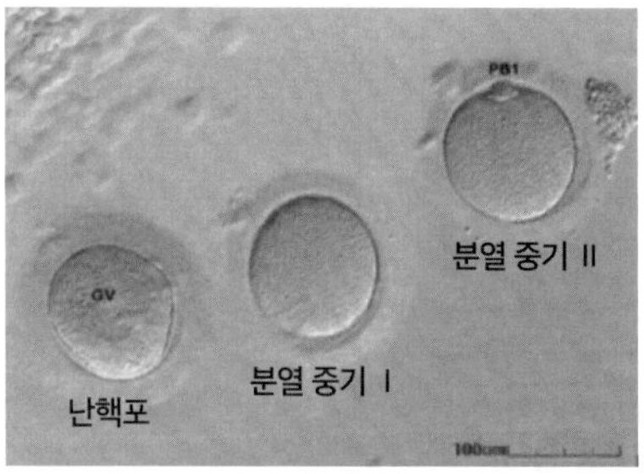

임신을 준비하는

여섯째 달

159일

..................년 ....월 ....일

난자 활성화 및 배아 활성화

양질의 배아를 얻기 위한 노력은 계속되고 있다. 난자 활성화와 배아 활성화 같은 최신 난임 치료 보조생식술 역시 질 좋은 배아를 얻기 위한, 나아가서는 임신 성공률을 높이기 위한 노력의 일환이라고 할 수 있겠다.

난자 활성화(Artificial oocyte activation)는 칼슘이나 스토론튬 등을 이용해서 난자를 인위적으로 활성화시키는 방법을 말한다. 원래 수정이 일어날 때 난자와 정자가 만나면 정자로부터 분비된 물질로 인해 난자의 세포질 내에 칼슘 농도가 높아진다. 이 원리 대로 미세수정 시 난자 내 칼슘의 농도를 올려서 난자 활성화 과정이 원활하게 진행될 수 있도록 돕는다. 수정이 잘 되지 않거나 배아의 상태가 좋지 않을 때 수정 과정 동안 이루어지는 칼슘의 이동을 보다 수월하게 만들어서 수정률을 높이고 배아가 잘 자라도록 돕는 것이다. 반복해서 수정에 실패하는 경우에 시도해 볼 수 있는 방법이다.

Daily Tip

의료 기술이 발달하면서 난임 치료 분야에서도 더욱 다양한 방법으로 접근해 문제를 해결할 수 있게 될 것이다.

질 좋은 배아를 얻기 위한 최신 난임 치료 보조생식술

미세 진동 배아 배양이라고도 하는 배아 활성화(Embryo activation)는 배아를 자극해서 더 잘 발달하도록 도움을 주는 방법을 말한다. 자연임신 과정 중 엄마 몸 속에서 배아는 착상에 이르기까지 물리적인 자극을 받으며 발달한다. 난관이 주기적으로 수축하고 이완하며 섬모 운동을 하고 혈액이 순환하는 등등 배아는 미세한 진동에 노출된 채로 자극을 받으며 자라게 돼 있다. 그런데 배아를 체외에서 배양할 때는 일반적으로 자극 없는 정적인 환경이 된다. 이런 때에 미세 진동을 이용해 물리적 자극이 있는 체내와 비슷하도록 동적 환경을 만들어 주는 것이다. 배아 활성화를 통해서 난소 저반응군 및 난소기능저하 환자에게서도 배양 실패 없이 질 좋은 배아를 얻을 수 있다.

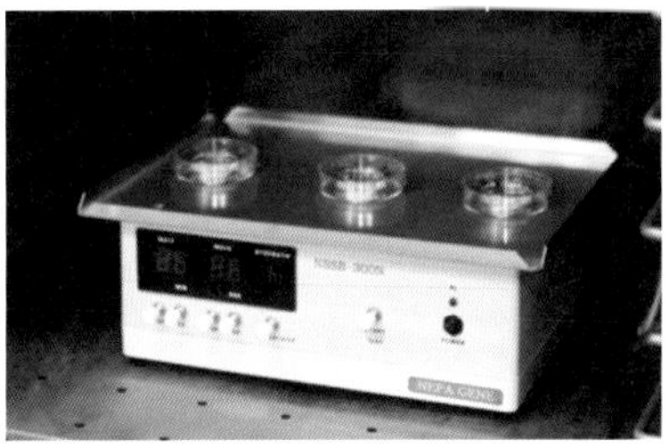

배아 활성화

임신을 준비하는

여섯째 달

160일

..........년 .....월 .....일

난자 방추사 관찰 세포질내정자주입술

난자 방추사 관찰 세포질내정자주입술은 특수 시술 장비로 난자의 방추사 손상을 방지해 수정률과 정상 배아 발달 가능성을 높이는 방법이다. 편광현미경으로 난자 내 방추사의 위치를 보면서 미세수정을 시행한다.

방추사(Spindle fiber)는 체세포분열을 할 때 만들어지는 가는 실 형태의 섬유질 단백질이다. 분열 과정에서 세포의 양쪽 끝 사이 또는 양쪽 끝과 염색체 사이를 연결해 주는 역할을 한다. 감수분열 시 친세포의 염색체 절반을 생식세포에 전달하는 역할을 하기도 한다. 배아의 염색체 분열에 관여하는 난자의 방추사는 개인에 따라 있을 수도 있고 없을 수도 있으며 위치 또한 다르다.

편광현미경을 이용해 수정 성공률을 높이는 미세수정

연구 결과에 따르면 이 난자 방추사의 존재 유무와 위치가 임신 성공률에 영향을 미친다. 방추사가 있는 난자가 없는 난자에 비해 양질의 배아로 발달할 확률이 크게 높고 유전적으로 정상일 확률 역시 높다고 보고됐다.

난자 방추사 관찰 세포질내정자주입술(Polscope ICSI)은 빛의 굴절을 이용한 편광현미경(Polarized light microscopy)을 사용해 난자 내 방추사의 위치를 실시간 확인하고 방추사가 손상되지 않도록 잘 피해서 미세수정을 시행한다. 적절한 수정 시기를 확인하고 방추사와 염색체에 물리적 손상이 생기지 않게 해서 수정 성공률을 높이며 유전적 이상이 없는 건강한 배아를 만들어 배아가 잘 발달할 수 있게 하는 것이다.

Daily Tip

일반 현미경이 아닌 특수 장비인 편광현미경이어야만 난자 내 방추사의 존재 유무와 위치, 형태 등을 확인할 수 있다.

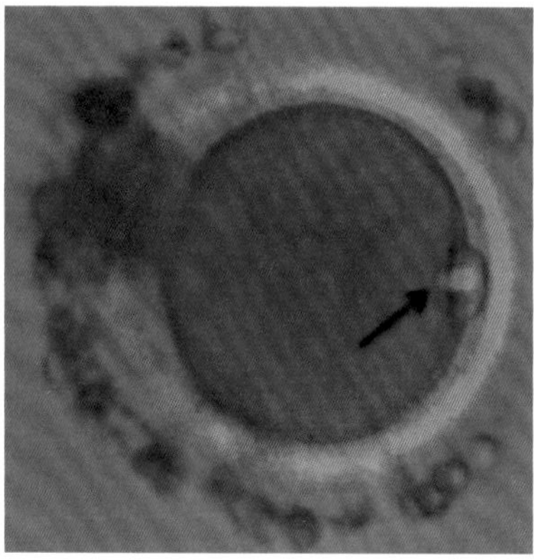

............년 ......월 ......일

실시간 배아 발달 모니터링 시스템

건강한 배아를 선별해서 이식하는 것은 임신 성공률을 높이기 위해 매우 중요한 일이다. 실시간 배아 발달 모니터링 시스템은 배아를 배양기 밖으로 꺼내지 않고도 지속적으로 관찰할 수 있다. 발달 상태가 우수한 배아를 선별할 수 있는 최신 기술이다.

실시간 배아관찰경이라고도 하는 실시간 배아 발달 모니터링 시스템(Time-lapse embryo monitoring system)은 배아가 자라는 모습을 실시간으로 관찰할 수 있는 배양 시스템을 말한다. 배양기 내부에 현미경이 연결돼 외부 노출은 최소화하면서 모니터를 통해 배아의 발달을 관찰할 수 있다. 배아의 모든 발달 과정이 실시간으로 동영상처럼 기록되며 구축된 데이터를 기반으로 발달 상태가 좋은 배아를 선별할 수 있다.

Daily Tip

배아 발달 상태를 관찰해 더 좋은 배아를 선별하는 데 도움이 된다고 해서 반드시 임신 성공을 보장하는 것은 아니다. 정상적으로 자란 배아가 없다면 이식 자체를 못하는 경우가 생길 수도 있다.

실시간 배아관찰경을 통한 최상의 배아 선별

계속 배아를 지켜보면 자라는 속도도 분열이 일어나는 형태도 제각각이다. 처음에 빠르게 발달하는 배아도 있고 거의 변화가 없다가 뒤늦게 활발하게 분열하는 배아도 있다. 분열했다가 다시 합쳐지거나 특정 시점에만 배아를 관찰하는 것으로는 놓칠 수 있는 비정상적인 발달 과정이 있을 수도 있다. 따라서 수정때부터 이식 직전까지 배아의 모습을 실시간으로 관찰하면 더 정확하게 발달 과정에 이상이 없으며 형태학적으로 우수한 배아를 선별할 수 있는 것이다.

배양 환경을 좀 더 안정적으로 유지할 수 있다는 점 또한 실시간 배아 발달 모니터링 시스템의 장점이다. 배아를 관찰하기 위해 매번 배양기 밖으로 꺼내지 않아도 되기 때문이다. 즉 배아가 받을 수 있는 환경적 스트레스를 줄일 수 있다는 이야기다.

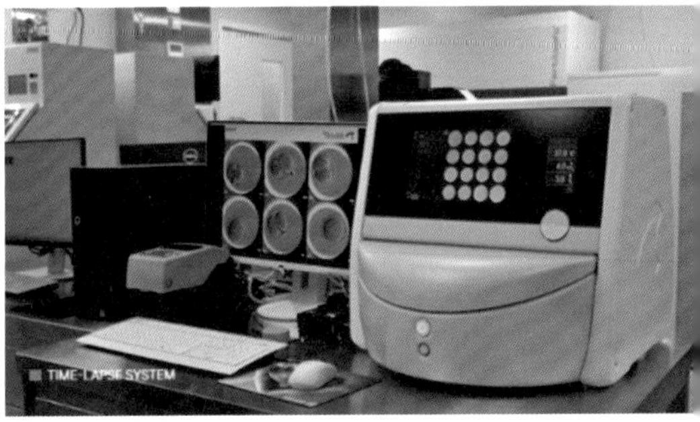
■ TIME-LAPSE SYSTEM

임신을 준비하는

여섯째 달

162일

년 월 일

배아의 부화를 돕는 보조부화술

배아가 자궁내막에 착상하려면 투명대를 뚫고 나오는 부화 과정을 거쳐야 한다. 이 부화 과정을 도와줄 수 있는 보조생식술이 보조부화술이다. 시험관아기시술 시 보조부화술로 착상률 및 임신율을 높일 수 있다.

정자와 난자가 수정돼 만들어진 배아는 세포 분열 과정을 거쳐 작은 세포들이 외벽을 이루고 안쪽에는 빈 공간이 있는 공 모양의 포배기에 도달한다. 포배로 발달한 배아가 자궁내막에 착상하려면 배아를 둘러싸고 있는 겔 상태의 투명한 바깥막인 투명대를 뚫고 나와야 한다. 알을 깨고 나오듯 투명대를 뚫고 나오는 과정을 부화라고 한다.

착상률을 높이기 위한 보조 시술

포배기에 부화가 되지 않으면 배아를 보호하고 있던 투명대는 착상을 막는 장벽이 되고 만다. 그래서 착상률을 높이기 위해 투명대에 구멍을 뚫거나 투명대의 두께를 얇게 만들어 부화를 돕는 보조부화술을 시도하기도 한다.
산성 용액이나 미세 바늘로 구멍을 내 주거나 효소를 이용해 투명대를 얇게 만드는 방법 등 보조부화술에는 여러 가지 방법이 있다. 최근에는 배아에 손상을 줄 염려가 적은 초정밀 레이저를 이용한 보조부화술을 주로 시행한다. 난자를 둘러싸고 있는 투명대를 레이저로 일부 깎아 내 배아가 투명대를 좀 더 쉽게 뚫고 나오도록 도와주는 것이다.
배아의 투명대가 두꺼운 38세 이상 여성이거나 난자의 질, 배아의 상태가 좋지 않은 경우, 반복해서 착상에 실패한 경우 보조부화술을 고려한다.

Daily Tip

동결 보관한 배아를 해동해 이식하는 경우 투명대가 단단해질 수 있어 보조부화술을 진행하기도 한다.

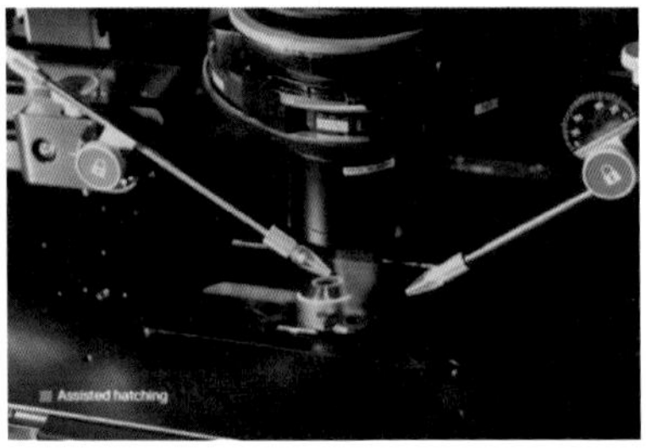

......년 ......월 ......일

PGT-A
(Preimplantation Genetic Testing for chromosomal Aneuploidies)

시험관아기시술 과정 중 착상 전 배아 단계에서 배아의 유전 질환 및 염색체 이상 유무를 진단하는 검사(PGT)를 진행할 수 있다. 그중 PGT-A는 배아의 염색체에 수적 이상이 있지는 않은지 확인하는 검사다. 시험관아기시술을 받는 여성이 나이가 많거나 반복해서 유산이나 착상 실패를 겪은 경우 실시한다.

배아의 염색체에 이상이 있을 확률은 부모의 나이가 많아질수록 급격히 높아진다. 배아의 염색체에 이상이 있으면 임신 성공률이 떨어지고 유산의 위험이 커진다. 이렇게 임신이 잘 안 되고 반복 유산이 우려될 때는 착상전유전검사를 한다. 정상 배아만 선별해서 이식하는 방법으로 착상률과 임신율을 높이고 유산율을 낮추는 것이다. 특히 여러 번 반복 유산에서 태아 염색체 이상을 진단받은 경우 도움이 된다.

Daily Tip

염색체 수가 정상인 배아만 골라 이식해서 건강한 태아를 임신하도록 돕는다. 배양이나 검사 날짜에 따라 신선이식을 할 수도 있고 동결했다가 검사 결과 확인 후 냉동배아 이식을 할 수도 있다.

염색체 수적 이상을 확인하는 착상전유전검사

착상전유전검사 PGT-A는 염색체 23쌍의 수가 정상인지 확인한다. 예를 들어 21번 염색체가 정상보다 1개 더 많아 총 3개인 다운증후군, 18번 염색체가 3개인 에드워드증후군, 남아이지만 X염색체가 2개 이상인 클라인펠터증후군 등의 여부를 알아볼 수 있다.

PGT-A는 부부가 염색체에 이상이 있지 않더라도 배아에 염색체 이상 위험이 있다고 판단되면 시행한다. 40세 이상이거나 반복 유산 혹은 반복 착상 실패 경험이 있거나 염색체 이상을 가진 태아를 임신했던 경험이 있으면 권장한다. 부부에게 구체적인 염색체 이상이나 유전적 요인이 있는 경우를 제외한 대부분은 PGT-A를 실시한다고 보면 되겠다.

PGT-A를 비롯한 착상전유전검사를 하려면 먼저 과배란 유도로 여러 개의 난자를 채취해 정자와 체외수정을 시켜서 수정란을 만든다. 수정란을 5일간 시험관에서 배양한 다음 분열된 배아에서 태반이 될 영양외배엽 세포를 소량 떼어낸다. 5일 배양 전 배아에서 세포를 떼어내면 태아가 될 세포 부분을 떼어내 손상될 위험이 있어서 태반이 될 세포, 태아가 될 세포가 나뉜 상태가 된 다음 검사를 진행하는 것이다. 이 세포의 DNA를 증폭시킨 뒤 염색체 또는 유전자를 확인해 건강한 배아만 자궁 안에 이식한다. 전체적으로 고도의 기술과 정밀한 진단이 필요한 과정이다.

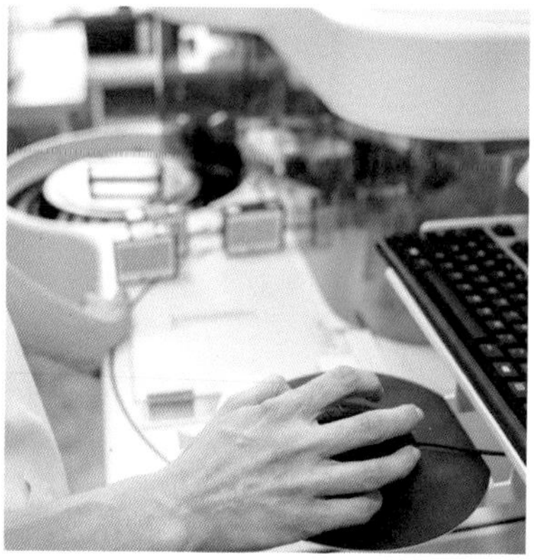

..................년 ....월 ....일

PGT-M
(Preimplantation Genetic Testing for Monogenic disorder)

배아의 단일 유전자 결함을 확인하는 PGT-M은 유전 질환 환자를 대상으로 하는 검사다. 부부 중 어느 한쪽 또는 양쪽이 보건복지부에서 지정한 유전 질환 환자에 해당한다면 착상전유전검사 PGT-M을 시행할 수 있다.

유전 질환이 있는 아이를 출산할 확률이 높은 경우 착상전유전검사가 유전적으로 정상인 태아를 임신할 수 있도록 돕는다. 단일 유전자의 이상을 확인하는 착상전유전검사 PGT-M은 이론적으로 6천 종 이상의 유전병 진단이 가능하다. 그러나 현재 국내에서는 법적으로 보건복지부에서 고시한 200여 종의 유전 질환에 대해서만 PGT-M을 허용하고 있다. 예를 들어 근이영양증, 신경섬유종, 헌팅턴병, 혈우병, 다운증후군, 프레자일X증후군 등의 유전병 여부를 배아 이식 전에 검사할 수 있는 것이다.

Daily Tip

주치의와 충분히 상담하고 검사를 진행하며 임신이 된 후에도 융모막검사나 양수검사를 통한 확진이 필요하다.

단일 유전자 이상을 확인하는 착상전유전검사

PGT-M으로 유전자를 분석할 때는 부모의 유전자 돌연변이 부분을 중점적으로 검사한다. 신선배아를 검사하고 배아는 냉동했다가 검사 결과 확인 후 정상으로 진단된 배아를 다음 주기에 해동해서 이식한다.

PGT-M을 시행하는 경우에는 먼저 임상적, 유전적으로 유전병의 정확한 진단이 이루어져야 하고 발견된 유전자 돌연변이가 환자에게 질병을 일으킨 변이인지 정확히 판단하는 것이 중요하다. 가계도와 가족 구성원들에 대한 유전 정보도 있어야 한다. 수정란으로부터 채취한 적은 수의 세포로 검사하고 검사법에도 한계가 있어서 위음성 또는 위양성일 가능성이 있다는 점도 염두에 둬야 한다.

예전에는 선천적 유전 질환이 있을 때 산전검사를 통해 되도록 조기에 유전 질환을 진단하고 유전병이 진단되면 치료적 임신 중절을 시행하는 방법밖에 없었다. 착상전유전검사는 반복되는 유산과 그 정신적, 육체적 고통을 피하는 데 큰 역할을 하고 있다. 더불어 대상 유전 질환 등에 대해 윤리적으로도 법적으로도 많은 논의가 있어야 하겠다.

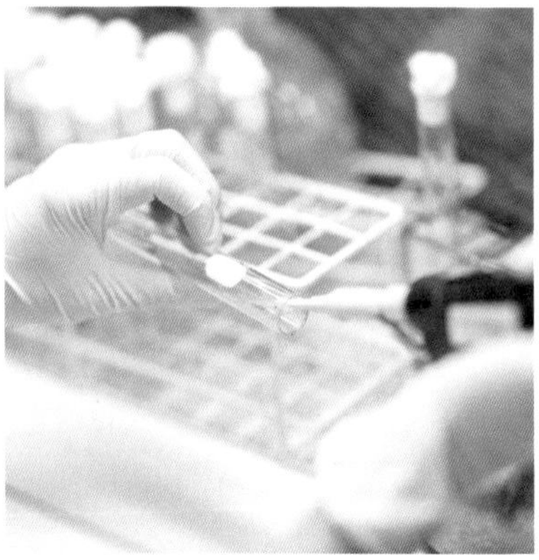

PGT-SR

(Preimplantation Genetic Testing for chromosomal Structural Rearrangement)

염색체의 구조적 이상을 선별하는 착상전유전검사 PGT-SR은 부부 중 어느 한 명이라도 염색체에 전좌 또는 역위가 있는 경우 시행한다. 부모에게 염색체의 구조적 이상이 있는 경우 배아의 염색체 불균형배열을 검사해서 선별하는 과정을 통해 자연유산을 줄이고 정상적인 임신 가능성을 높일 수 있다.

PGT-SR은 염색체의 구조적 이상을 선별하는 착상전유전검사다. 염색체의 구조적 이상으로 만들어진 불균형배열 수정란은 착상이 안 되거나 유산될 확률이 높다. 따라서 PGT-SR로 배아의 유전자 배열 정상 여부를 검사해 임신 가능성을 높일 수 있다. 부부 중 한 명이라도 염색체에 구조적 이상이 있을 때 PGT-SR을 시행한다.

Daily Tip

보통 PGT-SR을 하면서 배아의 염색체 수도 함께 확인하게 된다. 즉 PGT-A도 함께 시행해 전체적인 염색체 수 이상 여부도 진단한다.

염색체 구조적 이상을 확인하는 착상전유전검사

염색체의 구조적 이상은 전체 염색체의 양은 정상이어서 본인은 증상 없이 정상이다. 그런데 부부 중 어느 한 명의 염색체에 전좌, 역위, 중복, 결실 같은 구조적 이상이 있으면 정자와 난자가 생성될 때 비정상적인 양으로 배열된 염색체를 가진 수정란이 만들어지는 경우가 많아 반복 유산의 원인이 된다. 여기서 염색체의 전좌는 염색체 일부가 떨어져 다른 염색체와 위치를 바꾼 경우, 역위는 염색체 일부가 끊어져 반대 방향으로 붙은 경우, 중복은 염색체 일부가 겹치는 경우, 결실은 염색체 일부가 없어진 경우를 말한다.

PGT-SR 또한 미세한 차이로 염색체 이상을 판단하기 때문에 신중한 판단이 필요하다. 임신 후에는 산전검사로 염색체 불균형이 있는지 반드시 확인해야 한다. 이때 일반적인 기형아 검사나 태아DNA선별검사(Non-invasive prenatal test, NIPT)로는 알 수 없고 반드시 융모막검사나 양수검사로 확인해야 한다.

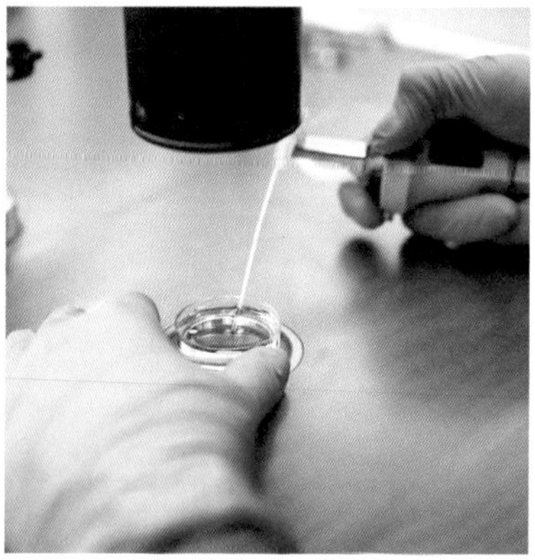

착상전유전검사, 많이 묻는 질문들

Q 착상전유전검사는 어떤 때에 필요할까?

A 반복 유산 검사 또는 시험관아기시술 전 검사에서 부부 가운데 한 명이라도 전좌, 역위 등 염색체에 구조적 이상이 발견됐다거나 가계 내에 유전 질환을 가진 환자가 있으면 착상전유전검사를 받는다. 고령으로 염색체 이상 위험이 높을 때도 검사를 할 수 있다.

Q 반복 유산 검사 결과 염색체에 구조적 이상이 있다면 착상전유전검사를 꼭 해야 할까?

A 염색체에 구조적 이상이 있어도 부부는 전혀 이상이 없다. 그러나 생식세포를 만드는 과정에서 비정상적인 염색체 분리가 일어나면 유산되거나 염색체 이상을 가진 태아를 임신할 가능성이 높다. 이런 경우 반드시 착상전유전검사를 한다. 유산율도 낮추고 건강한 아이를 출산할 수 있다.

Q 착상전유전검사 때 세포를 떼어내도 배아는 안전할까?

A 착상전유전검사를 위해서는 보통 8세포기 배아에서 할구 세포 1~2개를 채취하거나 최근에는 대부분 포배기 배아에서 영양외배엽 세포 5~10개를 채취한다. 이 시기에 1~2개의 세포를 떼어내도 배아에는 이상이 없는 것으로 알려졌다. 실제로 이렇게 태어난 아기의 기형아 빈도도 일반적인 시험관아기시술과 별 차이가 없는 것으로 보고되고 있다.

Q 착상전유전검사를 하려면 병원에는 언제 가는 게 좋을까?

A 시험관아기시술과 마찬가지로 생리 시작 2~3일째에 병원을 방문해 검사한다.

Q 착상전유전검사를 하려면 꼭 시험관아기시술을 해야 할까?

A 착상전유전검사를 하려면 체외에서 수정된 배아로부터 세포의 일부를 떼어내 검사하고 진단을 내리는 것이다. 따라서 꼭 시험관아기시술을 해야 한다. 또 다른 세포나 DNA로부터 오염되는 것을 막으려면 수정 때도 세포질내정자주입술을 한다.

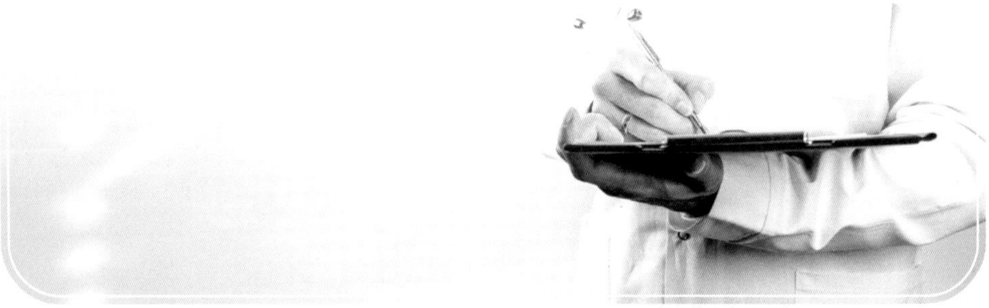

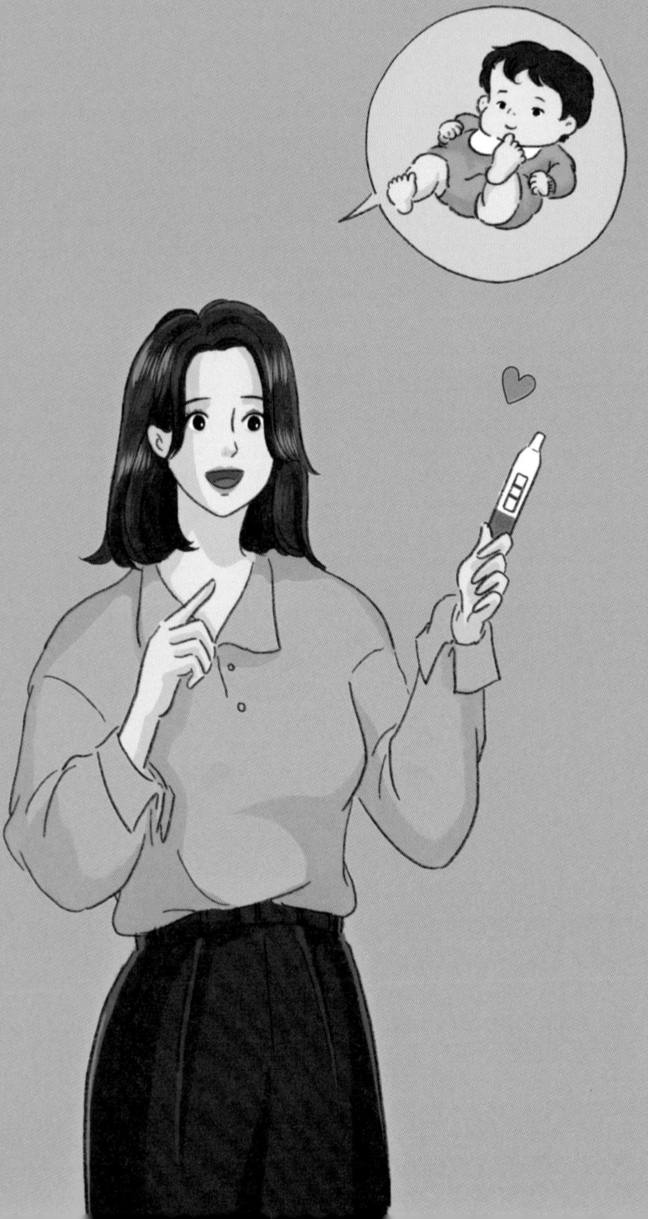

Part 12

착상,
임신 성공의 최종 관문

임신을 준비하는

여섯째 달

166일

........년 ......월 ......일

착상 실패의 원인

임신이 잘 되기 위해서는 자궁 내 환경과 배아의 질 등이 매우 중요하다. 그 밖에도 유전적 요인이나 면역학적 요인, 호르몬 이상 등 다양한 원인이 착상을 방해할 수 있다.

시험관아기시술로 수정란을 이식하더라도 자궁에 착상이 안 될 수 있다. 성공률이 대략 50% 정도이다. 왜 착상이 안 되는 것일까?

다양한 원인 가운데서도 배아의 질은 가장 중요한 요인 중 하나다. 배아의 질이 낮을수록 착상률은 떨어진다. 그런데 좋은 등급의 배아였더라도 난자와 정자의 수정 과정에서 염색체 이상이 발생하면 착상이 되지 않거나 유산으로 이어질 수 있다. 염색체 이상이 있는 부부라면 유전적 요인으로 비정상적인 배아가 만들어져 착상이 안 되는 원인이 되기도 한다.

Daily Tip

시험관아기시술 과정에서 자꾸 착상이 안 되는 상황을 맞는다면 원인 분석을 위해 검사를 진행한다. 스트레스를 멀리하고 긍정적인 마음으로 치료에 임해야 하겠다.

배아 이식 후 착상이 안 되는 이유

자궁의 해부학적 이상, 용종이나 근종, 얇은 자궁내막을 비롯한 자궁내막의 이상, 난관수종, 대사 이상 등의 요인에 의해 자궁내막이 배아를 받아들이는 수용성이 저하돼서 착상 실패를 경험할 수 있다. 배아를 적으로 인식해 공격하는 면역 반응이 착상을 방해하기도 하고 그 외의 면역학적 불균형이나 호르몬 요인이 영향을 미치기도 한다. 또 혈전 성향 문제로 혈관 속 혈액이 응고돼 덩어리가 생기면 자궁으로 가는 혈류를 막아서 배아의 안정적인 착상을 방해할 수 있다. 나이와 흡연, 당뇨 등으로 인한 정자의 문제나 기타 원인 불명의 요인이 착상 실패의 원인이 되기도 한다.

인공적인 방법으로 임신 시도를 하고 있더라도 사실은 여전히 인체의 자연스러운 임신 과정을 비슷하게 따라 하는 것에 불과하다. 몇 차례 기회가 지나갔다고 실망하기보다는 인내심을 가지고 시도하는 것이 중요하겠다.

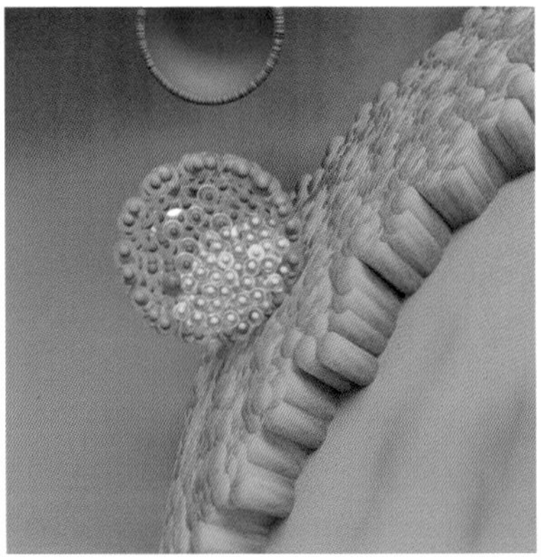

임신을 준비하는

여섯째 달

167일

년 월 일

반복 착상 실패 시의 검사와 조치

반복적인 착상 실패가 일어난다면 적절한 검사를 해서 원인을 알아봐야 한다. 명확한 원인이 진단되지 않더라도 요인 별로 시행하는 치료를 시도해 볼 수 있다. 그 밖에도 여러 요인에 대해 적합한 검사와 치료를 받는다.

시험관아기시술 후 착상이 안 될 수도 있지만 대개 3~4회 내에 성공한다. 그러나 좋은 등급의 배아를 세 번 이상 이식했는데도 착상이 안 되면 반복 착상 실패라고 분류하고 가능한 원인들에 대한 검사를 한다. 반복 착상 실패는 원인이 다양한 만큼 검사 후 결과에 따라 착상이 잘 이루어지도록 적합한 치료를 시행해야 임신 성공률을 높일 수 있다.

Daily Tip

반복 착상 실패 시 기본적으로 피검사로 여러 항목을 확인하는데 2~3주 후 검사 결과가 나온다.

자꾸 착상에 문제가 있을 때 해결 방법은

- 자궁내막의 용종, 근종, 유착, 자궁 기형 등이 착상을 방해한다면 초음파 검사와 자궁난관조영술로 이상을 확인하고 필요한 경우 자궁 안을 들여다보는 자궁경이나 배 안을 들여다보는 복강경을 이용한 수술적 치료를 시행한다.
- 자궁내막이 두꺼워지지 않으면 자궁내시경이나 자궁내막자극술을 해 볼 수 있다. 또 약물 치료로 비아그라, 고용량 에스트로겐 등을 쓰는 치료를 한다.
- 면역학적 요인이 문제라면 면역글로불린 주사나 스테로이드, 인트라리피드 같은 면역 조절제를 투여해 면역 치료를 시행한다.
- 혈전성향성 요인이 문제라면 저용량 헤파린이나 아스피린 등의 혈전 억제제를 투여한다.
- 배아의 질 저하가 문제라면 과배란 과정을 최적화하고 배양 환경을 개선하도록 해 본다.
- 유전학적 요인이 문제라면 염색체 이상 유무를 확인하기 위한 착상전유전검사를 한다.
- 난자의 투명대가 지나치게 경화돼 문제라면 보조부화술을 진행하거나 포배기 배아 이식을 시행한다.
- 자궁내막증이 있다면 생식샘자극호르몬분비호르몬 작용제를 사용한다.
- 난관수종이라면 복강경을 통한 난관 절제술을 고려한다.
- 질염이나 난관염이라면 세균 감염 검사를 진행하고 항생제 치료를 한다.

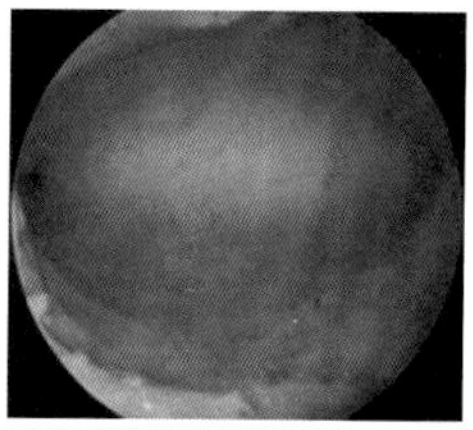
정상 자궁

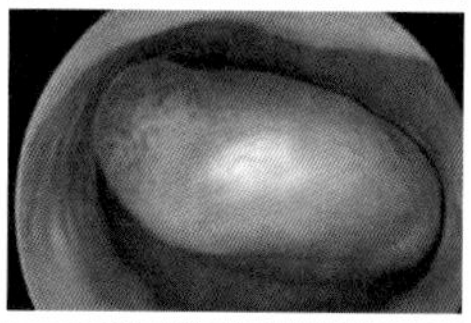
자궁내막 용종

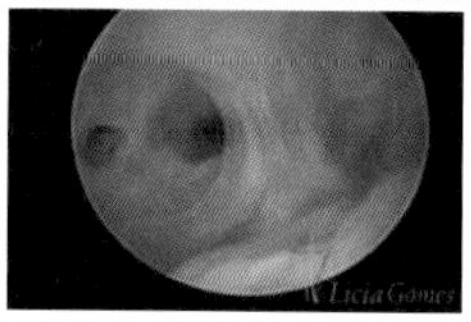
자궁 내 유착

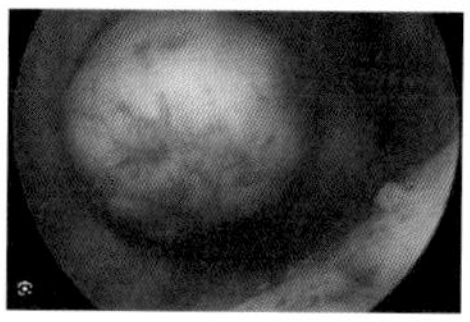
자궁 내 근종

임신을 준비하는

여섯째 달

168일

..........년 ....월 ....일

시험관아기시술 시의 자궁내시경

배아 이식을 앞두고 있다면 초음파 검사에서 자궁에 별문제가 보이지 않았어도 자궁내시경 검사를 고려할 수 있다. 자궁내막 수용성을 높여 착상에 도움이 되기를 기대하며 자궁내시경을 이용한 자궁내막자극술을 시행하기도 한다.

자궁이 건강한지 확인하는 검사로는 크게 세 가지를 꼽을 수 있다. 그중 자궁내시경(자궁경) 검사는 작은 카메라를 통해 자궁내막을 직접 관찰하는 검사다. 초음파나 엑스레이 영상을 통해 간접적으로 관찰하는 초음파 검사와 자궁난관조영술에 비하면 정확도가 매우 높은 대신 반드시 마취가 필요하다. 주로 초음파 검사에서 발견하지 못한 문제를 찾아내기 위해 시행하는데, 자궁내시경을 이용해서 발견된 문제를 해결하기도 한다.

Daily Tip

자궁내막자극술은 자궁경을 하면서 시행할 수도 있고 외래에서 간단히 마취 없이 시행할 수도 있다.

착상률을 높이기 위한 보조 시술, 자궁내막자극술

최근에는 초음파상으로 특별한 문제가 없어도 배아 이식 전에 자궁내시경을 시행한다. 미처 발견하지 못한 문제가 있는지 확인하고 문제가 있다면 이를 제거한다. 자궁경 검사 중 문제가 발견되지 않으면 자궁내막에 인위적으로 미세한 상처를 내는 자궁내막자극술을 시행하기도 한다.

착상률을 높이는 데 도움이 된다고 알려진 자궁내막자극술의 원리는 미세한 상처가 회복되면서 나오는 많은 물질을 이용하는 것이다. 이러한 물질이 배아 이식 후 착상에 도움을 준다는 연구들이 있기 때문에 난임 극복을 위한 시술로 시행한다. 하지만 주로 반복해서 착상에 실패했을 때 시도하는 보조 시술이고 반드시 해야 하는 것은 아니다.

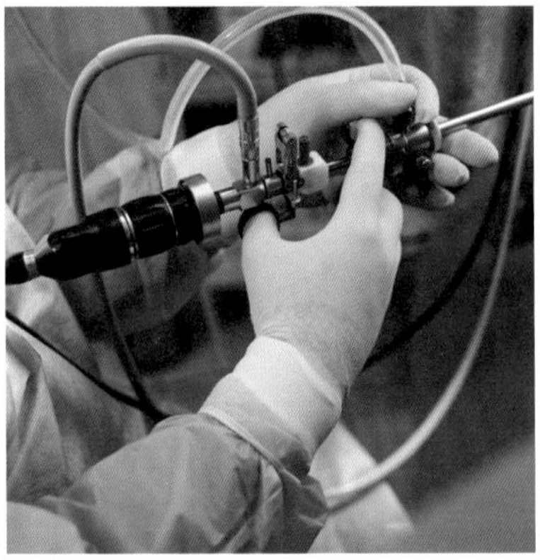

착상을 돕는 약물 치료

등급이 좋은 배아를 두 번 세 번 이식했는데도 착상에 실패하는 경우가 있다. 이런 반복 착상 실패의 절반 이상이 현재까지의 기술로 정확하게 원인을 밝힐 수 없다. 원인이 확실하지 않기 때문에 여러 가지 약물을 활용해 자궁내막 수용성을 높이는 약물 치료를 시도한다.

원인 불명의 반복 착상 실패일 때는 대부분 자궁내막 수용성, 즉 자궁내막이 배아를 받아들이는 능력에 초점을 맞춘다. 초음파 검사에서 자궁내막 두께가 7mm 이상이면 문제가 없다고 이야기하지만 엄밀히 말해 두께만으로 단순하게 자궁내막 수용성을 판단하기에는 한계가 있다. 하지만 어떤 문제가 있는지 밝혀낼 수 있는 특별한 방법이 없는 것이 현실이다. 따라서 반복 착상 실패의 원인이 확실하지 않을 때는 자궁내막 수용성을 높이기 위해 여러 가지 약물을 활용한다.

Daily Tip

G-CSF(Granulocyte-Colony Stimulating Factor, 백혈구촉진제), PRP(Platelet-Rich Plasma, 혈소판풍부혈장) 또한 아직 확실한 근거는 없지만 포함하고 있는 물질들이 자궁 내 환경을 좋게 만들어 착상을 도울 것으로 보고 활용하고 있다.

자궁내막 수용성을 높이는 약물들

가장 흔하게 사용하는 아스피린은 혈전 생성을 억제하는 효과가 있다. 자궁내막으로 가는 혈류 공급을 늘려서 착상이 잘 되는 환경으로 만들어 준다는 이론에 따라 아스피린을 복용하기도 한다. 다만 최근 연구에 따르면 아스피린 단독 치료는 임신율 향상에 도움이 되지 못한다. 혈관을 확장하는 비아그라 역시 자궁으로 가는 혈류 공급을 늘려서 착상에 도움이 된다는 원리인데 관련 논문은 많지 않은 상황이다.

임신은 일종의 면역 반응이라는 관점에서 과도한 면역 반응은 임신을 방해한다. 과도한 면역 반응으로 자궁내막 수용성이 떨어지는 것을 막기 위해 스테로이드 또는 면역억제제를 쓰기도 한다. 다만 소규모 연구에서 면역억제제가 도움이 될 수 있다는 결과를 말해 주고 있을 뿐 아직 확실한 근거가 있다고 하기는 어렵다.

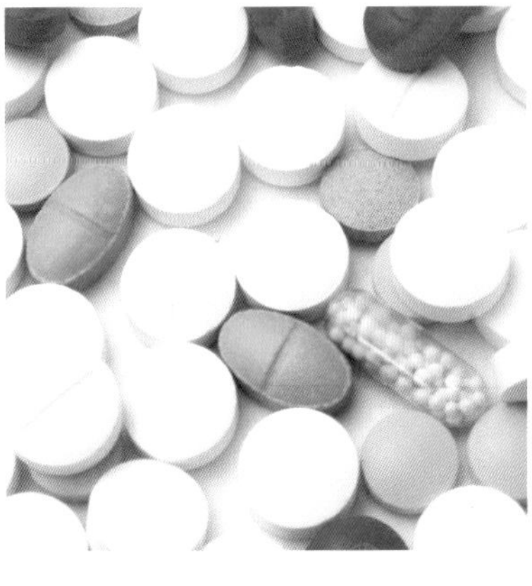

임신을 준비하는

여섯째 달

170일

년 월 일

약물을 사용하는 난임 치료의 지침

임신이 잘 안 된다는 것은 갑자기 생긴 문제 때문이 아닐 확률이 높다. 건강 상태, 영양 상태, 환경 및 생활 습관 등이 엮인 상황이기도 하다. 난임을 많은 약물을 동원해 한시바삐 해결하려는 것이 바람직한 방안인지는 생각해 볼 일이다.

모든 치료는 먼저 원인이 밝혀지면 그 원인에 대해 확실하게 효과 있는 처치를 하는 것이 원칙이다. 하지만 난임은 원인을 명확히 밝히기가 어렵고 난임 치료는 효과가 확실한지 근거를 제시하기 어려운 경우가 많다.

적극 치료, 과연 정답인가?

일부 온라인상 용어인 난임 '적극 치료'는 착상에 도움이 된다고 알려진 많은 약물을 적응증과 상관없이 쓰는 것을 말한다. 즉 원인이 밝혀지지 않은 난임일 때도 약물을 종류별로 적극적으로 사용해 효과를 기대하는 것이다. 학문적 측면으로 봤을 때 이런 식의 적극 치료는 과잉진료나 다름없다. 시간이 지나면 해결될 문제를 불필요하게 개입한 상황일 수 있고, 약을 써서 임신에 성공했다고 해도 어떤 약이 어떤 효과로 임신을 도왔는지를 알 수 없기 때문이다.

어떤 경우든 약은 개인에 맞게 적절한 용량을 쓰는 것이 좋다. 치료 중 발생할 수 있는 부작용을 최소화하기 위한 노력도 필요하다. 난임 치료 역시 올바른 사전 검사와 충분한 상담하에 증상에 맞는 치료를 체계적으로 진행해야 하겠다.

Daily Tip

임신을 준비하다 보면 한 달 한 달 시간 가는 것이 조급하게 느껴질 수 있다. 그러나 약을 무조건 많이 사용하는 것이 난임 치료의 정답은 아니다.

임신을 준비하는

여섯째 달

171일

........년 ....월 ....일

면역 치료

착상 실패나 유산을 여러 번 겪는다면 면역 이상이 원인일 수 있다. 착상을 돕고 임신 성공률을 높이기 위해 면역 치료를 시도한다. 임신은 면역 체계의 균형이 매우 중요해서 너무 저하되거나 반대로 너무 항진되지 않도록 잘 조절이 돼야 한다.

반복 착상 실패나 반복 유산 대부분은 검사를 해 봐도 원인을 명확히 알 수 없다. 우리가 흔히 말하는 난임의 면역학적 요인은 어떻게 보면 이런 원인불명의 한 카테고리라고 이해할 수 있겠다. 그래서 뚜렷한 이유를 알 수 없는데 반복해서 착상 실패나 유산을 경험하면 면역 치료를 시도한다.

면역억제제와 면역조절제

면역 치료는 크게 두 가지로 면역억제제를 쓰는 치료법과 면역조절제를 쓰는 치료법이 있다. 면역억제제는 주로 자가항체가 있을 때 자가항체가 태아를 공격하는 것을 막기 위해 사용한다. 흔히 알려진 스테로이드가 대표적인 면역억제제다. 최근 연구에서는 배아 이식 전 면역억제제를 단기간 사용하는 경우도 많이 보고되고 있다. 하지만 어떤 약을 얼마 동안 사용해야 임신율 증가에 도움이 되는지 확실하게 치료법이 정립된 것은 아니다. 면역억제제를 과도하게 사용하면 임신을 유지할 수 없게 될 수도 있다.

면역조절제는 면역 반응이 너무 없거나 심하지 않도록 면역 체계를 활성화하거나 억제해 조절하는 역할을 한다. 면역글로불린은 항원에 선택적으로 반응해 면역 반응을 적절하게 조절해 준다. 면역 세포인 자연살해세포(Natural Killer Cell, NK세포) 비율 검사 수치가 12% 이상일 때 면역글로불린을 치료제로 쓰면 시험관아기시술 후 임신율이 높아진다는 보고가 매우 많다.

콩 주사라고도 불리는 인트라리피드 역시 면역조절 기능을 한다는 연구가 있어서 최근 많이 사용된다. 하지만 실제로 콩 주사의 사용이 시험관아기시술 후 임신율을 높이는지에 대해서는 충분한 근거가 없는 상황이다.

Daily Tip

우리나라에서는 세 번 이상의 유산 또는 착상 실패 다음에 면역글로불린을 사용할 수 있다.

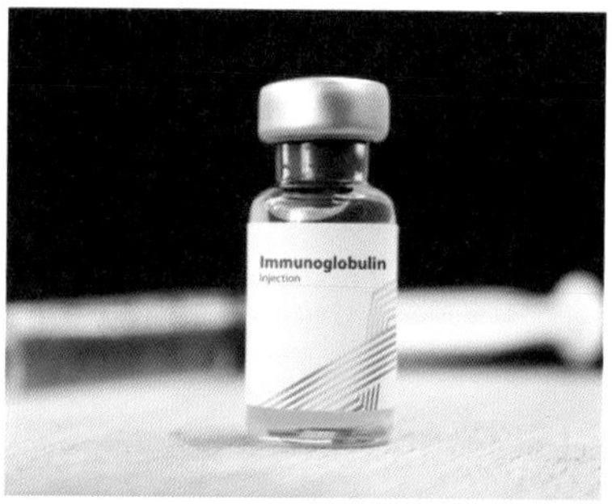

한 눈에 보는 임신 준비표

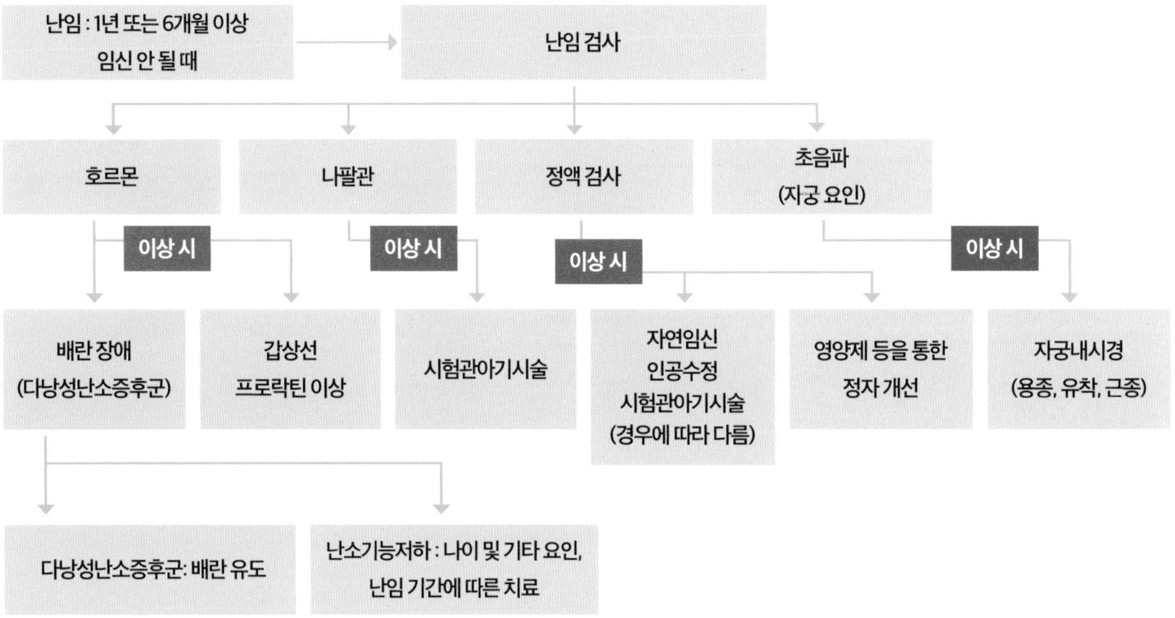
난임 : 1년 또는 6개월 이상
임신 안 될 때
난임 검사
호르몬
나팔관
정액 검사
초음파
(자궁 요인)
이상 시
이상 시
이상 시
이상 시
배란 장애
(다낭성난소증후군)
갑상선
프로락틴 이상
시험관아기시술
자연임신
인공수정
시험관아기시술
(경우에 따라 다름)
영양제 등을 통한
정자 개선
자궁내시경
(용종, 유착, 근종)
다낭성난소증후군: 배란 유도
난소기능저하 : 나이 및 기타 요인,
난임 기간에 따른 치료

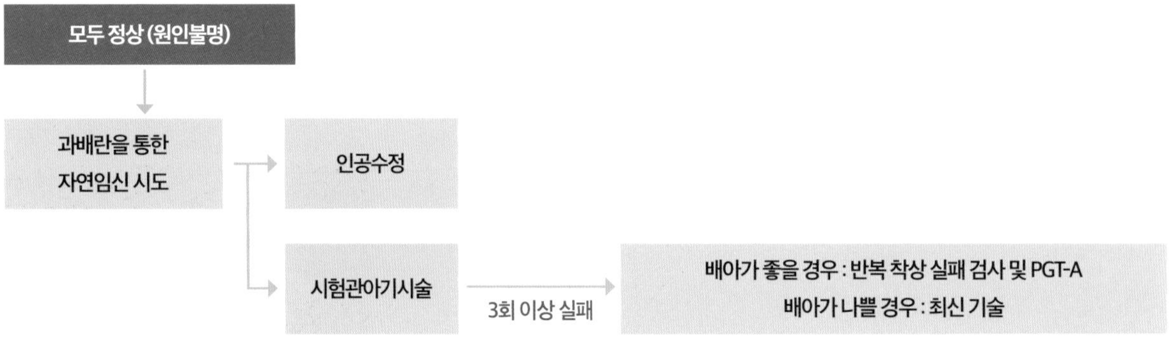
모두 정상 (원인불명)
과배란을 통한
자연임신 시도
인공수정
시험관아기시술
3회 이상 실패
배아가 좋을 경우 : 반복 착상 실패 검사 및 PGT-A
배아가 나쁠 경우 : 최신 기술

아직 임신을 준비하는 중이라면

사람에 따라, 상황에 따라 임신 계획은 다를 수 있고 수정될 수 있다. 임신에 이르기까지 더 많은 시간이 걸릴 수도 있다. 인내와 노력을 기울이면서 전문가의 도움을 받아 가장 효율적인 방법을 찾아야 한다.

오랜 난임 치료는 힘든 과정이다. 시도가 반복될수록 받아들이는 스트레스는 클 수밖에 없다. 임신에는 긍정적인 태도가 중요하다지만 말처럼 쉽지만은 않다. 계획대로 되지 않을 때의 스트레스가 생활에 안 좋은 영향을 미칠 정도라면 여유를 갖도록 마음에도 환기가 필요하다.

임신에 앞서 신체적 안정 그리고 심리적 안정을 위한 준비 기간이 늘어난 것으로 여기고 부부가 함께 건강한 생활 습관을 이어가면 좋겠다. 임신 전 관리는 결국 출산에 이르기까지 위험성을 낮추고 최상의 조건을 갖추는 일이다. 지금 이 시간도 아기를 맞이하는 내 몸과 마음을 준비한다는 점에서 분명히 가치가 있다.

최선을 다하다 보면 언제 그렇게 힘들었는지 기억나지 않을 날을 맞이할 것이며 임신 준비 과정까지 소중한 경험이 될 것이라 믿는다.

체크리스트

- ☐ **규칙적으로 생활하고 있는가**
- ☐ **건강한 식생활을 실천하고 있는가**
- ☐ **운동을 꾸준히 하고 있는가**
- ☐ **표준 체중을 유지하고 있는가**
- ☐ **스트레스를 적절히 해소하고 있는가**
- ☐ **고혈압, 당뇨 등의 질환을 관리하고 있는가**
- ☐ **엽산, 비타민D 등 전문의가 권한 영양제를 복용하고 있는가**
- ☐ **부부 모두 금연하고 있는가**
- ☐ **정기적으로 진료를 받고 있는가**

* 본 책자의 내용은 2023년 기준 자료를 바탕으로 작성됐습니다. 추후 바뀌는 데이터에 따라서 결론이 달라질 수 있습니다.

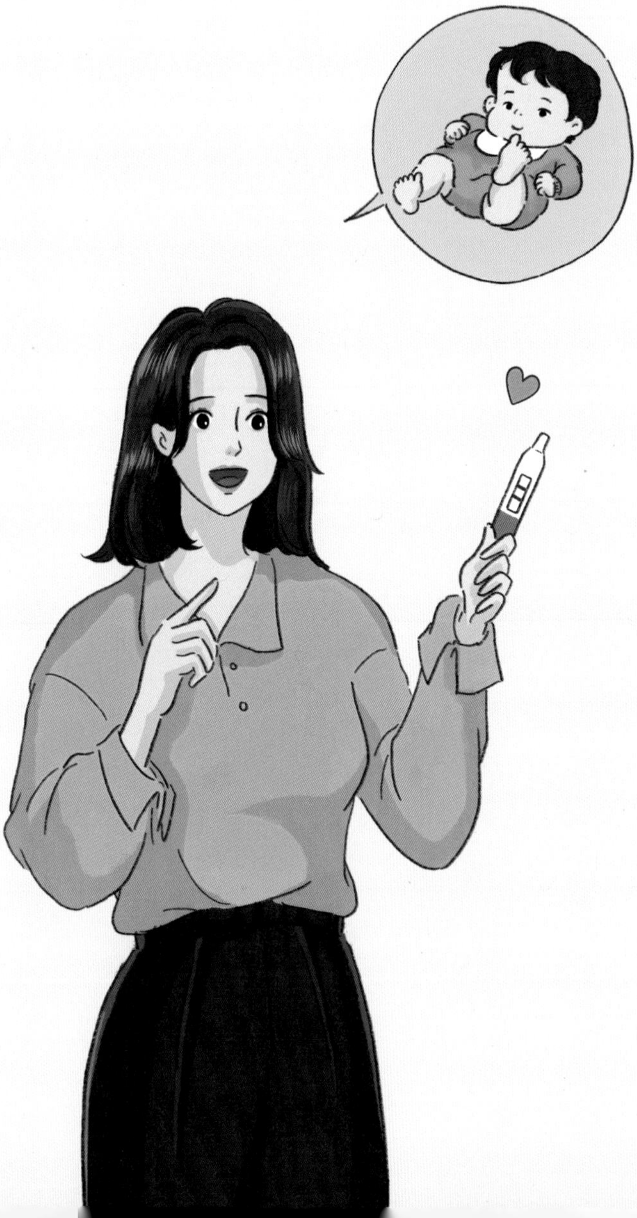

부록
①

반복 유산의 원인은 무엇일까?

임신을 준비하는

여섯째 달

172일

.......................년 ....월 ....일

유전학적 문제로 인한 반복 유산

반복 유산은 재발률이 높고 이후에 임신 예후가 좋지 않을 가능성이 크기 때문에 전문적인 진단과 원인에 대한 적합한 치료가 필요하다. 원인으로는 여러 가지가 있는데, 부모 염색체에 이상이 있으면 태아의 염색체에 이상이 생겨 임신 초기 유산이 반복될 수 있다.

반복 유산은 임신 20주 이전에 연속 2회 이상 유산이 반복되는 것을 말한다. 반복 유산이면 먼저 검사를 통해 정확한 원인을 파악하고 그에 맞는 치료를 빠르게 시작하는 게 좋다.

임신 초기 자연유산의 절반 정도는 염색체 이상 때문이라고 추정된다. 염색체에 구조 이상이 있는 부부는 그렇지 않은 부부에 비해 임신 초기 유산을 겪을 확률이 높다. 그리고 부모의 염색체 이상으로 태아의 염색체 이상이 발생해 유산이 반복되기 쉽다.

Daily Tip

유산이 임신 초기에 일어나기 때문에 유산이나 염색체 이상인 태아를 임신할 가능성을 사전에 차단하는 착상전유전검사가 거의 유일한 해법이라고 할 수 있다.

유전학적 문제로 인한 반복 유산의 원인과 치료

염색체 검사에서 이상이 있는 것으로 진단되면 유전 상담을 받는다. 보통은 비정상 배아를 선별하는 착상전유전검사를 통해 임신을 시도한다. 수정란에서 세포를 한두 개 떼어내 유전자 검사를 해서 정상 염색체를 가진 배아만 골라 이식하는 것이다. 염색체 이상 중에서도 특히 두 개 이상의 염색체 일부가 각각 끊어졌다가 다시 다른 염색체와 결합해 형태를 바꾼 전좌(translocation)의 경우 자연임신 시도로는 자연유산 확률이 90%에 달해 반복 유산이 된다.

두 번 이상 자연유산을 했다면 염색체 검사를 권한다. 또 부부의 염색체가 정상이더라도 엄마 나이가 많을수록 태아에게 염색체 이상이 나타날 확률은 높아진다. 사실 염색체 이상 대부분은 유전적으로 내려오기보다는 분열 및 재조합 과정에서 돌연변이로 생긴다. 일례로 가장 흔한 염색체 질환인 다운증후군은 전좌를 가진 부모로부터 유전되기도 하지만, 대개 생식 세포 분열 때 염색체 분리가 제대로 일어나지 않아 염색체 수에 이상이 생기면서 발생한다. 이 비분리현상이 많이 나타나는 고령 임신일수록 태아의 염색체 검사가 필요하다.

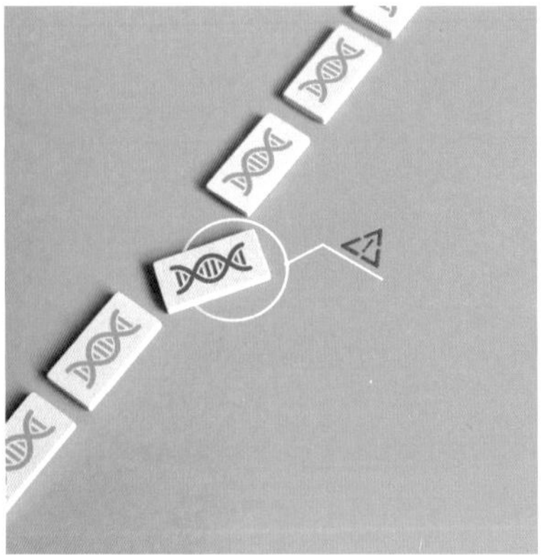

임신을 준비하는

여섯째 달

173일

해부학적 이상으로 인한 반복 유산

선천적 또는 후천적인 자궁의 해부학적 이상 때문에 유산이 반복해서 일어날 수도 있다. 자궁 사이에 격막이 있는 중격자궁이나 자궁내막유착증, 자궁경부무력증, 자궁근종 등이 반복 유산을 일으키는 원인으로 진단되면 교정을 위해 수술적 치료를 진행하기도 한다.

반복 유산의 10~15%는 해부학적 이상이 원인이다. 반복 유산이 자궁의 해부학적 이상 때문인지 진단할 때는 초음파 검사, 자궁난관조영술, 자궁경 검사 등으로 알아볼 수 있다.

해부학적 이상으로 인한 반복 유산의 원인과 치료

자궁 내 공간이 벽으로 가로막혀 있는 중격자궁은 해부학적 이상 때문에 일어나는 반복 유산의 대표적인 원인이다. 선천적 자궁 기형의 일종으로 자궁 가운데에 단단한 섬유 조직으로 된 막이 있어서 자궁 경부 끝까지 혹은 일부가 나뉘어 있는 것이다. 이 중격이 크면 클수록 반복 유산이 발생할 가능성은 커지며 작더라도 임신 시 예후가 좋지 않기 때문에 수술적 치료를 한다. 자궁 사이 막을 제거해 주는 것만으로도 유산율은 많이 낮아진다. 개복 수술을 하지 않아도 자궁경을 통한 제거 수술로 효과적인 결과를 얻을 수 있다.

후천적으로 자궁근종이나 자궁내막증, 자궁내막유착증, 자궁경관무력증이 있어도 유산이 반복해서 일어날 수 있다. 이 중 유산의 원인으로 가장 흔한 것이 자궁경부무력증이다. 자궁경부무력증은 자궁경부가 너무 약해 태아가 자라면서 임신을 유지할 수 없을 정도로 입구가 열려 유산이 일어난다. 자궁경부무력증으로 진단되면 임신이 아직 많이 진행되지 않은 14주 정도에 자궁경부 입구를 묶어 주는 수술을 해서 유산을 막을 수 있다.

Daily Tip

쌍각자궁이나 단각자궁 같은 자궁 기형일 때는 수술 없이도 양호한 예후를 기대할 수 있어서 수술적 치료를 우선적으로 권장하지는 않는다.

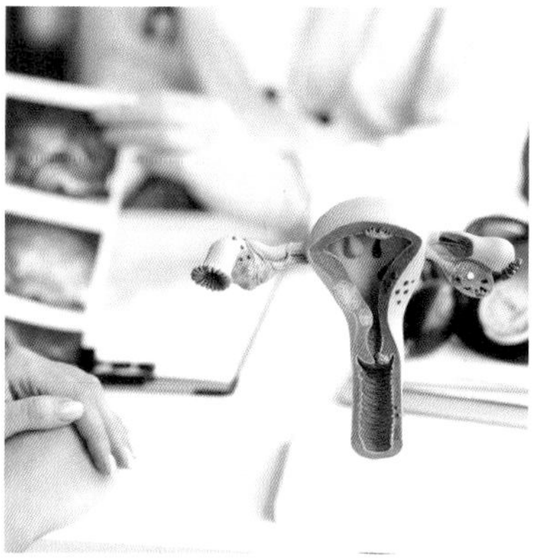

임신을 준비하는

여섯째 달

174일

........년 ......월 ......일

내분비적 문제로 인한 반복 유산

내분비적인 문제가 반복 유산의 원인이 되기도 한다. 자궁내막이 착상에 적합한 환경을 만들도록 하는 황체호르몬이 적절히 분비되지 않으면 유산이 일어나기 쉽다. 또 내분비적 질환인 당뇨병이나 갑상샘 질환, 다낭성난소증후군도 반복 유산의 원인이 될 수 있어 치료가 필요하다.

배란 후부터 다음 생리 시작 전까지를 황체기라고 한다. 황체기에는 황체호르몬의 영향으로 자궁내막이두꺼워지면서 착상하기 좋은 상태가 된다. 만약 황체호르몬이 잘 분비되지 않아 자궁내막이 제대로 준비되지 않은 황체기 결함 상태에서 수정란이 착상하면 유산으로 이어질 가능성이 크다. 황체기가 잘 준비되지 않은 황체기 결함이 반복 유산을 불러일으키는 것이다. 자궁내막 검사로 진단하고 황체호르몬 투여로 치료하며 치료 중 임신이 되더라도 임신 8주 정도까지는 황체호르몬 치료를 받는다.

Daily Tip

황체기 결함이면 생리 주기가 짧아지거나 생리량이 줄어드는 증상이 나타난다.

내분비적 문제로 인한 반복 유산의 원인과 치료

내분비적 질환인 당뇨병이나 갑상샘 질환, 고프로락틴혈증, 다낭성난소증후군도 반복 유산의 원인이 될 수 있어 치료가 필요하다. 당뇨병이 있다면 치료를 받아 혈당이 조절돼 있어야 한다. 갑상샘기능저하증이면 임신 전에 갑상샘 호르몬 농도를 정상 범위로 맞추고 유지해야 한다. 고프로락틴혈증은 원인에 따라 수술 혹은 약물 치료가 필요하다. 다낭성난소증후군은 체중을 조절하고 생활 습관을 바로잡으며 필요에 따라 인슐린 저항증을 조절해 주는 약물 치료를 받는다.

반복 유산은 무엇보다도 반복 유산을 일으키는 원인에 적합한 치료를 적절하게 하는 것이 중요하다. 호르몬 검사를 통해 내분비 질환이 진단되면 각각의 질환에 맞는 치료를 받으면서 임신을 시도한다. 먼저 믿을 수 있는 산부인과 전문의에게 상담을 받고 대처하는 게 좋겠다.

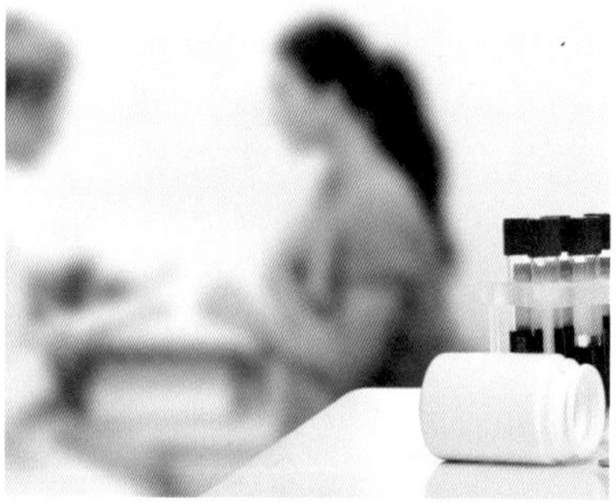

..............................년 ....월 ....일

면역학적 요인으로 인한 반복 유산

면역학적 요인은 반복 유산의 상당 부분을 차지한다. 외부에서 유입되는 물질이나 세균을 인식해 항체를 만들어 퇴치하는 면역 체계가 태아를 이물질로 인식해 거부 반응을 보이면서 유산이 일어나는 것이다.

자신의 것이 아닌 조직을 이식하면 거부 반응이 일어나는 것처럼 임신 중 면역 반응으로 태아를 공격해 유산이 될 수도 있다. 이러한 면역학적인 요인은 반복 유산에 큰 비중을 차지한다.

임신 과정에서 태아는 나의 세포인 난자와 외부에서 들어온 정자가 수정돼 만들어진 것이다. 그렇다 보니 임신부의 면역 체계가 태아를 외부 물질로 인식해 공격하는 현상이 생긴다. 일반적으로 자궁은 이런 외부 물질에 대한 공격을 덜 하는 면역관용(immune tolerance)이 적용돼 태아를 공격하지 않도록 설계돼 있다. 하지만 면역 반응이 과도하게 일어나 태아의 성장을 억제하고 태반으로 들어가는 혈류를 방해하며 유산이 되기도 한다.

Daily Tip

원인 불명의 유산 대다수도 면역학적 요인이 작용해서 발생하는 것이라고 보고 활발한 연구가 진행되고 있다.

면역학적 요인으로 인한 반복 유산의 원인과 치료

아직 명확하게 알려진 것은 아니지만 태아에게 거부 반응을 나타내는 것은 크게 스스로의 조직을 적이라고 인지해서 공격하는 자가면역 이상, 같은 종 다른 개체의 성분을 적이라고 인지해서 공격하는 동종면역 이상으로 나눠 생각할 수 있다.

자가면역 이상은 혈액 내에 자가항체가 늘어 나타나는 이상 반응으로 혈액을 응고시켜 태아에게 공급되는 혈액이 차단되면서 유산이 일어난다. 동종면역 이상은 부부 사이에 조직적합항원이 비슷해서 태아에게 거부 반응을 일으키지 않으려면 만들어져야 하는 차단 항체가 만들어지지 않아 유산이 일어난다는 이야기다.

반복 유산의 면역학적 요인은 유산 관련 자가항체를 검사하거나 동종면역 관련 자연살해세포 및 면역 신호 물질인 사이토카인을 검사해 진단할 수 있다. 대부분 혈관 내 응고가 문제되는 것으로 알려져 주로 항응고제인 아스피린과 헤파린을 써서 치료한다. 외부 이물질을 공격하는 자연살해세포의 활성화를 억제하기 위해 면역글로불린 치료를 시행하기도 한다. 반복 유산의 진단과 치료에 자연살해세포가 갖는 의미에 관해서는 더 많은 연구가 필요하다.

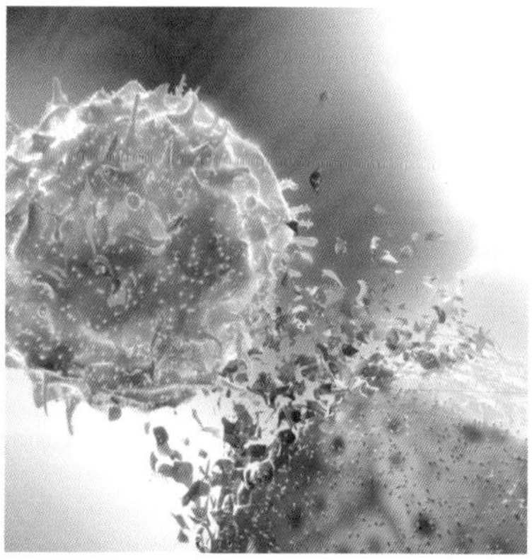

임신을 준비하는

여섯째 달

176일

..................년 ....월 ....일

혈전 문제로 인한 반복 유산

혈관 내에 혈전이 지나치게 많이 생기면 자궁으로 가는 혈류에 문제가 생겨 반복 유산의 원인이 될 수 있다. 혈전이 생기는 원인은 매우 다양하며 치료를 위해 혈전 생성을 억제하거나 용해하는 약물을 사용한다.

혈전은 혈관 내에서 혈액이 굳어 생긴 덩어리로 과도한 혈전은 여러 질환을 일으킨다. 자궁으로 가는 혈류 공급을 원활하지 못하게 해서 착상에 방해가 되기도 하고 반복 유산의 원인이 되기도 한다.

혈전 문제로 인한 반복 유산의 원인과 치료

혈전이 생기는 원인은 매우 다양하다. 그중에서도 혈전을 만드는 가장 흔한 질환으로는 항인지질항체증후군을 들 수 있다. 항인지질항체증후군은 선천적인 이유로 혈전이 지나치게 많이 생성되는 자가면역질환의 하나다. 세포막에 있는 인지질이라고 하는 성분에 대한 자가 항체가 생겨서 혈액이 응고되며 혈전증을 일으킨다. 그 밖에 첫째 임신 시 조산 또는 임신중독증 경험이 있으면서 피 검사 결과에서 여러 가지 특징이 나타날 경우에는 후천적으로 혈전 생성 경향이 증가하는 것으로 진단할 수 있다.
일반적으로 시험관아기시술 시 복용하는 아스피린은 대표적인 혈전 생성 억제제이다. 하지만 여러 연구에 의하면 혈전 생성 경향이 없는데 아스피린을 복용하는 것은 임신율 증가에 도움이 되지 않는다. 만약 혈전 생성 경향이 높다고 하더라도 아스피린 단독은 효과적으로 혈전 생성 경향을 낮출 수는 없다고 알려져 있다. 혈전 생성 경향 증가로 반복 유산이 발생한다고 진단되면 저분자량 헤파린 치료를 해야 하는데 아스피린 단독은 치료 효과가 없으며 저용량 아스피린과 저분자량 헤파린을 함께 써 치료하는 것이 원칙이다.

Daily Tip

저용량 아스피린 및 저분자량 헤파린 치료를 언제까지 해야 좋은지 명확한 근거는 없지만 일반적으로 임신 12주부터 34주까지 다양한 방법으로 사용하고 있다.

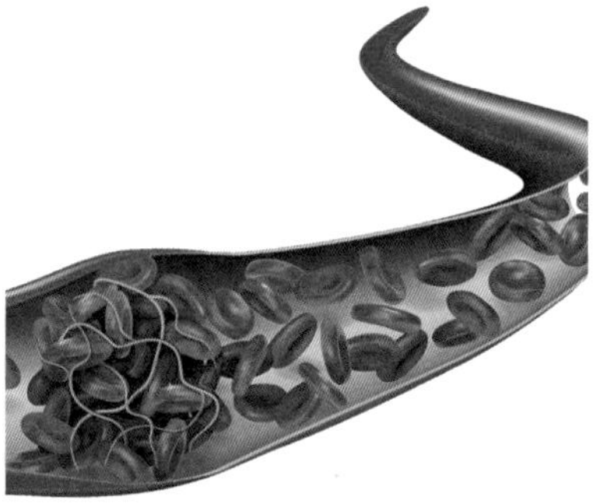

세균 및 바이러스 감염으로 인한 반복 유산

특정 세균이나 바이러스에 감염돼 유산이 일어나기도 한다. 유레아플라스마, 마이코플라스마, 클라미디아, 풍진, 헤르페스 등에 감염된 초기 유산 사례들이 보고되고 있다. 유산이 반복되지 않으려면 진단을 통해 적절한 항생제나 항바이러스제를 투여해서 치료해야 한다.

다양한 종류의 세균이나 바이러스가 유산을 일으키기도 한다. 임신 중 생식기에 염증이 있으면 염증의 원인인 세균이나 바이러스가 태아와 태반에 악영향을 끼칠 수 있다. 임신 초기뿐 아니라 중기, 후기에도 태아의 성장에 문제를 일으킬 수 있으며 조기양막파수나 조산의 원인이 되기도 한다. 따라서 생식기 감염이 있으면 신속한 병원균 배양 검사를 통해 원인균을 찾고 적절한 항생제 요법을 받아야 한다.

Daily Tip

감염성 질환이 유산의 원인이 될 수도 있으니 병원에서 검사를 받고 치료하는 것을 늦추지 않는 것이 좋다.

세균 및 바이러스 감염으로 인한 반복 유산의 원인과 치료

유레아플라스마는 질 분비물이 늘고 빈뇨나 혈뇨 같은 증상을 동반하는 요로감염과 질염을 일으키는 세균이다. 마이코플라스마는 세균과 바이러스의 중간 성질을 가졌으며 비말 감염돼 폐렴을 일으킨다. 클라미디아는 자궁경부염을 일으키며 치료가 늦어지면 골반염, 난관염 등이 생길 수 있다. 풍진이나 생식기에 감염된 헤르페스 바이러스는 태아 감염 및 선천성 기형을 유발할 수도 있다. 이런 세균이나 바이러스에 감염돼 증세가 나빠지면 임신이 어려워지는 것은 물론 태아에게까지 악영향을 미치기도 한다.
반복 유산의 원인은 매우 다양하다. 원인을 알지 못하는 경우도 많고 복합적인 두 가지 이상의 요인이 반복 유산을 일으키는 경우도 꽤 많다. 여러 가능성을 열어 두고 한 가지 한 가지씩 검사하며 원인을 찾아서 그 원인에 대해 치료가 필요하다. 모든 질환이 그렇듯이 임신 과정에도 스트레스는 매우 안 좋은 영향을 줄 수 있다. 병원에서는 검사나 치료 방향에 대해 심도 깊게 상담하고 긍정적인 마음으로 신뢰를 가지고 치료에 임하도록 한다. 스트레스를 잘 관리하며 마음을 편히 갖도록 노력해 본다.

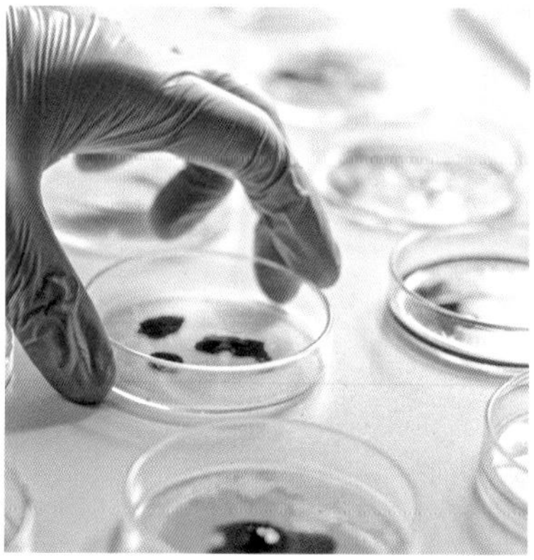

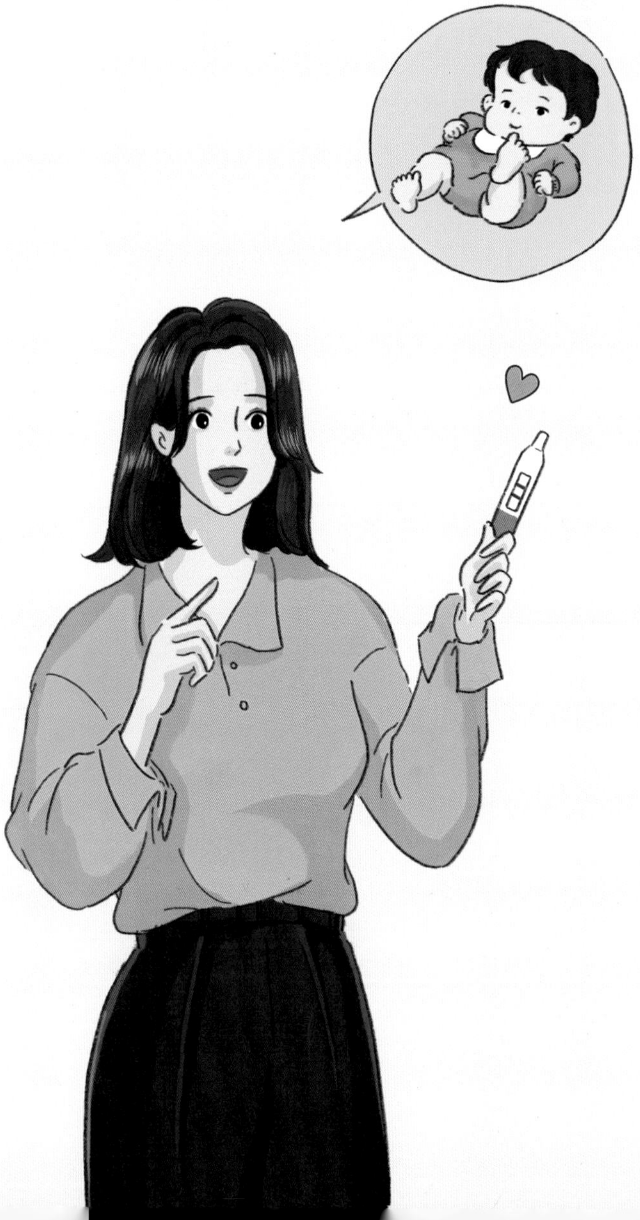

부록
②

난자냉동은 왜 필요할까?

임신을 준비하는

여섯째 달

178일

년 월 일

난임 해결을 위한 준비, 가임력 보존

임신을 가능하게 하는 생식 능력 가임력은 여러 이유로 손상될 수 있다. 손상 전에 시술을 통해서 가임력을 보존해 주는 의학적 치료를 가임력 보존이라고 이야기한다. 난자와 정자, 수정란 같은 생식 세포는 초저온 상태로 보관에 두면 필요할 때 해동해서 사용할 수 있다.

암 종류에 따라 차이가 있기는 하지만 대부분의 항암 화학 요법, 방사선 요법 및 수술 등의 암 치료는 생식 세포의 기능 저하를 불러온다. 난소에 자리한 종양이 크기가 크거나 양측성인 경우, 영상 검사 소견으로 악성이 의심되는 경우에는 종양 제거 수술이 필수인데 수술 후에는 난소 기능이 저하될 가능성이 크다. 이런 때에 가임력 보존 치료가 필요하다. 시기나 방법은 환자의 상태 및 암 치료, 종양 수술 등의 치료 일정에 따라 정한다. 또 이른 나이에 난소 기능이 심각하게 저하돼 40세 이전에 생리가 완전히 멈출 것으로 예상된다면 난소기능저하가 더 심해지기 전에 하는 가임력 보존 치료가 도움이 될 수 있다. 결혼이 늦어지면 미리 난자를 동결시켜 미래의 임신 가능성을 높일 수 있다.

Daily Tip

가임력 보존이 필요한 원인 및 개개인의 상황에 따라 가임력 보존 치료의 방법과 일정을 결정한다.

가임력 보존 치료의 종류

가임력 보존 방법으로는 배아 동결, 난자 동결, 정자 동결, 난소조직 동결을 들 수 있다. 배아 동결은 기혼일 때 가능한 가임력 보존법으로 난임 환자의 시험관 아기시술과 같다고 보면 된다. 즉 과배란 유도로 여러 개의 난자를 채취한 다음 정자와 수정시켜 만들어진 배아를 냉동 보존한다. 미혼 여성이라면 난자 동결이 가능하다. 채취된 난자를 동결 보존했다가 임신을 원할 때 해동해서 정자와 수정하고 배양해 자궁 내에 이식한다. 정자 동결은 채취한 정액을 동결보호제와 혼합해 저온의 액체질소에서 보관한다. 항암치료로 정자 생성에 장애가 예상될 때, 늦은 결혼이나 직업상 난임의 위험에 노출돼 있을 때 시행하며 희소정자증 환자는 무정자증으로 진행되기 전에 여러 번의 냉동 보관이 필요할 수 있다.

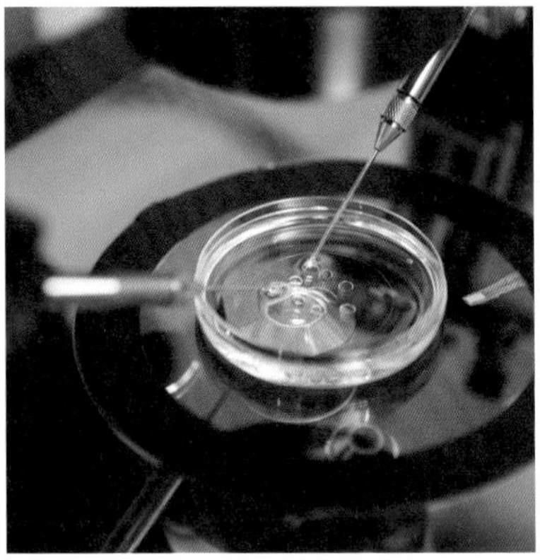

난소조직동결은 아직 초경을 경험하지 않은 소아 환자 또는 과배란과 난자 채취가 일정상 어려운 경우 시행하는 가임력 보존법이다. 복강경 수술로 난소 조직 일부를 채취해 동결 보존한다. 아직은 초기 단계 치료법이지만 현재 동결 보존한 난소에서 성숙 난자를 얻기 위한 연구가 활발히 진행 중이다.

임신을 준비하는

여섯째 달

179일

사회적 난자냉동

늦은 나이까지 임신을 미루다 보면 난소 기능이 떨어지면서 임신 가능성이 낮아진다. 염색체 이상 난자의 비율이 높아지는 것도 노화 현상 중 하나다. 당장은 아니지만 나중에라도 아이를 갖겠다는 생각이 있다면 난자를 채취해 냉동해 두는 것을 고려해 볼 만하다.

사회적 난자냉동은 사회적인 이유로 임신을 미루면서 원하는 때에 임신할 수 있도록 난자를 냉동해 보존하는 것을 말한다. 난자를 냉동하는 것은 원래 항암치료 후 난소의 기능이 떨어져 임신이 어려울 때를 대비해 시작됐다. 최근에는 여성의 사회활동이 일반화되고 결혼 연령이 늦어지면서 의학적 목적과는 구분되는 사회적 난자냉동이 흔해지는 추세다.

내가 바라는 그때 임신할 수 있도록 난자 보존하기

보통 만 35세를 넘어가면 난소의 기능이 떨어지고 난자의 질은 저하된다. 그러면서 35세~37세를 시작으로 임신율도 급격하게 떨어진다. 이런 때 미리 동결 보존해 놓은 더 건강한 난자로 임신을 시도하면 성공 확률을 높일 수 있다. 또 젊은 나이에 얻은 난자이기 때문에 임신 초기 검사에서 태아의 염색체 이상이 발견되거나 유산이 발생할 확률도 낮아진다.

사회적 난자냉동 역시 일반 시험관아기시술처럼 과배란 유도 과정을 시행한다. 생리 시작 직후부터 평균 10일~12일간 과배란 유도 주사제를 투여한다. 마지막 주사 2~3일 후 질 초음파를 보면서 난자 채취용 바늘로 난소에서 난자를 흡입해 꺼낸다. 수면 마취를 하고 10분 정도 소요되는 입원이 필요 없는 시술이다.

채취한 난자는 급속 동결해서 초저온 상태로 보관한다. 임신을 시도할 때는 동결 난자를 해동해서 정자와 수정시킨 다음 수정된 수정란을 자궁으로 이식한다.

난자를 동결해 보관하는 것은 임신 가능성을 확보해 놓는 것이지 임신 성공을 100% 보장하는 것은 아니다. 다만 임신에 성공할 확률은 보존 기간이 길다고 떨어지는 것이 아니고 동결할 때의 나이와 난소 나이에 큰 영향을 받는다. 따라서 난자를 보존해 둘 필요가 있다면 조금이라도 빨리 결단을 내리는 게 좋다.

Daily Tip

미리 동결해 놓은 양질의 난자로 임신을 시도하면 임신에 성공할 확률은 물론이고 건강한 아이를 분만할 확률도 높일 수 있다.

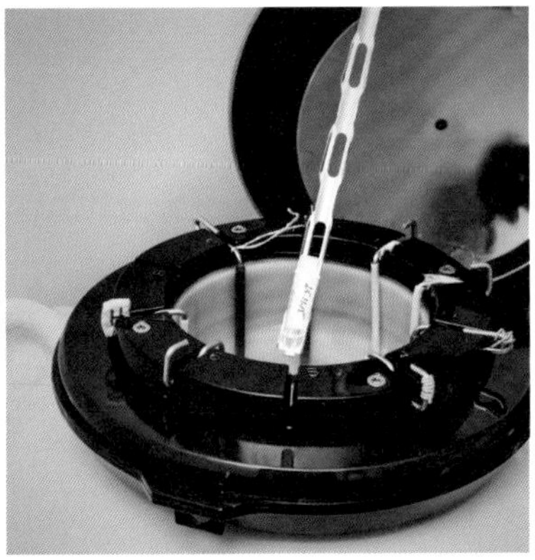

임신을 준비하는

여섯째 달

180일

..........년 ....월 ....일

난자냉동은 언제, 몇 개까지 하는 게 좋을까

사회적 난자냉동은 엄밀히 말해서 난임 치료법이라기보다는 난임에 대비하는 보험 같은 기술이다. 미래에 겪을 난임에 대한 적극적인 대비책으로 미리 난자를 냉동해 보관하는 것이다. 의학적으로 언제 몇 개까지 냉동할 수 있는지에 대해 정해져 있지는 않다.

사회적 난자냉동은 난임 치료의 개념이 아니다. 일종의 보험 개념이라고 이해하면 된다. 아이를 낳는 시기를 미루고 싶을 때 혹시라도 겪게 될 미래의 난임에 대비하는 아주 좋은 방법이지만 아직은 질병 치료를 앞두고 난자를 냉동하는 사례가 더 많다. 대개 난소기능저하일 때, 난소기능저하가 예상되는 수술 또는 약물 치료가 예상될 때, 대체로 난소 기능 검사 수치가 낮은 경우가 많은 자궁내막증 환자일 때 난자냉동을 고려한다.

Daily Tip

난소의 기능이 저하되는 만 35세 이전에 난자를 냉동하는 것이 좋다.

난임 대비 보험으로서의 사회적 난자냉동

사회적 난자냉동을 계획할 때는 일반적으로 여성이 만 35세가 넘으면 난자의 질은 안 좋아진다는 것을 염두에 둬야 한다. 따라서 난자냉동은 만 나이 35세 이전에 하기를 권한다. 만약 35세까지 난자를 냉동하지 않았다면 적어도 38세 전에는 하는 게 좋다고 할 수 있다. 현실적으로 38세 이후에는 정상 염색체를 갖는 난자의 비율이 확 떨어지기 때문이다.

냉동하는 난자의 개수는 많으면 많을수록 좋다. 35세 이전에 난자 20개 정도를 냉동한다면 적어도 한 명의 아이를 가질 확률이 60%, 35세 이후에 난자 20개 정도를 냉동한다면 적어도 한 명의 아이를 가질 확률이 40~50%라고 한다.

다만 무조건 젊으면 젊을수록 좋다고 할 수는 없다. 난소 기능이 정상이라면 20대 초반에 난자를 냉동하는 것이나 20대 후반에 냉동하는 것이나 임신율에 차이는 없다. 사실 20대에 난자를 냉동하는 것은 경제적으로 비효율적일 수도 있다. 물론 난소 기능을 떨어뜨리는 난소 종양 같은 질병이 있다거나 조기난소부전 가족력이 있어서 난임 위험이 크다고 판단되면 20대에도 난자를 냉동해 둘 수 있겠다.

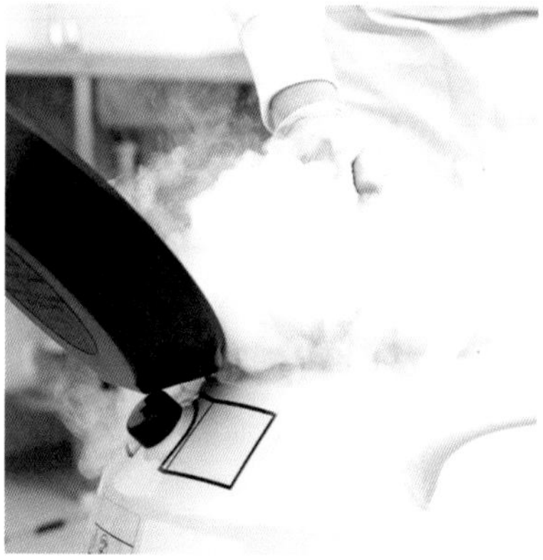